全国中医药行业高等教育"十四五"创新教材
长春中医药大学研究生系列创新教材

高级健康评估

（供护理学等专业用）

主　编　刘向荣　周秀玲

U0302416

全国百佳图书出版单位
中国中医药出版社
·北　京·

图书在版编目（CIP）数据

高级健康评估 / 刘向荣，周秀玲主编 . –– 北京：

中国中医药出版社，2023.12

全国中医药行业高等教育"十四五"创新教材

ISBN 978 – 7 – 5132 – 8535 –3

Ⅰ.①高⋯ Ⅱ.①刘⋯ ②周⋯ Ⅲ.①健康—评估—

中医学院—教材 Ⅳ.① R471

中国国家版本馆 CIP 数据核字（2023）第 214383 号

中国中医药出版社出版

北京经济技术开发区科创十三街 31 号院二区 8 号楼

邮政编码 100176

传真 010-64405721

北京盛通印刷股份有限公司印刷

各地新华书店经销

开本 787×1092 1/16 印张 12 字数 257 千字

2023 年 12 月第 1 版 2023 年 12 月第 1 次印刷

书号 ISBN 978 – 7 – 5132 – 8535 – 3

定价 49.00 元

网址 www.cptcm.com

服 务 热 线 010-64405510
购 书 热 线 010-89535836
维 权 打 假 010-64405753

微信服务号 zgzyycbs
微商城网址 https://kdt.im/LIdUGr
官 方 微 博 http://e.weibo.com/cptcm
天猫旗舰店网址 https://zgzyycbs.tmall.com

全国中医药行业高等教育"十四五"创新教材

长春中医药大学研究生系列创新教材

编纂委员会

全国中医药行业高等教育"十四五"创新教材
长春中医药大学研究生系列创新教材

《高级健康评估》编委会

前 言

教材建设是课程建设和人才培养的基础保障,教育部、国家发展改革委、财政部发布《关于加快新时代研究生教育改革发展的意见》(教研〔2020〕9号)指出:"研究生教育肩负着高层次人才培养和创新创造的重要使命,是国家发展、社会进步的重要基石,是应对全球人才竞争的基础布局。"这为我们明确了要加强课程教材建设,规范核心课程设置,打造精品示范课程,编写遴选优秀教材,从而提升研究生课程的教学质量。在不断优化课程体系的同时,须创新教学方式,突出创新能力的培养。同时,在课程中融入思想政治教育内容,更加有利于提升研究生思想政治的教育水平。

长春中医药大学研究生系列创新教材涵盖了本校硕士研究生一级学科课程、二级学科课程和选修课程。本系列创新教材将长久积淀的学科优势、教学经验呈现其中,注重传承与创新相结合。在组建编纂委员会的过程中,我们邀请了相应学科领域的资深专家对教材内容进行审读,共设置了《内经理论与临床运用》《伤寒证象析要》《金匮要略方证辨析》《温病条辨精选原文评析》《温疫经方案例学》《中医健康管理理论与实践》《中医器械学》《中药化学专论》《中药分析学专论》《高级健康评估》《循证护理学》《卫生事业管理理论与实践》《预防医学理论与方法》《生物化学与分子生物学》14个分册,编写过程中突出以下"五性"特色。

1. 科学性:力求编写内容符合客观实际,概念、定义、论点正确。

2. 实用性:本系列创新教材主要针对硕士研究生,编写的内容符合实际需求。

3. 先进性:医学是一门不断更新的学科,本系列创新教材的编写过程中尽可能纳入最新的科学技术,避免理论与实际脱节。

4. 系统性:充分考虑各学科的联系性,注意衔接性、连贯性及渗透性。

5. 启发性:引导硕士研究生在学习过程中不断发现问题、解决问题,更好地体现教材的创新性。

　　本系列创新教材在编写过程中得到了中国中医药出版社的大力支持，编写过程中难免有不足之处，敬请广大师生提出宝贵意见，以便修订时提高。

长春中医药大学研究生系列创新教材编纂委员会

2021 年 9 月

编写说明

"高级健康评估"是护理学硕士专业学位的主干课程之一，是培养专业学位研究生临床思维能力的课程。随着健康观念和现代护理模式的转变，对护理对象需要提供以人为中心、以护理程序为指导的整体护理。健康评估运用护理评估程序，对护理对象因健康问题或疾病产生的反应进行评估和检查，通过分析得出结论并提出护理诊断，为制定护理措施提供依据。

本书在健康评估的基础上，根据第四届全国高等学校护理学类专业教材建设指导委员会确定的第三轮研究生教材修订的指导思想（遵循科学性、前沿性、开放性、研究性、精约性）编写要求和研究生培养目标，以护理学硕士学位研究生培养目标为导向，充分体现健康整体观（包括中医护理），满足研究生的学习需求，采取病例分析的形式，以培养学生的临床思维能力。

本书共计十个章节，包括九个系统、三十种疾病，以病例分析的形式对常见病、多发病患者进行全面评估，提出患者存在的或潜在的护理诊断，对患者实施整体护理，解决护理问题。第一章主要介绍健康评估的内容、健康评估的方法、护理诊断的步骤和护理病历书写格式和内容；第二至第十章主要介绍呼吸、循环、消化、泌尿、血液、内分泌、神经共七个系统常见病、多发病及风湿性疾病的健康评估，并对孕产妇进行全面评估，旨在掌握健康评估方法、能够完整地采集和分析护理病历，培养学生临床思维能力和解决临床问题的能力。

本教材经过多次修改和审校，因编者水平有限，疏漏和不足之处，请各院校师生、临床护理工作者提出宝贵的意见和建议，以便修订时提高。

《高级健康评估》编委会
2023 年 6 月

目 录

第一章　绪　论 ▷▷▷▷

　　健康评估是系统地收集和分析护理对象的健康资料，以明确其健康状况、所存在的健康问题及可能的原因，确定护理需要，进而做出护理诊断的过程。它是研究个体对健康问题反应的基本理论、基本技能和临床思维方法的学科。健康评估有别于医疗诊断，是护理学专业自主、独特的课程，是衔接护理（医学）基础课程和专业课程的桥梁课程，不仅仅是健康资料的收集，还应对所收集的健康资料进行分析和判断，明确患者的护理需要，进而做出护理诊断。

第一节　健康评估的主要内容与方法

一、主要内容

　　健康评估的主要内容包括生理、心理和社会状况的评估，通过问诊（采集健康史）、身体评估（发现体征）和辅助检查（客观依据来源）来全面了解被评估者的健康资料，分析存在或潜在的健康问题，进而建立护理诊断。

（一）问诊

　　问诊是评估者通过对被评估者进行有目的、有计划的系统询问，从而获得被评估者健康相关资料的交流过程。问诊所获得的资料主要是症状，症状作为评估对象健康状况的主观资料（可称为健康史），可明确被评估者的健康问题，为确定护理诊断提供重要依据，也为身体评估及其他评估方法提供重要的线索。健康史主要包括一般资料、主诉、现病史、日常生活状况、既往史、个人史、家族史及心理社会状况等内容。

　　主诉是患者感觉最主要、最明显的症状或体征及其持续时间，也是本次就诊的主要原因，以"症状（体征）+ 时间"的形式描述；现病史是围绕主诉详细描述本次的患病过程，包括起病情况与患病时间、主要症状特点、伴随症状、病情的发展与演变、病因与诱因、诊治及护理的全过程，是健康史的主体部分；日常生活状况是与医生问诊内容结构的主要差异，主要包括饮食与营养形态、休息与睡眠形态、排泄形态、日常生活与自理能力、个人嗜好等；既往史是与现病史有密切关系的疾病，一般按疾病发生的顺序记录，包括疾病史、住院史、外伤史、手术史、输血史及过敏史等；个人史主要了解个人成长发育过程（对婴幼儿尤其重要），包括疫区及传染病患者接触史、预防接种史、婚育史、月经史等；家族史主要了解患者直系亲属的健康状况，包括双亲、兄弟、姐妹及子女的健康与患病情况（尤其是否患有同样的疾病与遗传有关的疾病）；心理社会状况评估内容较广，包括感知能力、认知能力、自我概念、情绪状态、对健康的理解与反应、应激与应对、工作与生活状况、家庭关系、经济状况等。

（二）身体评估

身体评估是评估者运用自己的感官或借助简便检查工具，对被评估对象进行细致的观察和系统检查的评估方法。身体评估客观地了解被评估者健康状况，主要内容包括一般状态评估、皮肤和浅表淋巴结评估、头颈部评估、胸部评估（包括胸壁、胸廓和乳房、肺和胸膜、心脏评估）、周围血管评估、腹部评估、肛门和直肠评估、外生殖器评估、脊柱和四肢评估、神经系统评估。

（三）辅助检查

辅助检查是指通过医疗仪器设备所进行的检查方法，是对疾病诊断不可或缺的客观依据，包括实验室检查（临床血液学、体液和排泄物、临床生物化学、临床免疫学、临床病原学等检查）、器械检查（心电图、多参数心电监护、肺功能、内镜等检查）和影像学检查（放射学、超声、核医学等检查）。

二、方法

（一）问诊

问诊是健康评估的第一步，目的在于获得患者完整健康状况的基本资料，为进一步体格检查提供线索，为确立护理诊断提供依据。问诊时必须遵循基本原则，即尊重、关心和爱护患者，为患者创造安静、舒适的环境，注意保护患者隐私，营造一个宽松、和谐的问诊氛围，运用恰当的方法与技巧，以达到收集全面、完整、准确和真实的健康资料的目的。

问诊时首先要做好准备工作。问诊的准备工作包括了解患者的一般资料，拟定问诊提纲，确定问诊方法，注意安排问诊时间、问诊环境，参阅必要资料，初步确定问诊的方法和过程，注意问诊的方法和技巧。建立良好的护患关系，选择合适的时间和恰当的提问方式，围绕主诉问诊，避免使用医学术语和暗示性提问，及时核实信息，特殊情况的问诊（不同文化背景、老年人和儿童、病情危重者、认知障碍等）根据情况合理进行。

（二）身体评估

身体评估时要做到尊重、关心和爱护检查对象，环境要安静、舒适（注意保护患者隐私），检查方法要规范，按一定的顺序依次进行，边检查、边思考，动态观察（随时复查，不断补充和修正评估结果）。

身体评估的基本方法有视诊、触诊、叩诊、听诊和嗅诊。

1. 视诊　视诊是评估者通过视觉观察被评估者状态的评估方法，包括全身状态和局部状态的评估。全身状态包括年龄、性别、意识状态、发育、营养状况、步态等；局部状态包括皮肤黏膜颜色、胸廓外形、心尖搏动等。视诊方法简单、适用范围广，可提供重要的客观依据。多数情况下，视诊通过评估者的肉眼直接观察，但特殊部位（如眼底、鼓膜等）的评估则需要辅助检查仪器（如眼镜、耳镜等）的帮助。视诊时要有适宜的光线，最好在自然光线下进行。

2. 触诊　触诊是评估者通过手感知被评估者身体某部位有无异常的评估方法，分为浅部触诊法和深部触诊法。在手的触觉敏感度中，指腹和掌指关节的掌面最为敏感，手背对温度觉敏感。触诊适用范围很广，但以腹部评估最常用。浅部触诊法的触诊深度约1cm，主要适用于体表潜在病变的评估；深部触诊法触诊深度常在2cm以上，主要用于腹腔病变和脏器的评估。触诊前先做好说明，协助被评估者取合适体位，腹部评估时一般取仰卧位，双腿稍屈，触诊脾或肾时取侧卧位，评估者保持手部温暖干燥，触诊由健侧开始，动作由浅入深，评估时注意询问被评估者有无不适，注意观察被评估者表情变化。

3. 叩诊　叩诊是评估者通过手指（手掌）叩击（拍击）被评估者体表某一部位，使之震动产生音响，根据震动和音响的特点判断评估部位脏器有无异常的评估方法，分为间接叩诊法和直接叩诊法。叩诊可用于被评估部位组织或器官的位置、性状、密度及大小的判断。间接叩诊法在临床上使用较多，直接叩诊法用于病变范围比较大的部位（如大量胸腔积液）。叩诊时注意动作要领（以腕关节与掌指关节的活动为主），注意叩击手型、叩击方向和叩击力度等。临床上根据被叩击部位的组织或脏器的密度、弹性、含气量及与体表距离不同，将叩诊音分为清音、浊音、过清音、鼓音和实音。清音为正常肺部叩诊音，提示肺组织的密度、弹性及含气量正常；浊音正常情况下为心脏和肝脏的相对浊音区叩诊音，病理情况下为肺部炎症所致肺组织含气量减少时的叩诊音；过清音为肺含气量增多、弹性下降时的叩诊音（如肺气肿）；鼓音正常情况下为胃泡区及腹部的叩诊音，病理情况下为肺内空洞、气胸的叩诊音；实音在正常情况下为无肺组织覆盖区域的心脏和肝脏的叩诊音，在病理情况下为大量胸腔积液或肺实变的叩诊音。叩诊过程中应保持周围环境安静，选择适宜的体位，根据病变范围大小、部位深浅，掌握叩诊力度，充分暴露被评估部位，注意对称部位的比较，注意辨别叩诊音的变化。

4. 听诊　叩诊是评估者用耳直接或借助听诊器听取身体各部位发出的声音判断其正常与否的一种评估方法，分为间接听诊法和直接听诊法。间接听诊法借助听诊器听取心、肺、腹部听诊外，还可听取血管音、关节活动音、骨摩擦音等，使用范围很广；直接听诊法听到的体内声音很弱，目前仅用于某些特殊或紧急情况下。听诊时环境要安静、温暖、避风，采取适当体位，充分暴露被评估部位，要正确使用听诊器，选择适宜的体件（根据音调高低选择膜型或钟型体件），听诊时注意力要集中，肺部和心脏听诊时要摒除相互之间的干扰。

5. 嗅诊　嗅诊是评估者通过嗅觉辨别发自被评估者的气味与其健康状况关系的一种评估方法。各种气味可来自皮肤、黏膜、呼吸道、胃肠道、分泌物、呕吐物、排泄物、脓液或血液等。嗅诊时评估者用手将发自被评估者的气味轻轻扇向自己的鼻部,仔细辨别气味的特点和性质。嗅诊可为临床护理提供有价值的线索。

(三) 辅助检查

1. 实验室检查 实验室检查前应做好解释与指导工作,掌握正确的标本采集方法、检查项目的参考区间和临床意义、影响实验室检查结果的因素,正确处理标本,注意结合其他资料进行综合分析。

2. 器械检查 掌握各种器械检查的适应证和禁忌证,正确识别异常的检查结果,能够及时采取相应的处理措施。

3. 影像学检查 放射学检查主要了解人体解剖与生理功能状态和病理变化;超声检查主要对人体组织器官的物理特性、形态结构与功能状态等做出判断;核医学检查(体内诊断法)主要是放射性核素显像与脏器功能测定。掌握不同影像学检查的要求和适用范围,在相关结果的分析过程中,考虑各自的优势和局限性,做出更加科学准确的判断。

第二节 护理诊断的步骤与思维方法

护理诊断是护士针对个体、家庭、社区对现存的(或潜在的)健康问题或生命过程的反应所做的临床判断,为护士选择护理措施以达到预期目的提供依据。护理诊断的过程是对评估所获取的资料进行分析、综合、推理、判断,最终得出符合逻辑结论的过程,基本步骤包括整理资料、综合分析资料、确立护理诊断、对护理诊断进行排序。

一、步骤

(一) 整理资料

通过收集资料获取患者的生理、心理和社会状况资料,收集的资料包括主观资料(来自患者及其他知情者)和客观资料(体格检查、实验室检查及其他辅助检查所获得)。收集资料是确定护理诊断的基础,为了确保所收集资料的质量,必须对患者的健康资料进行整理。

1. 核实资料 在完成资料的收集后必须对资料进行核实,主要核实资料的真实性和准确性。有时患者的主观资料与客观检查结果不符,有时前后叙述相矛盾,有时描述不清楚,有时存有疑问,因此需要进一步询问、检查予以核实和确认。

2. 检查资料 根据马斯洛需要层次论、戈登的 11 个功能性健康型态、北美护理诊断协会(NANDA)分类法 II 中的 13 个领域分类法对资料进行分类,并逐项保证检查资料的完整性。收集资料时因受各种因素影响,很难做到资料完整无缺,如对患者个性问题的关注少,导致这部分资料不够充分和完整,有时不同层面的资料获取不全面、有疏漏,需要收集补齐,确保资料的完整性。

（二）综合分析资料

综合分析资料就是对所获得的资料进行解释和推理的过程，以判断患者可能存在的（或潜在的）健康问题的反应，为最终确立相应的护理诊断做准备。

1. 判断正常和异常　对照或参考正常（标准）值进行判断是否正常。判断过程中要考虑个体因素、环境因素、社会文化因素等方面的影响。为全面了解患者情况，护士作为主要护理评估者，应准确掌握各种正常（标准）值，做出正确的判断。

2. 形成诊断假设　判断正常和异常后通过综合分析，形成诊断假设。形成诊断假设过程中在需要注意现存的护理诊断的同时，还要考虑可能出现的健康风险，注意生理因素的同时还要考虑心理、社会因素，不能只依据单一的资料或线索给出诊断假设。

（三）确立护理诊断

护理诊断是在一组诊断依据或标准的基础上建立。为了做出正确的护理诊断，护士应反复进行综合分析和判断，做到全面而无遗漏。为了做出正确的护理诊断，需要进一步收集资料，找出明确的相关因素，对新发现和检查结果及时进行评估。为了保持护理诊断的科学性和有效性，需要对患者的健康状况进行动态评估，在临床实践中进一步验证和评价。确定护理诊断时注意使用规范的护理诊断名称，选择护理诊断要恰当、准确，严格依照护理诊断依据书写，护理诊断中遵循尽量用一个护理诊断名称解释多种健康问题的原则。

（四）护理诊断的排序

一个患者常同时存在多个护理诊断和（或）合作性问题，应按其重要性和紧迫性排出主次顺序，护士可根据护理诊断的轻重缓急实施护理措施。一般按首优、中优和次优诊断的顺序排列，但还要注意排序的可变性。确定护理诊断的次序时要考虑疾病的进展、病情及患者反应、危险性护理诊断与合作性问题、是否患者主观感觉最为迫切（遵循护理基本原则前提下）等问题。

二、思维方法

确立的护理诊断是否客观、准确，与资料的收集、整理和分析（临床思维过程）密切相关，应不断提高护士临床思维能力，及时发现问题、分析问题和解决问题。在护理诊断的过程中，常用比较与类比、分析与综合、归纳与演绎、评判性思维等方法，对所收集的资料进行评估，整体认识患者的健康状况，其中评判性思维的培养尤其重要。评判性思维是进行理论评估与客观评价的能力与意愿，不为感性和无事实根据的传闻所影响，是以存疑的态度做出合理决定的思维。评判性思维强调以充分的证据对所获得的信息或知识的真实性、正确性做出判断。要提高评判性思维能力，应培养敢于怀疑和积极寻求证据的态度，正确使用各种科学思维方法，养成良好的思维品质，要主动在实践中运用评判性思维。

第三节 护理病历书写

护理病历是有关患者的健康状况、采取的护理措施及效果等护理全过程的记录，包括文字、符号和图标等。目前，护理病历的书写主要限于住院患者，可分为入院护理评估单、护理计划单、护理记录单和健康教育计划单等，其中护理记录单具有法律效力。护理病历是护士专业能力和综合水平的具体体现，是医院信息系统的重要组成部分。

一、原则与要求

护理病历书写具有不可替代的重要意义和作用，必须遵循以下基本原则和要求。

1. 基本原则

（1）符合相关法律法规及医疗护理规范和行业标准。

（2）应简洁实用，可为护理临床、教学、科研、管理提供全面客观的资料，同时要保障护患双方合法权益。

（3）融科学性、规范性、技术性和可操作性为一体，体现护理学专业特点和学科发展水平。

2. 基本要求

（1）不能以主观臆断、推测代替真实客观的评估。

（2）按规范的格式和要求书写，使用规范的医学术语、医学词汇和缩写。

（3）书写文字应工整，字迹清晰，不得随意涂改或粘贴，如出现错别字，在划线的错别字上方更正并注明修改时间和签名，做到原纪录清晰可辨。

（4）书写内容要准确、精炼、重点突出、条理清晰。护理病历应及时注明日期、时间，危重患者抢救结束后应立即据实补记并标注，各种记录完成后必须清楚地签上记录者的全名。

二、格式与内容

目前，我国护理病历的格式和内容尚未统一，可根据护理工作内容和医院实际情况自行决定，以全面、准确地反映患者情况为目的进行设计。护理病历的书写格式有开放式、表格式混合式 3 种，各医疗机构大多采用表格式为主。

（一）入院护理评估单

入院护理评估单为护理病历的首页，是患者入院后首次进行系统健康评估的记录，一般要求在入院后 8 小时内完成（不超过 24 小时），内容以"生理－心理－社会"模式为框架而设计，包括一般资料、健康史、体格检查、辅助检查、主要护理诊断等。根据具体情况和培养目标，可采用以表格式为主的混合式或开放式书写格式。入院护理评估单的书写过程中应注意以下问题。

1. 健康史 现病史中要交代清楚起病情况，明确主要症状特点及变化特点，询问有无伴随症状（尤其重点询问对鉴别诊断有重要意义的伴随症状），描述清楚病情的演变过程、诊疗及处理经过、效果等，书写过程中避免出现重复词句；日常生活状况中详细描述患者平时的生活习惯及患病后的变化；既往史的描述注意词句和术语的选择；个人史书写针对不同人群的特点进行描述；家族史书写应注意词句的含义；心理社会状况的书写可根据患者的实际情况适当补充。

2. 体格检查　按系统评估报告的形式进行书写，可加专科检查内容。

3. 辅助检查　书写对医疗诊断及护理诊断有意义的检查，包括实验室检查、器械检查、影像学检查结果，可按检查的时间顺序描述。

4. 主要护理诊断　书写规范、准确的护理诊断名称，按优先顺序排列。

5. 签名　护士应在护理诊断的右下角签全名。

（二）护理计划单

护理计划是护士针对患者存在的护理诊断（或护理问题）制定的护理目标与护理措施的实施方案，是进行护理活动、实施护理措施的依据。护理计划单是护士为住院期间患者制定的护理计划及效果评价的系统记录，内容包括确定护理诊断（或护理问题）的日期、名称、依据、目标、护理措施、制定者签名、停止日期、效果评价及评价者签名。简化护理文书的相关国家政策出台后，各地区、各医疗机构不再规定护士必须书写护理计划单，其应用范围逐渐减少。

（三）护理记录

护理记录是患者在整个住院期间健康状况的变化及护理过程（护理措施、效果评价等）的全面记录，可分为首次护理记录、日常护理记录和出院护理记录。

1. 首次护理记录　首次护理记录是患者入院后的第一次护理记录，由责任护士或值班护士在本班次内完成，内容包括一般资料（姓名、年龄、性别、主诉、医疗诊断及入院时间等）、简要现病史（有必要可以写其他健康史内容）、主要体征、有重要意义的辅助检查结果、拟实施的治疗方案、所确立的护理诊断、拟实施的护理措施等。每次记录前应注明记录的时间，在右下角签全名。

2. 日常护理记录　日常护理记录是护士对患者住院期间的诊疗经过、护理过程的客观记录。一般要求新入院的患者当天要有记录。记录频次的要求为病情稳定的一级护理患者每周记录 2 ～ 3 次，二级护理、三级护理患者每周记录 1 ～ 2 次，有病情变化、特殊治疗和特殊检查随时记录，患者术前、手术当日及术后第 1 天要有记录。记录的主要内容有患者的病情变化（症状、体征、辅助检查结果、手术名称、麻醉方式、留置导管情况等）、护理措施和效果评价、特殊检查和治疗情况、需注意的问题等。

3. 出院护理记录　出院护理记录是针对即将出院的患者做好出院护理记录，主要记录住院期间的简要病情介绍、采取的主要护理措施、患者当前健康状况及健康问题、出院后各方面的指导等。此部分内容也可以出院教育或出院指导形式单独出现。

【知识链接】

危重护理记录

危重护理记录适用于住院的病危或病重的患者，书写内容包括日期、时间、生命体征、血氧饱和度、吸氧、药物治疗、出入量、病情观察、护理措施及效果、签名等。其中，病情观察包括意识状态、肢体活动、皮肤颜色、有无发绀、黄染等。护理措施及效果是指护士为患者进行的相关护理，如物理降温、导尿、吸氧、特殊药物护理及效果观察等。上述内容记录在规定一栏中，每天每班均应有小结。

（四）健康教育计划

健康教育是通过有计划、有组织、有系统的健康教育活动，促使人们自愿地改变不良的健康行为，消除或减轻影响健康的危险因素，预防疾病，促进健康和提高生活质量。住院患者的健康教育可分为三个部分，即入院教育、住院期间教育和出院教育。入院教育包括环境和设施介绍、住院期间安全教育、责任医师和护士介绍、标本留取方法等；住院期间教育包括疾病指导、药物指导、检查指导、术前术后指导等；出院教育包括营养和饮食指导、药物指导、功能锻炼方法指导、预防疾病复发和复诊的指导等。

第二章 呼吸系统疾病患者评估 ▷▷▷▷

第一节 概 述

呼吸系统疾病是我国最常见的疾病之一，主要包括气管、支气管、肺和胸膜疾病。流行病学调查显示，我国城乡居民短期（两周）患病率、就诊率、住院人数构成居第一位，所致死亡居死亡原因顺位 1～4 位，疾病负担居第 3 位，已成为我国最突出的公共卫生与医疗问题之一，慢性呼吸疾病是世界卫生组织（WHO）定义的"四大慢病"之一。新发、突发呼吸道传染病等公共卫生事件构成重大社会影响，肺癌已成为我国第一位恶性肿瘤，肺结核将成为我国排名第一的传染病，尘肺占职业病 90%，这些对我国人民的健康构成严重威胁。随着大气污染、吸烟人群增多、人口老龄化、新发和耐药致病源等问题的日益突出，呼吸系统疾病的防治形势越来越严峻。

目前，把呼吸系统疾病分为气流受限性肺疾病（哮喘、慢性阻塞性肺疾病等）、限制性通气功能障碍性肺疾病（间质性肺疾病、肌萎缩侧索硬化、强直性脊柱炎等）和肺血管疾病（肺栓塞、肺动脉高压等）三大类。此外，感染、肿瘤作为主要原因影响呼吸系统，导致各种病理变化，这些疾病均可引起呼吸衰竭。呼吸系统常用诊疗技术有支气管镜检查、无创呼吸机、体外膜肺氧合（ECMO）等。

呼吸系统疾病的常见症状有咳嗽、咳痰、咯血、呼吸困难、胸痛等，不同疾病或疾病的不同阶段由于病变的性质、范围不同，肺部体征亦不同。例如，支气管病变以干啰音、湿啰音为主，肺部炎症性病变以呼吸音改变为主，大面积炎症病变可呈实变体征，胸膜炎可有胸膜摩擦感和摩擦音，气胸、胸腔积液和肺不张时可出现气管移位和患侧呼吸音消失，支气管肺癌可引起杵状指（趾）。

呼吸系统疾病的病史部分要注意询问危险因素或诱发因素（如吸烟、空气污染、气候变化、劳累等），询问主要症状及伴随症状的特点（如咳嗽性质、持续时间，痰液的量、性状、颜色、气味等，是否伴有发热、热型、发热程度等），询问是否采取措施及其效果如何，围绕呼吸系统疾病情况和特点询问既往史、家族史、个人史，针对慢性呼吸系统疾病患者心理特点，询问心理社会状况，了解患者对疾病的认识和自我管理行为；体格检查部分注意生命体征、皮肤黏膜情况和胸部检查（重点是肺部检查），不同的病理改变有不同的检查结果，有助于疾病的诊断，应仔细全面进行体格检查；呼吸系统疾病辅助检查重点关注血常规检查、特异性抗原皮肤试验、影像学检查（X线、CT）、呼吸功能测定、痰液检查和肺活体组织检查等。

本章选取呼吸系统疾病中常见的慢性阻塞性肺疾病、哮喘、支气管扩张、肺癌、肺炎等疾病进行案例编写，通过病史采集、入院评估及相关知识的运用，使学生掌握呼吸系统疾病的常见原因、临床特点、诊疗过程及整体护理。

（周秀玲）

第二节　慢性阻塞性肺疾病

一、常见症状和体征评估

慢性阻塞性肺疾病（chronic obstructive pulmonary disease，COPD）简称慢阻肺，是由慢性支气管炎、肺气肿等缓慢发展而来的，以气流受限为特征的慢性呼吸系统疾病，其气流受限不完全可逆，多呈进行性发展。COPD是呼吸系统的常见病和多发病，其患病率和病死率居高不下，患者因肺功能进行性减退，严重影响劳动能力和生活质量。根据我国COPD流行病学调查结果显示，慢阻肺患病率在40岁以上的人群中占13.7%。COPD是导致慢性呼吸衰竭和慢性肺源性心脏病的最常见病因，占全部病例的80%。目前，COPD的病因尚不完全清楚，主要与吸烟（最重要的环境发病因素）、职业粉尘和化学物质、空气污染、感染因素（病毒、支原体、细菌等感染）等有关。

1. 症状评估

本病缓慢起病、病程长、反复急性发作使病情加重，主要症状为咳嗽、咳痰或伴有喘息。

（1）咳嗽　呈长期、反复、逐渐加重，常在清晨咳嗽明显、白天较轻，临睡前有阵咳和排痰。轻者仅在寒冷季节发病，气候转暖后咳嗽减轻或消失；重者一年四季均咳嗽，但冬春季症状更重，日夜均咳。

（2）咳痰　一般为白色黏液或浆液泡沫性痰，急性发作时痰液明显增多，表现为黏液脓性或黄色脓痰，偶有痰中带血，常以清晨排痰较多，起床后或变动体位可刺激排痰。

（3）气短或呼吸困难　是COPD的标志性症状。起初为劳力性，后逐渐加重，影响日常活动，甚至休息时也感到气短。

（4）喘息和胸闷　重度患者或急性加重时出现喘息。

（5）肺外症状　晚期患者出现体重下降、食欲减退、外周肌肉萎缩等肺外症状。

2. 体征评估

（1）视诊　呈桶状胸，有些患者呼吸变浅，呼吸频率增快，可出现缩唇呼吸。

（2）触诊　双侧语颤减弱或消失。

（3）叩诊　呈过清音，心浊音界缩小，肺下界和肝浊音界下降。

（4）听诊　两肺呼吸音减弱，呼气延长，部分患者可闻及干啰音、湿啰音。

二、常用检查项目

1. 肺功能检查

肺功能检查是判断气流受限的主要客观指标，对诊断 COPD、严重程度评价、疾病进展、预后及治疗效果等有重要意义。

（1）第一秒用力呼气容积（FEV_1）占用力肺活量（FVC）的百分比（FEV_1/FVC）：是评价气流受限的一项敏感指标。吸入支气管扩张剂后 $FEV_1/FVC < 70\%$ 可确定为持续性气流受限。

（2）第一秒用力呼气容积占预计值百分比（$FEV_1\%$ pred）是评估 COPD 严重程度的良好指标。吸入支气管扩张剂后 $FEV_1\%$pred $< 80\%$ 可确定为不能完全可逆的持续性气流受限。

（3）其他　肺总量（TLC）、功能残气量（FRC）和残气量（RV）增高，肺活量（VC）减低，表明肺过度充气。

2. 胸部 X 线检查
胸部 X 线检查早期可无变化，以后可出现肺纹理增粗、紊乱等非特异性改变，也可出现肺气肿改变。X 线改变对 COPD 诊断特异性不高，主要用于确定肺部并发症（自发性气胸、肺炎等），与其他肺疾病鉴别有重要价值。

3. 动脉血气分析
动脉血气分析对确定发生低氧血症、高碳酸血症、酸碱平衡失调及判断呼吸衰竭类型有重要价值。

4. 胸部 CT 检查
胸部 CT 检查可见慢阻肺小气道病变、肺气肿及并发症的表现，更常用于排除其他具有相似症状的呼吸系统疾病。高分辨率的 CT 对辨别肺气肿的病理类型、确定肺大泡的数量及大小有较高的敏感性和特异性。

5. 其他
COPD 合并细菌感染时，外周血白细胞增高，可出现核左移，痰培养可查出病原菌。

三、患者评估

患者，女，75 岁。因间断咳嗽 10 余年，伴气短两年，加重 20 天，于 2020 年 1 月 4 日入院。

现病史：患者 10 余年前无明显诱因出现咳嗽、咳痰，未予以系统治疗，自行口服止咳平喘药（具体不详）对症治疗，症状有所好转。后反复发作，伴喘息，每于着凉后或季节交替时上述症状加重，咳嗽和咳痰最初以清晨、夜间明显，逐渐发展为白天和夜间均明显，发作时均自行口服止咳平喘药、消炎药（具体不详）等对症治疗，但病情控制不佳，病情逐渐加重。2 年前，患者出现气短、活动后喘促，于某院住院治疗，症状缓解后出院。20 天前无明显诱因上述症状再次发作并加重，咳大量白色黏稠痰液，不易咳出，自服土霉素、抗病毒冲剂等药效果不佳，遂于我院门诊就诊，经门诊收入住院。

既往史：平时健康状况一般；既往房颤病史 3 年，口服索他洛尔 80mg 每日 2 次、拜利妥 20mg 每日 1 次，控制尚可；否认高血压、糖尿病、冠心病等病史，否认脑梗死、脑出血等病史，否认伤寒、肝炎、肺结核等传染病史；否认手术、外伤史；否认输血史；有青霉素、头孢类药物过敏史；否认食物过敏史。

体格检查：体温（T）35.5℃，脉搏（P）83 次 / 分，呼吸频率（R）20 次 / 分，血压（BP）142/88mmHg。神志清醒，发育正常，营养良好，自主体位，查体合作。全身皮肤黏膜无黄染、皮肤完整，无皮疹及皮下出血。全身淋巴结无肿大。颈软，颈静脉无怒张，气管居中，肝颈静脉反流征阴性。胸廓呈桶状胸，肋间隙增宽，双侧语颤减弱，无胸膜摩擦音，叩诊过清音，双肺呼吸音粗，可闻及湿啰音，心前区无隆起，$A_2 > P_2$，各瓣膜听诊区未闻及杂音，无心包摩擦音。腹软，无压痛及反跳痛，肝、脾肋下未触及，Murphy 征阴性。双下肢无水肿、无静脉曲张，肌肉无萎缩，肌张力无减弱或增强，深、浅反射对称引出，无亢进及减弱，病理反射未引出，脑膜刺激征阴性。

辅助检查：血气分析：pH 值 7.42，$PaCO_2$ 42mmHg，PaO_2 66mmHg，HCO_3^- 27.2mmol/L，SaO_2 93%；血常规：白细胞计数 8.79×10^9/L，中性粒细胞 56.8%；CT：双肺纹理增强，部分肺野呈毛玻璃影，部分肺野透光度增强，气管支气管通畅，未见狭窄或阻塞征；肝脏见多发囊样低密度影，边清；肺功能：FEV_1/FVC 75%，FEV_1% pred 78%，支气管舒张试验（+）。

问题 1：写出该患者临床诊断及诊断依据。

临床诊断：慢性阻塞性肺疾病。

诊断依据：间断咳嗽 10 余年，伴气短 2 年，每于着凉后或季节交替时症状加重，20 天前无明显诱因上述症状再次发作并加重，咳大量白色黏稠痰，不易咳出；胸廓呈桶状胸，肋间隙增宽，双侧语颤减弱，无胸膜摩擦音，叩诊过清音，双肺呼吸音粗，可闻及湿啰音；$SaO_2$93%，FEV_1/FVC 75%，FEV_1% pred 78%，支气管舒张试验（+）。

问题 2：补充该患者的问诊内容。

健康评估的问诊与医生的问诊结构有不同之处，其不同之处在于健康评估增加了日常生活状况和心理社会状况两部分，补充问诊内容时应予以重视。

（1）基本资料　除了病历中性别和年龄外，补充姓名、职业、民族、籍贯、婚姻状况、文化程度、宗教信仰、家庭住址及电话号码、医疗费用支付方式、入院时间、入院诊断、入院类型、入院方式、资料来源的可靠性、收集资料的时间等内容。

（2）主诉　间断咳嗽 10 余年，伴气短两年，加重 20 天。

（3）现病史　COPD 患者多数缓慢起病，病程较长，反复急性发作，为了更有效地收集相关信息，应注意询问以下几方面内容：①起病情况及发病时间：起病开始时间，注意了解每次发作时的起病缓急，有无诱因等。②主要症状及其特点：咳嗽的性质、持续时间、何时明显、是否随体位改变等，了解痰液的量、颜色、性状、气味及随体位变化情况等。③伴随症状：痰中是否带少量血，体重是否下降，有无发热、恶心呕吐、咯血、下肢水肿、胸痛及头晕等。④诊疗经过与病情演变：首次起病后所采取的措施、病情变化情况（发作频率、发作诱因、严重程度、有无新情况等）、每次就医情况（医院等级、诊断、主要治疗措施及其效果等）、用药情况（支气管扩张药使用情况、氧疗情况、营养支持情况等）及遵医行为。

本病例患者起病缓慢，无明显诱因发作，本次病程约 20 天，用药效果不佳而入院；主要症状为咳嗽、咳痰，痰液黏稠、不易咳出；伴随症状为气短；入院后病情较稳定，无新的症状出现；进行辅助检查的项目有肺功能、心电图、动脉血气等，应用的药物有抗生素、止咳平喘药（具体不详）等。

（4）日常生活状况 补充饮食情况（了解患者有无食欲减退、营养不良及饮水情况）、排泄形态（了解排尿的次数、量、性状、颜色）、休息与睡眠形态、日常生活活动和自理能力、个人嗜好（了解吸烟量和吸烟时间、饮酒量和饮酒时间）等内容。

（5）既往史 参考上述既往史。

（6）个人史 补充月经史及婚育史。

（7）家族史 补充患者兄弟姐妹及子女有无 COPD，有无与遗传有关的疾病。

（8）心理社会状况 由于长期患病可能影响患者的日常生活，社会活动明显减少，长期患病导致家人支持程度低，患者易产生不良情绪等。

问题 3：分析体格检查与辅助检查的临床意义。

胸廓呈桶状胸、肋间隙增宽、双侧语颤减弱、叩诊过清音，符合肺气肿的体征特点；双肺呼吸音粗，可闻及湿啰音，FEV_1/FVC 75%，FEV_1% pred 78%，支气管舒张试验（+），符合 COPD 的特点。

问题 4：写出该患者现存或潜在的护理诊断。

（1）清理呼吸道无效 与疾病导致痰液增多、黏稠、咳嗽无力等有关。

（2）气体交换受损 与气道阻塞、通气不足等有关。

（3）低效性呼吸型态 与气道阻塞、呼吸肌劳损有关。

（4）活动无耐力 与疾病导致氧气不足和耗氧量增加有关。

（5）潜在并发症 慢性肺源性心脏病、呼吸衰竭等。

问题 5：写出该患者可能出现的并发症及评估依据。

（1）慢性肺源性心脏病 观察患者原有症状、体征是否加重，有无呼吸困难加重（夜间尤甚），有无头痛、失眠、躁动、夜间失眠而白天嗜睡，甚至出现肺性脑病表现，观察患者是否明显发绀、球结膜充血水肿、颅内压增高表现，有无周围血管扩张表现；观察有无气促更明显，有无消化道症状，有无颈静脉怒张，是否闻及剑突下收缩期杂音，肝颈静脉回流征是否阳性，下肢有无水肿等。

（2）慢性呼吸衰竭 观察患者呼吸困难是否加重（呼吸费力伴呼气延长，呼吸浅快，CO_2 麻醉时出现浅慢呼吸或潮式呼吸等），口唇、指甲和舌是否发绀明显，是否出现神经症状（先兴奋后抑制），有无循环系统表现（体表静脉充盈、皮肤潮红、温暖多汗、血压升高、搏动性头痛）等。

问题 6：写出对患者进行健康教育的具体内容。

COPD 患者病情的变化受多种因素影响，如病情进一步发展可并发肺心病和呼吸衰竭导致病情加重甚至危及生命。因此，应对 COPD 患者进行适宜的健康指导以延缓病情进展，缓解或阻止肺功能下降，改善患者的活动能力，提高其生活质量，降低死亡率。对患者实施健康指导包括以下几方面：①疾病预防指导：避免有害因素对肺功能的影响，防止呼吸道感染，对易发生 COPD 高危人群，定期进行肺功能检测，做到早发现早干预。②疾病知识指导：教会患者及家属判断呼吸困难严重程度的方法，指导患者采取腹式呼吸或缩唇呼吸训练等适宜的促进康复的措施，指导患者会识别并能避免可导致病情恶化的因素。③饮食指导：应指导患者制定适宜的饮食计划，以摄入足够的热量和蛋白质，养成良好的饮食习惯，避免进食引起肠胀气、便秘的饮食。④心理指导：通过心理疏导，使患者能适应慢性病，并以积极的心态对待疾病，培养生活兴趣，减少孤独感，缓解焦虑、紧张的精神状态。⑤家庭氧疗指导：指导患者及家属做到了解氧疗的目的、必要性及注意事项，学会氧疗方法，能注意用氧安全，氧疗装置定期更换、清洁与消毒。

问题 7：中医内容。

中医四诊评估内容：患者喘息、气短，动则尤甚，咳嗽，咯痰，黄白相间，量少难咳，胸膈满闷，憋闷如塞，乏力，自汗，盗汗，口干，晨起口苦，舌质淡红，苔少，脉弦滑数。

中医诊断：肺胀（气阴两伤，痰浊壅肺）。

证候分析：肺主气，开窍于鼻，外合皮毛，主表卫外，故外邪从口鼻、皮毛侵入，首先犯肺，以致邪气壅肺，肺气宣降不利，气逆于上而为咳，升降失常则为喘；患者老年女性，间断咳嗽 10 余年，迁延不愈，久病肺虚，肺气不足，气失所主，气机升降出入失常，肺气壅滞，还于肺间，导致肺气胀满，不能敛降，则喘促短气，胸膈满闷，憋闷如塞；肺气虚卫外不固，则自汗易感，动则耗气，故活动后气短自汗加重；肺气虚，气的推动作用减弱，则见乏力；肺失宣降，肺气上逆则咳嗽；肺主通调水道，为水之上源，肺虚不能化津，津液聚而为痰，痰阻气道则咳嗽咯痰；久病耗伤肺阴，肺阴不足，肺络失养，阴虚内热，迫津外泄，则见盗汗，内热煎灼痰液，则痰少而黏不易咳出，煎灼津液则口干口苦；肺五行属金，肾五行属水，肺虚日久及肾，金不生水，致肾气衰惫，摄纳无权，肾不纳气则气喘日益加重，呼吸短促难续；舌质淡红、苔少、脉弦滑数，均为肺胀气阴两伤、痰浊壅肺证典型的舌脉表现。

治疗原则：益气养阴，降气化痰。

方药：补肺汤合苏子降气汤加减。

中医辨证施护：①生活调摄：病室安静，定期消毒，开窗通风，起居有常，适寒温，防复感外邪。②饮食调摄：饮食有节制，忌生冷、黏滑、油腻之品，可食用补肺健脾之品，如党参、沙参、黄芪、山药等，可用山药 60g，薏米 60g 加入大米煮粥食用；亦可食用猪腰、甲鱼等血肉有情之品补益肾精；亦可将鸭梨 2000g，款冬花 30g，百合 30g，麦门冬 30g，川贝母 30g，蜂蜜 500g 熬制成秋梨膏，每次 15g，每日 2 次，沸水冲饮。③中医适宜技术：取肺俞、气海、肾俞、足三里、太渊、太溪等穴，每穴 10 ~ 15 分钟，每日 2 ~ 3 次进行穴位按摩；痰浊者取足三里、中脘、内关等穴，肾虚者取气海、命门、肾俞等穴留罐，每次 10 ~ 15 分钟，每日 1 次。

（王艳华　刘向荣）

第三节 支气管哮喘

一、常见症状和体征评估

支气管哮喘（bronchial asthma）简称哮喘，是由多种细胞（如嗜酸性粒细胞、肥大细胞、T 淋巴细胞、中性粒细胞、气道上皮细胞等）和细胞组分参与的气道慢性炎症性疾病。其主要特征有气道慢性炎症，气道对多种刺激因素呈现的高反应性，广泛多变的可逆性气流受限，随病程延长而产生的一系列气道结构的改变（气道重塑）。哮喘是呼吸系统常见病和多发病之一。近年来，哮喘的发病率和死亡率呈逐年上升趋势，目前全世界约有 3 亿哮喘患者，我国现有哮喘患者约 3000 万，我国成人哮喘总患病率为1.24%，而儿童哮喘患病率为 1.5%～4.5%。哮喘是一种顽固性的慢性疾病，常反复发作，如治疗不及时、不规范，可导致肺功能越来越差，甚至因病情加重而死亡。哮喘的病因较复杂，大多认为包括遗传因素和环境因素两个方面：哮喘发病具有家族聚集现象，亲缘关系越近，患病率越高；引发哮喘的环境因素有变应性因素和非变应性因素。变应性因素，如尘螨、花粉、油漆、鱼、抗生素等；非变应性因素，如大气污染、吸烟、运动、肥胖等。

1. 症状评估 哮喘患者的症状表现有发作性喘息、气急、胸闷或咳嗽等。

（1）典型哮喘表现 为发作性伴有哮鸣音的呼气性呼吸困难。症状可在数分钟内发作，持续数小时至数天，应用平喘药物后或自行缓解。夜间及凌晨发作和加重是哮喘的重要临床特征。

（2）不典型哮喘表现 为发作性咳嗽、胸闷或其他症状。

（3）变异性哮喘表现 以咳嗽为唯一症状的不典型哮喘称为咳嗽变异性哮喘；以胸闷为唯一症状的不典型哮喘称为胸闷变异性哮喘。

（4）运动性哮喘 有些患者尤其青少年的哮喘症状表现为运动时出现胸闷、咳嗽和呼吸困难，称为运动性哮喘。

2. 体征评估 与病情关系密切，表现如下。

（1）典型体征 发作时典型的体征为双肺可闻及广泛的哮鸣音，呼气音延长。

（2）危重体征 非常严重的哮喘发作时，哮鸣音反而减弱，甚至完全消失，表现为"沉默肺"，是病情危重的表现。

（3）非发作期体征 非发作期体检可无异常，故未闻及哮鸣音，不能排除哮喘。

二、常用检查项目

1. 动脉血气分析 严重哮喘发作可有不同程度的低氧血症（PaO_2 降低）。由于过度通气可导致低碳酸血症（$PaCO_2$ 降低），呼吸性碱中毒。如病情进一步恶化，气道严重阻塞，可出现 PaO_2 降低 $PaCO_2$ 增高，表现为呼吸性酸中毒。如缺氧明显，可合并代谢性酸中毒。

2. 肺功能检查　在哮喘发作时，由于呼气流速受限，通气功能障碍，第一秒用力呼气容积（FEV_1）、第一秒用力呼气容积占用力肺活量的百分比（FEV_1/FVC）、呼气流量峰值（PEF）均下降，残气量及残气量与肺总量比值增加。其中 $FEV_1/FVC < 70\%$ 或 $FEV_1\%$ pred $< 80\%$ 为判断气流受限的最重要指标。经有效的支气管舒张药治疗后可好转，缓解期逐渐恢复。

3. 血液检查　发作时可有嗜酸性粒细胞增高，并发感染时白细胞计数和中性粒细胞比例增高。

4. 痰液检查　涂片可见较多的嗜酸性粒细胞。

5. 影像学检查　哮喘发作时胸部 X 线检查可见双肺透亮度增加，呈过度充气状态，缓解期多无明显异常。胸部 CT 检查部分患者可见支气管壁增厚、黏液阻塞。

6. 特异性变应原检查　可通过变应原皮试或血清特异性 IgE 测定证实哮喘患者的变态反应状态，以帮助了解导致个体哮喘发生和加重的危险因素，也可帮助确定特异性免疫治疗方案。

7. 气道反应性测定　此项试验只适用于 FEV_1 占正常预计值 70% 以上或非哮喘发作期的患者。常用的吸入激发剂为醋甲胆碱和组胺，使用吸入激发剂后如 FEV_1 下降 $\geqslant 20\%$ 为激发试验阳性，提示存在气道高反应性。

三、患者评估

患者，女，42 岁。因发作性喘促，喉间哮鸣 30 余年，加重 7 天，于 2019 年 6 月 13 日入院。

现病史：患者于 30 年前感寒后出现喘促，喉间痰鸣，咳嗽，自行口服抗生素（具体不详）后上述症状未见好转，遂于某医院住院治疗，诊断为"支气管哮喘"，经抗感染、解痉平喘治疗后好转。此后上述症状每于闻及刺激性气味、情绪波动、感寒后发作，症状逐年加重，反复丁多家医院住院治疗，诊断同上，给予抗炎、抗感染、解痉平喘、调整免疫力等治疗后，好转出院。出院后间断吸入"沙美特洛替卡松干粉吸入剂（50/500μg）"，症状控制尚可。6 个月前因感寒后出现上述症状加重伴发热，于我院住院治疗，给予左氧氟沙星、头孢他啶、注射用美罗培南等抗感染，给予注射用多索茶碱、布地奈德福莫特罗粉吸入剂及噻托溴铵粉雾剂等以解痉平喘，症状好转后出院。7 天前无明显诱因出现上述症状加重，自行口服肺宁片、苏黄止咳胶囊，症状未见明显好转。今日为求中西医系统治疗来我院门诊就诊，门诊以"支气管哮喘"收入院，病程中无发热、胸痛、咯血。

既往史：平素健康状况良好，否认高血压、糖尿病、冠心病等病史，否认脑梗死、脑出血等病史，否认伤寒、肝炎、肺结核等传染病史；否认手术外伤史，否认输血史；有磺胺类药物过敏史；否认食物过敏史。

体格检查：T36.5℃，P80 次 / 分，R24 次 / 分，BP120/80mmHg。神志清醒，发育正常，营养良好，步入病房，表情痛苦，自主体位，查体合作。语声清晰，皮肤正常，皮肤无水肿，未触及浅表淋巴结，巩膜正常，口唇发绀，咽部无充血，扁桃体无肿大，颈软，颈部无抵抗感，颈静脉不显露。肝颈静脉回流征阴性，气管居中，甲状腺无肿大，胸廓正常，呼吸急促，肋间隙正常，听诊双肺呼吸音减弱，双肺可闻及呼气末哮鸣音，语音传导正常，心尖搏动正常，心尖搏动位置正常，无剑突下搏动，心前区无隆起，心脏相对浊音界正常，心率 80 次 / 分，心律齐，心音正常，未闻及病理性杂音，无心包摩擦感，未触及心脏震颤，腹部平坦，肝脏未触及，胆囊未触及，Murphy 征阴性，双侧肾区无叩痛，四肢活动正常，生理反射存在，病理反射未引出。

辅助检查：血气分析：pH 值 7.44，$PaCO_2$ 41mmHg，PaO_2 68mmHg，HCO_3^- 27.8mmol/L，SaO_2 92%；血常规：白细胞计数（WBC）$8.83×10^9$/L，中性粒细胞 56.5%；嗜酸性粒细胞 10.11%，嗜酸性粒细胞计数 $0.89×10^9$/L。CT 示：双肺纹理稀疏，透过度增强，可见散在扩张支气管影，双肺可见小片状磨玻璃密度增高影，边缘清晰；双侧胸廓对称，纵隔居中，纵隔内未见异常肿大淋巴结。胸腔未见积液。心影大小、形态未见明显异常。

问题 1：写出该患者临床诊断及诊断依据。

临床诊断：支气管哮喘（急性发作期），低氧血症。

诊断依据：发作性喘促、喉间哮鸣 30 年，加重 7 天，表情痛苦，呼吸急促，R24 次 / 分，口唇发绀，听诊双肺呼吸音弱，双肺可闻及呼气末哮鸣音。血气分析：pH 值 7.44，$PaCO_2$ 41mmHg，PaO_2 68mmHg，HCO_3^- 27.8mmol/L，SaO_2 92%。

问题 2：补充该患者的问诊内容。

健康评估的问诊与医生的问诊结构有不同之处，其不同之处在于健康评估增加了日常生活状况和心理社会状况两部分，补充问诊内容时应予以重视。

（1）基本资料　除了病历中性别和年龄外，补充姓名、职业、民族、籍贯、婚姻状况、文化程度、宗教信仰、家庭住址及电话号码、医疗费用支付方式、入院时间、入院诊断、入院类型、入院方式、资料来源的可靠性及收集资料的时间等内容。

（2）主诉　发作性喘促，喉间哮鸣 30 余年，加重 7 天。

（3）现病史　支气管哮喘患者表现为反复发作性喘息、呼吸困难、胸闷、咳嗽。为了更有效地收集相关信息，应注意询问以下几方面内容：①起病情况及发病时间：起病开始时间，注意了解每次发作时的起病缓急，有无诱因等。②主要症状及其特点：患者发作时的症状，如喘息、呼吸困难，胸闷、咳嗽的程度，持续时间。③治疗经过与病情变化：首次起病后所采取的措施、病情变化情况。了解患者对所用药物的名称剂量、用法、疗效及不良反应等知识的掌握情况，特别是患者能否掌握药物吸入技术，是否能进行长期规律的治疗，是否熟悉哮喘急性发作先兆表现和正确处理方法，在急性发作时，能否按医嘱治疗等。④与哮喘有关的病因和诱因：有无与变应原的接触，有无受凉、剧烈运动等。

本病例患者支气管哮喘病史 30 年，疾病反复发作，往往在闻及刺激性气味、情绪波动、感寒后发作，症状逐年加重，多次住院治疗，本次是由于 7 天前无明显诱因病情加重住院治疗。入院后做了以下辅助检查：动脉血气分析、血常规、肺部 CT，经过 12 天清热化痰，宣肺定喘，抗感染、解痉平喘中西医结合治疗病情好转出院。

（4）日常生活状况　注意评估疾病对患者日常生活和工作的影响程度。询问饮食情况、排泄形态、休息与睡眠形态、个人嗜好等内容。

（5）既往史　参考上述既往史。

（6）个人史　补充月经史及婚育史。

（7）家族史　补充患者兄弟姐妹及子女有无哮喘及其他与遗传有关的疾病。

（8）心理社会状况　由于患病时间长，反复发作，严重时可影响患者的日常生活，社会活动明显减少，长期患病导致家人支持程度低，患者易产生不良情绪等。应注意评估患者有无烦躁、焦虑、恐惧等心理反应，有无抑郁、悲观情绪，以及对疾病治疗失去信心等。

问题 3：分析体格检查与辅助检查的临床意义。

表情痛苦，呼吸急促，口唇发干，R24 次 / 分，听诊双肺呼吸音弱，双肺可闻及呼气末哮鸣音，符合支气管哮喘的体征特点；查体时未发现心脏病体征；血气分析：pH 值 7.44，$PaCO_2$ 41mmHg，PaO_2 68mmHg，HCO_3^- 27.8mmol/L，SaO_2 92%，此结果也是支气管哮喘确立诊断及病情判断的重要指标。

问题 4：写出该患者现存或潜在的护理诊断。

（1）气体交换受损　与支气管痉挛、气道炎症、黏液分泌增加、气道阻塞有关。

（2）清理呼吸道无效　与气道平滑肌痉挛、痰液黏稠、排痰不畅、无效咳嗽有关。

（3）知识缺乏　缺乏正确使用定量雾化吸入器用药的相关知识。

（4）活动无耐力　与缺氧、呼吸困难有关。

（5）焦虑　与哮喘长时间存在且反复急性发作有关。

（6）潜在并发症　呼吸衰竭、气胸和纵隔气肿等。

问题 5：写出该患者可能出现的并发症。

（1）呼吸衰竭　支气管哮喘严重发作时由于通气不足、感染、治疗和用药不当等，可并发气胸、肺不张与肺水肿等，是哮喘并发呼吸衰竭的常见诱因。呼吸衰竭一旦出现，由于严重缺氧、二氧化碳潴留和酸中毒，会增加治疗难度。因此，应积极预防呼吸衰竭的发生，要消除和减少诱发哮喘发作的因素，哮喘发作时及时实施正确的治疗措施以预防呼吸衰竭的发生。

（2）气胸和纵隔气肿　哮喘发作时由于支气管痉挛，气道阻塞使气体潴留于肺泡内，使肺泡充气过度，肺内压明显增加，可使已并发肺气肿的肺大泡破裂，形成自发性气胸；应用机械通气时，气道和肺泡的峰压过高，也易引起肺泡破裂而形成气压伤，引起气胸甚至伴有纵隔气肿。

问题 6：写出对患者进行健康教育的具体内容。

目前哮喘尚无法根治，但通过适宜的健康指导可控制哮喘，达到并维持症状控制、正常活动、肺功能水平尽量接近正常；预防哮喘急性加重；避免药物治疗导致的不良反应；预防哮喘导致的死亡。对患者实施健康指导包括以下几方面：①疾病知识指导：使患者增加对哮喘的激发因素、发病机制、控制目的和效果的认识，以提高患者的治疗依从性及治疗效果。使患者能够明确哮喘虽然不能彻底治愈，但长期规范化治疗可达到无症状或仅有轻度症状，能和正常人一样生活、工作和学习。②避免诱因指导：使患者能有效控制可诱发哮喘的各种因素。③病情监测指导：使患者能够识别哮喘发作的先兆表现和病情加重的征象以及时就诊，学会哮喘发作时进行简单的紧急自我处理的方法以控制病情。④用药指导：使患者能够了解所用药物的名称、用法、用量和注意事项、药物的主要不良反应及避免措施，指导患者及家属掌握正确的药物吸入技术，严格按医嘱用药。⑤心理指导：哮喘患者心理压力大，可出现多种心理反应，应积极给予心理疏导及提供各方面的支持，使患者保持规律生活和乐观情绪，促进康复。

问题 7：中医内容。

中医四诊评估内容：患者喘促，喉间哮鸣，咳嗽，咳痰，痰色黄质黏量多，难以咳出，胸闷、气短，周身乏力，口干，心烦，睡眠欠佳，纳差，舌质红，苔黄，脉弦细。

中医诊断：哮病（痰热阻肺）。

证候分析：患者喘促、喉间哮鸣为主证，辨病为哮病；哮喘专主于痰，患者素体存在脏腑阴阳失调，复因饮食、情志等因素影响津液的运行，以致肺不能布散津液，脾不能输化水精，肾不能蒸化水液，津液凝聚成痰，伏藏于肺，复感风寒后，引动伏痰，痰随气升，气因痰阻，相互搏结，壅塞气道，肺气宣降失常，气道挛急狭窄，致咳嗽、咳痰、喉间哮鸣喘促；痰液蕴结日久，痰从热化，痰热胶结，则咳痰色黄，黏稠，难以咳出；痰火内蒸，则胸膈烦闷；病因于热，热伤津液，则患者口干喜饮；热扰心神，阳不入阴，则心烦不眠；本病病位在肺，五行属金，哮病日久，子病及母，脾气不足，运化无力，气血生化乏源，则患者乏力，纳差。舌质红、苔黄、脉弦细为哮病痰热阻肺证典型的舌脉表现。

治疗原则：清热宣肺，化痰定喘。

方药：定喘汤加减。

中医辨证施护：①生活调摄：注意气候变化，防寒保暖，预防感冒，病室宜凉爽通风，忌直接吹风，避免接触花粉、动物皮毛、油漆、毛毯等致敏物，以及烟尘、异味、有害气体等，发作时绝对卧床休息，缓解时适当锻炼，可选太极拳、呼吸操等。②饮食调摄：以清淡、营养、少食多餐为原则，本证宜食清热化痰之品，如白萝卜、丝瓜等，也可选择梨、荸荠、枇杷、川贝等，忌食辛辣刺激之品。以柿饼 1 个，青黛 3g 制成炙柿饼，每日 2 次，连服 5 天，有润肺清热、祛痰止咳的功效，以干百合 100g，蜂蜜 150g 每日早晚佐餐各服 1 汤匙，有滋阴清热、养心安神的功效。③中医适宜技术：哮喘发作时可艾炷灸少商穴，每次灸 3～5 壮；穴位贴敷：取肺俞、脾俞、肾俞、膻中、气海、定喘等穴，以白芥子、延胡索各 20g，甘遂、细辛各 10g，共为末，加麝香 0.6g 调匀，于夏季三伏天，姜汁调敷肺俞、膏肓、百劳等穴，每 10 日敷 1 次，每次贴敷 1～2 小时；穴位按摩，取肺俞、天突、定喘、膻中穴，加曲池、合谷、尺泽穴，每日 2～3 次，每次 3～5 分；刮痧，自大椎穴刮拭督脉，并刮拭两侧膀胱经，自天突至膻中刮拭任脉，点刮中府、定喘、尺泽穴，痰多者加刮足阳明胃经足三里至丰隆穴，以出痧为度；针灸，发作期取定喘、天突、内关穴，咳嗽痰多加取孔最、丰隆，每次选用 1～2 个腧穴，重刺激，留针 30 分钟，每 5～10 分钟捻针 1 次，每日或隔日治疗 1 次。

（王艳华 刘向荣）

第四节 支气管扩张

一、常见症状和体征评估

支气管扩张也称支气管扩张症，主要指急、慢性呼吸道感染和支气管阻塞后，反复发生支气管化脓性炎症，致使支气管壁结构破坏，管壁增厚，引起支气管异常和持久性扩张的一类异质性疾病的总称。主要临床表现为慢性咳嗽、咳大量脓痰和（或）反复咯血。其主要致病因素有支气管感染、免疫缺陷或异常、先天遗传疾病、气道阻塞等。支气管扩张症的发病率随年龄的增加而增高。在我国支气管扩张症发病率有减少趋势，但部分 COPD 患者合并支气管扩张的比例高达 30%。支气管扩张患者发生反复呼吸道感染，导致肺功能进行性下降，最后出现呼吸衰竭，严重影响患者的健康及日常生活。支气管扩张症患者整体预后较差，COPD 患者合并支气管扩张者死亡率增加 1 倍。

1. 症状评估 支气管扩张症主要症状为咳嗽、咳痰、咯血及肺外症状。

（1）咳嗽 慢性咳嗽，咳大量脓痰是常见的症状，每天可达数百毫升，有厌氧菌感染时可伴有腥臭味。部分患者可无症状或者轻微咳嗽，轻者仅在寒冷季节发病，气候转暖后咳嗽减轻或消失；重者一年四季均咳嗽，但冬春季症状更重，日夜均咳。

（2）咳痰 一般咳大量脓痰，急性发作时痰液明显增多，表现为黏液脓性或黄色脓痰，可伴有臭味，偶有痰中带血或者咯血。常以清晨排痰较多，起床后或变动体位可刺激排痰。

（3）咯血 多数患者会有咯血，但是咯血量不等，可痰中带血或者少量咯血，也可大咯血，大咯血往往提示感染加重。

（4）肺外症状 长期不治疗的患者会出现体重下降、食欲减退等肺外症状。

2. 体征评估

（1）视诊 如果合并慢阻肺可见呈桶状胸，合并严重感染时可见呼吸急促。

（2）触诊 可表现为双侧语颤正常。

（3）叩诊 呈清音。

（4）听诊 部分患者可听到固定的湿啰音。

二、常用检查项目

1. 胸部 CT 检查 高分辨 CT 扫描（HRCT）现已成为诊断支气管扩张的主要方法，具有无创、易重复、易接受的特点。诊断支气管扩张的 HRCT 包括直接征象和间接征象。直接征象：①支气管与伴行肺动脉（支气管内径或伴行肺动脉内径）的比值 >1。②从中心到外周，支气管未逐渐变细。③外周胸膜和纵隔胸膜周围 1cm 范围内看到支气管的影像。

间接征象：①支气管壁增厚。②黏液嵌塞。③呼气相可见"马赛克"征或"气体陷闭"。

2. 胸部 X 线检查 囊状支气管扩张的气道表现为显著的囊腔，腔内可存在气液平面。X 线改变对支气管扩张症诊断特异性不高，仅作为辅助检查有无气道结构的改变，病情轻者可无异常。

3. 动脉血气分析 对确定发生低氧血症、高碳酸血症、酸碱平衡失调及判断呼吸衰竭类型有重要价值。

4. 肺功能检查 可证实由弥漫性支气管扩张或相关阻塞性肺病导致的气流受限，以及临床指导使用支气管扩张剂。

5. 血常规及炎症标志物 当细菌感染导致支气管扩张急性加重时，血常规白细胞计数、中性粒细胞分类及 C 反应蛋白可升高。

三、患者评估

患者，女，55 岁，因间断咳嗽、咯血 5 年，加重 4 天，于 2020 年 07 月 22 日收入院。

现病史：患者 5 年前无明显诱因出现咳嗽，咯血，色鲜红，就诊于某医院诊断为"支气管扩张"，予抗感染对症治疗后症状好转，后上述症状每于冬季寒冷季节及生气上火后发作，自行予抗感染、止血对症治疗后好转。4 天前患者因气温下降后再次出现咯血，色鲜红，约 10mL，自行服用头孢类抗生素（名称不详）、云南白药，现为中西医结合诊治，经门诊收入疗区。患者自发病以来咳嗽，咳黄痰，痰中带血，质黏，难咳出，前胸后背痛。

既往史：平素健康状况良好，既往有肺结核病史，否认高血压、糖尿病、冠心病、脑梗死、脑出血等病史，否认肝炎等传染病史，否认手术外伤史，否认输血史，否认药物及食物过敏史。

体格检查：T36.8℃，P88 次 / 分，R22 次 / 分，BP120/80mmHg。神志清醒，发育正常，体型中等，营养良好，步入病房，正常面容，自主体位，查体合作，语声清晰，皮肤、头颅、巩膜、鼻、耳郭、甲状腺、颈部正常，口唇发绀，呼吸气急，听诊双肺可闻及少量湿啰音，心脏查体未见异常，腹部正常，四肢关节活动正常，生理反射存在，病理反射未引出。

辅助检查：血常规示血小板压积 0.30%；血气分析示动脉血氧分压 67.9mmHg；Ca^{2+}1.076mmol/L；脱氧血红蛋白 5.2%；亮氨酸氨基转移酶 103U/L。CT 检查报告示右肺上叶后段、右肺下叶、左肺上叶舌段索条影；双肺下叶可见马赛克灌注；双肺散在索条影；双肺下叶含气不良或小气道炎症。

问题 1：写出该患者临床诊断及诊断依据。

临床诊断：支气管扩张。

诊断依据：间断咳嗽、咯血 5 年，加重 4 天，既往肺结核病史；R22 次 / 分，口唇发绀，呼吸气急，肺部叩诊清音，肺下界位于肩胛下线右侧第 10 肋间、左侧第 10 肋间，移动度右侧 6cm、左侧 6cm，听诊双肺可闻及少量湿啰音；动脉血氧分压 67.9mmHg；脱氧血红蛋白 5.2%；肺部 CT 检查显示右肺上叶后段、右肺下叶、左肺上叶舌段索条影，双肺下叶可见马赛克灌注，双肺散在索条影，双肺下叶含气不良或小气道炎症。

问题 2：写出该患者的现存或潜在的护理诊断。

（1）焦虑 / 恐惧　与反复咯血、咯血久治不愈等有关。

（2）清理呼吸道无效　与痰液黏稠、难以咳出等有关。

（3）潜在并发症　慢性阻塞性肺疾病、呼吸衰竭等。

问题 3：写出鉴别诊断及依据。

（1）慢性支气管炎　气管、支气管黏膜及周围组织的慢性非特异性炎症。多发生于 40 岁以上的患者，有吸烟史。患者以咳嗽、咳痰为主要症状，每年发病持续 3 个月，连续 2 年或 2 年以上。咳痰明显，多咳白色黏液痰，感染急性发作时可出现脓性痰，但无反复咯血史。

（2）肺结核　主要由结核分枝杆菌引起的肺部病变，以低热、盗汗、乏力、消瘦为主要症状，病原学检查可见结核分枝杆菌，可与支气管扩张症相鉴别。

问题 4：补充该患者的问诊内容。

健康评估的问诊与医生的问诊结构有不同之处，其不同之处在于健康评估增加了日常生活状况和心理社会状况两部分，补充问诊时应予以重视。

（1）基本资料　除了病历中性别和年龄外，补充姓名、职业、民族、籍贯、婚姻状况、文化程度、宗教信仰、家庭住址及电话号码、医疗费用支付方式、入院类型、入院方式、资料来源的可靠性及收集资料的时间等内容。

（2）主诉　间断咳嗽、咯血 5 年，加重 4 天。

（3）现病史　支气管扩张患者多数病程较长，早期不易受到患者重视，为了更有效地收集相关信息，询问以下几点：①起病情况及发病时间：询问咳嗽、咯血开始时间，本次病情加重有无诱因等。②主要症状及其特点：询问咳痰的具体情况，咳痰、咯血出现与活动有无关系。③伴随症状：询问近期体重是否下降，有无气短、乏力等情况，有无上眼睑水肿、下肢水肿、贫血、发热等情况。④诊疗经过与病情演变：询问起病后所采取的措施、病情变化情况、每次就医情况、用药情况及是否遵医嘱。

（4）日常生活状况　补充饮食情况、休息与睡眠形态、日常生活活动与自理能力、个人嗜好等内容。

（5）既往史　参考上述内容。

（6）个人史　长期居住于吉林省长春市，否认吸烟史、饮酒史，否认药物嗜好，否认疫水、疫区接触史，否认吸毒史。已婚，结婚 24 年，配偶健康状况良好，已育 1 子 1 女，健康状况良好。

（7）家族史　父母健在，家族中否认类似患者，否认家族遗传性病史。

（8）心理社会状况　长期患病可影响患者的日常生活，社会活动明显减少，家庭经济状况一般，长期患病导致家人支持程度低，患者易产生不良情绪等。

问题 5：说出支气管扩张的健康教育。

（1）心理指导　由于疾病迁延不愈，患者易产生悲观、焦虑等情绪；咯血时，患者感到对生命造成严重威胁，会出现极度恐惧、绝望的心理。护理人员应进行疏导、解释、鼓励，加强宣教工作，提高患者对疾病的认识，使其树立战胜疾病的信心。咯血时，护理人员应陪伴及安慰患者，保持其情绪稳定，避免因情绪波动加重出血。

（2）饮食　提供足够热量、蛋白质和维生素饮食。咯血期间，因过冷或过热食物均易诱发咯血，应以温凉为宜，少食多餐。鼓励患者多饮水以稀释痰液，有利排出痰液。

（3）预防呼吸道感染　向患者及家属宣传防治呼吸道感染的重要性，及时治疗呼吸道慢性病灶，避免受凉，减少刺激性气体吸入，吸烟者应戒烟。

（3）体位引流　原则上使病变部位位于高处，引流支气管开口在下，利于痰液流入大支气管和气管从而排出。

问题 6：中医部分

患者咳嗽，咳黄痰，痰中带血，质黏，难出，前胸后背痛，舌红，苔白，脉弦滑。

中医诊断：肺痈（痰热蕴肺，气阴两伤）。

证候分析：肺开窍于鼻，外合皮毛，外感六淫之邪，首先犯肺，风热上受，或风寒袭肺，未得及时布散，内蕴不解，在肺经痰热素盛或正气内虚的基础上，郁而化热，肺脏受邪热熏灼，肺气失于清肃，肺络阻滞，以致热壅血瘀，蕴毒化脓而成痈，肺叶生疮，发生脓疡咳吐腥臭浊痰，甚则脓血相兼；患者间断咳嗽、咯血 5 年，久病肺虚，肺气不足，且平素中气不足，中焦斡旋不利，邪热郁肺，蒸液成痰，痰热壅阻肺络，日久化火成毒，热毒循经上犯郁结于肺，而致肺叶生疮，蕴酿成痈，血败肉腐化脓，肺络损伤，热毒耗气伤阴，而见肺阴不足，肺络失养，阴伤气耗，邪恋正虚，则病情迁延，故见咳黄痰，痰中带血，质黏，难出，前胸后背痛；舌红、苔白、脉弦滑为慢性肺痈之痰热蕴肺、气阴两伤典型的舌脉表现。

治疗原则：益气养阴清热。

方药：沙参清肺汤合竹叶石膏汤。

中医辨证施护：①生活调摄：凡肺卫不固，易感外邪者，当注意寒温适度，起居有节，以防受邪致病；禁烟酒，以免燥热伤肺。咯血之时，可使患者俯胸，轻拍其背，利于离经之血排出。②饮食调摄：饮食宜清淡，多食蔬菜、水果，高热者可予半流质饮食。每天可用薏米煨粥食之，并取鲜芦根煎汤代茶。忌油腻厚味及一切辛辣刺激、海腥之物，如辣椒、韭菜、海虾等。食疗方：枇杷叶粥，取枇杷叶 15g（鲜品可用 45g），粳米 60g，冰糖少许。先将枇杷叶洗净布包，煲水去渣取汁，加入粳米煮粥，粥将成加入冰糖煮溶，可随时食用，起清肺降气、化痰止咳之功效。

（张丽秀　张昕烨）

第五节　原发性支气管肺癌

一、常见症状和体征评估

原发性支气管肺癌（简称肺癌）为起源于呼吸道上皮细胞的恶性肿瘤。肺癌是最常见的肺部原发性恶性肿瘤，也是全球癌症相关死亡最主要的原因。我国男性发病率在所有癌症中列首位，女性列第二位（第一位为乳腺癌），死亡率均列首位，其发病率与死亡率均呈上升趋势。肺癌的主要发病因素有吸烟（最常见原因）、职业致癌因子（石棉、砷等）、空气污染（工业废气、室内被动吸烟等）、电离辐射（中子、α射线、医疗照射等）和遗传因素等。目前治疗肺癌采取多学科综合治疗模式，应用手术（早期肺癌的最佳治疗方法）、化疗和生物靶向（用于肺癌晚期和复发患者的治疗）、放疗等手段，以期达到根治或最大程度控制肿瘤，改善生活质量，延长生存期。因肺癌本身或治疗副作用会给患者带来巨大的痛苦，患者易产生恐惧、焦躁、抑郁等负面心理。因此，对肺癌患者实施有效的护理干预以调节心理状态，对改善生活质量、延长生存期有重要意义。

1. 症状评估　肺癌的临床症状为咳嗽、咯血、胸闷等，如治疗不及时，易导致肿瘤转移至大脑、肝脏、骨骼等部位，引发多种并发症，造成患者死亡。

（1）常见症状

1）咳嗽：为早期症状，常为无痰或少痰的刺激性干咳。如肿瘤生长在支气管壁上，导致支气管狭窄，可加重咳嗽，多为持续性。

2）痰中带血或咯血：多见于中央型肺癌。如肿瘤管腔内生长，可有间歇或持续性痰中带血，如肿瘤侵蚀大血管，可引起大咯血。

3）胸痛：表现为隐痛，常发生在肿瘤侵犯胸膜、胸壁或发生肋骨转移时出现。

4）发热：肿瘤组织坏死可引起发热，多数发热与肿瘤引起的阻塞性肺炎有关，抗生素治疗效果不佳。

5）气短或喘息：肿瘤引起部分气道阻塞，肿大的淋巴结压迫气道，转移引起大量胸腔积液、心包积液、上腔静脉阻塞等情况时可出现呼吸困难、气短、喘息（偶尔表现为喘鸣），听诊时可有哮鸣音。

（2）肿瘤局部扩展或远处转移引起的症状

1）癌肿侵犯喉返神经出现声音嘶哑。

2）癌肿侵犯上腔静脉，出现面、颈部水肿，以及同侧瞳孔缩小、同侧上眼睑下垂等上腔静脉综合征（SVCS）的表现。

3）癌肿侵犯胸膜引起胸腔积液，胸腔积液往往为血性，大量积液可以引起气促。

4）癌肿侵犯胸膜及胸壁，可以引起持续剧烈的胸痛。

5）上叶尖部肺癌可侵入和压迫位于胸廓入口的器官组织（如压迫第一肋骨、锁骨下动、静脉、臂丛神经、颈交感神经等），产生剧烈胸痛，上肢静脉怒张、水肿、臂痛和上肢运动障碍，同侧上眼睑下垂、瞳孔缩小、眼球内陷、面部无汗等颈交感神经综合征的表现。

6）肺癌可转移至任何器官系统，较常见的有脑转移、骨转移、肝转移等，出现相应部位肿瘤症状。

2. 体征评估

（1）多数肺癌患者出现消瘦，为恶性肿瘤常见表现，晚期可表现为恶病质。

（2）久治不愈的患者可出现肺外征象，如杵状指（趾）、非游走性肺性关节疼痛、男性乳腺增生、库欣综合征表现、高钙血症表现等。

二、常用检查项目

1. 胸部 X 线 胸部 X 线是早期发现肺癌的一个重要手段，也是术后随访常用的方法。

2. 胸部 CT 胸部 CT 可以进一步验证病变所在的部位和累及范围，是目前诊断肺癌的重要手段。低剂量螺旋胸部 CT 可以有效地发现早期肺癌，而 CT 引导下经胸肺肿物穿刺活检是诊断肺癌的重要技术。

3. 纤维支气管镜 纤维支气管镜是诊断肺癌最常用的方法，包括纤支镜直视下刷检、活检及支气管灌洗。

4. 痰细胞学检查 痰细胞学检查是目前诊断肺癌简单方便、无创伤性的方法之一，连续 3 天留清晨深咳后的痰液进行涂片检查。

5. 胸腔穿刺术 当胸腔积液原因不清时，可以进行胸腔穿刺，以进一步明确诊断，并可明确肺癌的分期。

6. 组织活检 组织活检是肺癌确诊和治疗的依据。

7. 骨扫描 骨扫描是用于判断肺癌骨转移的常规检查，当提示可疑转移时，对可疑部位进行 MRI 检查验证。

三、患者评估

患者，女，57 岁，因"发现肺内占位 6 个月，咳嗽 1 个月，发热 7 天"，于 2019 年 08 月由门诊拟"胸腔积液"收入医院。

现病史：该患者 6 个月前体检发现肺内占位，就诊于某省肿瘤医院，支气管镜诊断为非小细胞型肺癌，后在医院进行 5 个疗程的化疗（长春瑞滨＋奈达铂）。化疗过程中出现咳嗽，应用止咳类药物，症状未见改善。1 个月前因化疗后出现咳嗽加重，应用抗感染药物（具体不详）后症状减轻。7 天前无明显诱因出现发热，最高体温 39℃，自行应用退热药（具体不详），仍发热，后就诊于社区诊所，应用盐酸莫西沙星注射液、盐酸地塞米松注射液静滴，仍发热，后就诊于某市第二院，肺 CT 示双侧胸腔积液。今日就诊于我院门诊，为进一步明确诊断，进行中西医系统治疗，经门诊收入我疗区。

既往史：平素健康状况较好，既往高血压史 20 年，血压最高达 170/100mmHg，规律口服苯磺酸左氨氯地平片 5mg 每日 1 次，血压维持为（130～140）/（70～80）

mmHg；否认糖尿病、冠心病等病史；否认脑梗死、脑出血等病史；否认伤寒、肝炎、肺结核等传染病史；甲状腺癌术后4年，规律服用左甲状腺素钠片；否认输血史；否认药物过敏史及食物过敏史。

体格检查：T38℃，P79次/分，R25次/分，BP140/73mmHg。神志清醒，发育正常，体型中等，营养良好，步入病房，慢性病面容，自主体位，查体合作，语声清晰，胸廓正常，呼吸急促，左侧呼吸运动减弱，肋间隙正常，左肺第8肋间以下呈浊音，左肺呼吸音减弱，双肺散在湿啰音，左侧语音传导减弱，心尖搏动正常，无剑突下搏动，心前区无隆起，心脏相对浊音界正常，心率79次/分，心律齐，心音正常，未闻及病理性杂音，无心包摩擦感，未触及心脏震颤。

辅助检查：血气分析示pH值7.45，PaO_2 66mmHg，$PaCO_2$ 41mmHg，HCO_3^- 28.5mmol/L，SaO_2 94%；血常规示淋巴细胞百分比14.4%，淋巴细胞计数 $0.59×10^9$/L，红细胞计数 $3.65×10^{12}$/L，血红蛋白111g/L，血细胞比容34%；全程全血C反应蛋白93.60mg/L；凝血常规示纤维蛋白原6.18/L，D-二聚体测定1067ng/mL；肝功能示总蛋白62g/L，白蛋白36.5g/L，谷氨酰转肽酶1061U/L，前白蛋白144mg/L；支气管镜细胞病理报告考虑为非小细胞癌；X线胸片示左侧胸腔积液。

问题1：写出该患者临床诊断及诊断依据。

临床诊断：肺癌。

诊断依据：发现肺内占位病变6个月，咳嗽1个月，发热7天，咳嗽（干咳为主），心慌，活动后喘促、气短，头痛，睡眠差；左侧呼吸运动减弱，左肺呼吸音减弱，双肺散在湿啰音，左侧语音传导减弱。支气管镜细胞病理报告考虑为非小细胞癌。

问题2：写出该患者的鉴别诊断及依据。

（1）肺脓肿　应与癌性空洞继发感染相鉴别。原发性肺脓肿起病急，中毒症状明显，常有寒战、高热、咳嗽、咳大量脓臭痰，周围血象白细胞总数和中性粒细胞分类计数增高。X线胸片示空洞壁薄，内有液平，周围有炎症改变。癌性空洞常先有咳嗽，咯血等症状，后出现咳脓痰、发热等继发感染症状。胸片可见癌肿块影有偏心空洞，壁厚，内壁凹凸不平。结合纤支镜检查和痰脱落细胞检查可以鉴别。

（2）肺门淋巴结结核　易与中央型肺癌相混淆。肺门淋巴结结核多见于儿童或老年，多有发热等结核中毒症状，结核菌素试验多呈强阳性。抗结核药物治疗有效。中央型肺癌其特殊的X线征象，可通过CT、MRI和纤支镜检查等加以鉴别。

（3）肺炎　应与癌性阻塞性肺炎相鉴别。肺炎起病急骤，先有寒战、高热等毒血症状，后出现呼吸道症状，抗生素治疗多有效，病灶吸收迅速而完全，而癌性阻塞性肺炎炎症吸收较缓慢，或炎症吸收后出现块状阴影，且多为中央型肺癌表现，纤支镜检查、细胞学检查等有助于鉴别。

问题3：写出该患者的现存或潜在的护理诊断。

（1）气体交换受损　与气道阻塞、通气不足有关。

（2）活动无耐力　与肺癌导致氧气不足和耗氧量增加有关。

（3）潜在并发症　慢性肺源性心脏病、呼吸衰竭、肺栓塞等。

问题 4：补充该患者的问诊内容。

健康评估的问诊与医生的问诊结构有不同之处，其不同之处在于健康评估增加了日常生活状况和心理社会状况两部分，补充问诊内容时应予以重视。

（1）基本资料　除了病历中性别和年龄外，补充姓名、职业、民族、籍贯、婚姻状况、文化程度、宗教信仰、家庭住址及电话号码、医疗费用支付方式、入院类型、入院方式、资料来源的可靠性及收集资料的时间等内容。

（2）主诉　发现肺内占位病变 6 个月，咳嗽 1 个月，发热 7 天。

（3）现病史　为了更有效地收集相关信息，询问以下几点。①起病情况及发病时间：询问咳嗽开始时间和程度、发热的开始时间和特点、发作频率、缓解情况、本次病情加重有无诱因等。②主要症状及其特点：咳嗽特点、咳血程度。③伴随症状：询问有无胸痛、声音嘶哑、呼吸困难，近期体重是否下降，有无上眼睑水肿、瞳孔缩小等情况。④诊疗经过与病情演变：询问起病后所采取的措施、病情变化情况，每次就医情况（诊断、主要治疗措施及其效果等）、用药情况（应用抗生素及其他用药情况等）及遵医行为。

（4）日常生活状况　补充饮食情况、休息与睡眠形态、日常生活活动与自理能力、个人嗜好（了解吸烟量及吸烟时间、饮酒量和饮酒时间）等内容。

（5）既往史　参考上述病例。

（6）个人史　居住于长春市，有吸烟史 40 年，每天 20 支，已戒 5 年；否认饮酒史；否认药物嗜好，否认疫水疫区接触史；否认吸毒史；结婚 23 年，配偶健康；2 名子女身体健康状况良好。

（7）家族史　父母已故，否认家族中有类似患者，否认家族遗传性病史。

（8）心理社会状况　因患者进行化疗、放疗等治疗措施，出现诸多副作用，给患者造成极大痛苦，加上疾病本身和家庭经济情况的影响，患者情绪发生很大变化，易产生过度焦虑、易发怒、恐惧等负性情绪，应对患者给予适当的心理支持。

问题 5：写出患者出现呼吸困难、颈部肿胀时的处理措施。

（1）体位　协助患者取半卧位或端坐卧位，降低静脉压，以减轻呼吸困难和面颈部肿胀。

（2）建立静脉通路　在下肢建立静脉通路，以便及时给药和输液，输液时严格控制输液速度。必要时行心电监护，认真观察并听取患者的主诉，及时观察病情变化，尤其是颈部及上肢水肿情况。认真记录 24 小时出入量，全面评估病情，正确实施治疗和护理干预，根据医嘱及时给予利尿药物和激素，呼吸困难时可给予平喘药物，及时吸氧。

问题 6：写出住院期间肺癌患者的护理措施。

（1）心理护理　恶性肿瘤不仅破坏正常生理功能，给患者带来巨大的心理压力，同时给家庭增加极大的经济负担，患者对肺癌缺乏正确的认识和了解，产生一系列负性心理反应，表现为恐惧、紧张、焦虑、悲观、失望等。因此，护士应了解患者的个性特征，注意观察心理变化，与患者建立良好的护患关系，关心、体贴患者，耐心听取患者或家属的诉说，给予鼓励和安慰，向患者及家属讲解疾病的相关因素，介绍治疗和护理等方面的知识。向患者列举成功病例，帮助其树立战胜疾病的信心。做好患者家属的思想工作，寻求有效的家庭支持，共同帮助患者克服困难，坚持配合治疗。

（2）口腔护理　患者为非小细胞癌，主要治疗方法为化疗，化疗使患者抵抗力下降，易造成口腔内感染，致口腔黏膜充血、溃疡，应做好口腔护理。选用软毛牙刷刷牙，勿用牙签剔牙以防牙龈损伤；化疗期间每日注意观察口腔情况，一旦发现口腔黏膜充血、溃疡，及时给予口腔护理，监测口腔 pH 值，选择合适的漱口液，每天 8 ～ 10 次，每次含漱 2 分钟。

（3）皮肤护理　由于患者较长时间取端坐卧位、消瘦，加上化疗使其抵抗力下降，易发生压疮，因而要注意预防压疮的发生。每日用湿巾扫床 2 次，及时更换被污染的被服，保持床单的清洁、干燥，穿着宽松的棉质衣服，注意个人卫生，及时修剪指甲，勤擦洗，勿搔抓皮肤，以防皮肤破损，可用指腹轻轻按摩。取卧位时尽量左右交换，每 2 小时更换 1 次。

（4）饮食指导　患者因化疗副作用，时有恶心呕吐，因此要加强饮食护理。给予适合患者口味的低盐、高蛋白、高维生素、易消化、清淡饮食，少食多餐，并经常变换口味，以刺激患者食欲。鼓励家属与患者共进餐。最好两餐之间安排新鲜水果或牛奶，注意饮食卫生，防止肠道感染，向患者及家属宣传不抽烟、不饮酒的重要性。

（5）活动与休息指导　根据病情合理安排活动与休息。在并发症急性发作期，以卧床休息为主，保证充足的睡眠，防止情绪波动和劳累。化疗结束、急性症状完全缓解，可适当下床活动，但活动时间不宜过长。

（6）出院指导　告知患者及家属出院后仍需要合理安排饮食及休息，尽量保持良好的心理状态，定期复查，如有异常情况及时就医。

问题 7：中医部分。

中医四诊评估内容：患者咳嗽，喘促，胸闷，干咳，心慌，活动后喘促、气短，舌淡红，苔薄黄，脉沉弦细。

中医诊断：癌病（肝阴不足，痰瘀互结证）。

证候分析：癌病是一种以阴虚、阳虚、气虚、血虚为基本病机的慢性虚衰性病证，常由多种疾病误治失治和病后失于调理转化所致。肺主气司呼吸，主行水，朝百脉，主治节。肺气以宣发肃降为基本运行形式，肺气宣发，浊气得以呼出；肺气肃降，清气得以吸入。肺开窍于鼻，外合皮毛，且其位最高，风、寒、湿、燥、热外感六淫之邪易从口鼻或皮毛而入，首先犯肺。肺为清虚之脏，不耐邪气之侵，故无论外感、内伤或其他脏腑病变，皆可病及于肺，主要表现为肺气宣降失常。患者以咳嗽，喘促为主症，又见心慌，活动后喘促、气短，结合患者全肺 CT，故辨为癌病。内外之邪干肺，肺失宣降，肺气上逆；气逆则上焦不利，水饮不能正常输布，胁满不畅，不通则痛，故见胸闷，动则尤甚，以干咳为主，右侧胸胁痛；患者平素脾胃虚弱，水谷精微滞留于中焦，产生痰、瘀。痰瘀互结而致津液运行不畅，而致咳嗽，喘促等症。舌淡红、苔薄黄、脉沉弦细为癌病之肝阴不足、痰瘀互结典型的舌脉表现。

治疗原则：滋阴润肺。

　　方药：月华丸加减。

　　中医辨证施护：①生活调摄：注意四时规律，积极锻炼，饮食调理，提高人体卫外功能，增强皮毛腠理御邪抗病能力。胸闷气促者应卧床休息，减少活动，取端坐位或半卧位，遵医嘱予氧气持续吸入。②饮食调摄：沙参粥，取沙参 15g，大米 100g，白糖适量，将沙参洗净，放入锅中，加清水适量，文火煮 30 分钟后去渣取汁，再加清水适量，入大米煮粥，待熟时调入白糖，再煮沸。随餐食用，每日 2 次，可滋阴润肺，益胃生津。③中医适宜技术：耳穴贴压法，肺癌咳嗽、咳痰者，遵医嘱选择肺、气管、神门、皮质下等行耳穴贴压；肺癌疼痛者，遵医嘱选择神门、皮质下、交感、肺等行耳穴贴压。穴位按摩法，肺癌发热者，可选择合谷、曲池穴位按摩或耳尖、大椎放血。

（张丽秀　张昕烨）

第六节　小儿肺炎

一、常见症状和体征评估

　　肺炎是指不同病原体或其他因素（如吸入羊水、过敏等）所引起的肺部炎症。临床以发热、咳嗽、气促、呼吸困难和肺部固定湿啰音为主要表现。重症患儿可累及循环、消化及神经系统而出现相应的临床症状。肺炎是婴幼儿时期常见病，一年四季均可发病，以冬春寒冷季节和气候骤变时多见。多由急性上呼吸道感染或支气管炎向下蔓延所致。肺炎是威胁儿童健康的严重疾病，是婴儿时期重要的常见病，是我国住院小儿死亡的第一位原因，严重威胁小儿健康，是我国儿童保健重点防治的疾病之一，加强对本病的防治非常重要。本节主要讨论支气管肺炎。

1. 症状评估

　　（1）发热　体温多为 38～39℃，也可高达 40℃，多为不规则热，也可为弛张热或稽留热，新生儿或重度营养不良患儿可不发热或体温不升。

　　（2）咳嗽　初期为刺激性干咳，后期反而减轻，恢复期有痰，新生儿、早产儿仅表现为口吐白沫。

　　（3）气促　多在发热、咳嗽之后出现。

　　（4）全身症状　出现精神不振、食欲减退、烦躁不安、腹泻、呕吐等全身症状。

2. 体征评估

　　（1）视诊　呼吸频率增快，可达 40～80 次/分，重者可有鼻翼扇动、点头呼吸、三凹征。口周、鼻唇沟和指（趾）端发绀，轻症患儿也可无发绀。

　　（2）触诊　合并心衰时可触到震颤。

　　（3）叩诊　多正常。病灶融合时可出现实变体征。

　　（4）听诊　早期肺部啰音不明显或仅有呼吸音变粗或减弱，以后双肺可闻及较固定的中、细湿啰音，以背部两侧下方及脊柱旁多见，深吸气末更为明显。新生儿、小婴儿常不易闻及湿啰音。

3. 重型肺炎 重症肺炎时因严重的缺氧及毒血症，除呼吸系统表现外，可出现全身中毒症状及循环、神经、消化等系统功能障碍。

（1）循环系统表现 可出现心肌炎、心包炎和心力衰竭等。心肌炎时患儿面色苍白，心动过速、心音低钝、心律不齐，心电图 ST 段下移、T 波低平或倒置；合并心力衰竭时可有以下表现：①呼吸困难加重，呼吸突然加快 > 60 次 / 分。②心率突然增快 > 180 次 / 分，与体温升高和呼吸困难不相称。③心音低钝或出现奔马律。④极度烦躁不安，面色苍白或发绀，指（趾）甲微血管充血时间延长。⑤肝脏短期内迅速增大。⑥少尿或无尿，颜面和四肢出现浮肿。出现前 5 项即可诊断心力衰竭。

（2）神经系统症状 重型肺炎患儿几乎都有不同程度的神经系统损害，表现为精神萎靡、烦躁不安或嗜睡，严重者可发生脑水肿或中毒性脑病，表现为意识障碍、惊厥、前囟膨隆、球结膜水肿等，还可有脑膜刺激征，呼吸不规则，瞳孔对光反射减弱或消失。

（3）消化系统 多伴有食欲减退、呕吐、腹泻、腹胀等。重者吐咖啡样物、大便潜血试验阳性或柏油样便。发生中毒性肠麻痹时，有严重腹胀、呼吸困难加重、肠鸣音减弱或消失。

（4）弥漫性血管内凝血 表现为血压下降，四肢凉，脉细数，皮肤、黏膜及胃肠道出血。

二、常用检查项目

1. 外周血检查 病毒性肺炎白细胞计数大多正常或降低；细菌性肺炎白细胞计数及中性粒细胞数增高，并有核左移，胞浆中可见中毒颗粒。细菌感染时 C 反应蛋白浓度多上升，非细菌感染时 C 反应蛋白上升不明显。

2. 病原学检查 细菌性肺炎可取气管吸取物、肺泡灌洗液、胸腔积液、脓液和血液作细菌培养以明确病原菌，同时进行药物敏感试验；血清中特异性抗原、抗体检测或咽拭子、气管分泌物做病毒分离；冷凝集试验有助于肺炎支原体肺炎诊断。

3. 胸部 X 线检查 早期肺纹理增粗，以后出现大小不等的点状或小片絮状影，以双肺下野、中内带多见，有的融合成片状阴影。由于支气管内分泌物和肺炎的渗出物阻塞，可产生小叶肺气肿或肺不张；有时可出现一侧或双侧胸膜炎或胸腔积液的现象。伴发脓胸、脓气胸或肺大泡者则有相应的 X 线改变。

三、患儿的评估

患儿，男，5 个月，因"发热、咳嗽 4 天，喘促 2 天"，于 2020 年 2 月 1 日入院。

现病史：患儿入院前 4 天，无明显诱因出现发热、咳嗽，体温为 38.6 ～ 39.1℃，咳嗽呈阵发性，无犬吠样咳，咳后无鸡鸣样回吼声，喘促，有痰不易咳出。家长自行给予"头孢类药物"口服治疗 1 天，病情未见好转，患儿咳嗽逐渐加重，伴有喘憋，遂就诊某医院门诊，于 2020 年 2 月 1 日 12 时经门诊以肺炎收入院。病程中患儿无恶心呕吐，全身皮肤黏膜无皮疹，无抽搐及昏迷。

既往史：否认百日咳病史；否认肝炎、结核病等传染病接触史；否认食物及药物过敏史。

体格检查：T39.2℃，P150 次 / 分，R46 次 / 分，意识清楚，精神不振，发育正常，营养中等，自主体位，查体不合作，呼吸急促。全身皮肤黏膜无黄染及瘀点瘀斑，全身浅表淋巴结未触及肿大。头颅大小正常，无畸形，后囟已闭，前囟未闭，平坦无凹陷，大小约为 1.0cm×1.0cm。双眼睑无水肿及下垂，耳未见异常，鼻翼扇动。口唇红，口周无发绀，咽部充血。颈软无抵抗，气管居中。胸廓对称，吸气性三凹征（＋），双肺听诊可闻及中、小水泡音。腹部平软，腹壁皮肤弹性尚可，无压痛及反跳痛，肝脾未触及肿大，肠鸣音正常。脊柱、四肢检查未见异常。神经系统检查见生理反射存在，病理反射未引出。

辅助检查：白细胞计数 $5.9×10^9$/L，中性粒细胞 25%，淋巴细胞 56%，单核细胞 14%，红细胞计数 $4.26×10^{12}$/L，血红蛋白 109g/L，血小板 $243×10^9$/L，全程全血 C 反应蛋白 1.96mg/L，二氧化碳结合力 23.5mmol/L。肺炎支原体抗体阳性 1∶80，肺炎衣原体抗体阴性。X 线检查：双肺下肺纹理增强，可见斑点状影，肺门不大，纵隔不宽，心影不大，两侧肋膈角清晰。

问题 1：写出该患儿临床诊断及诊断依据。

临床诊断：小儿肺炎。

诊断依据：发热、咳嗽 4 天，喘促 2 天。血常规：白细胞计数 $5.9×10^9$/L，中性粒细胞 25%，淋巴细胞 56%，单核细胞 14%，红细胞 $4.26×10^{12}$/L，血红蛋白 109g/L，血小板 $243×10^9$/L，全程全血 C 反应蛋白 1.96mg/L，二氧化碳结合力 23.5mmol/L。肺炎支原体抗体阳性 1∶80。X 线检查：双肺下肺纹理增强，可见斑点状影。

问题 2：补充该患者的问诊内容。

健康评估的问诊与医生的问诊结构有不同之处，其不同之处在于健康评估增加了日常生活状况和心理社会状况两部分，补充问诊内容时应予以重视。

（1）基本资料 除了病历中性别和年龄外，补充姓名、民族、籍贯、家庭住址及电话号码、医疗费用支付方式、入院类型、入院方式、资料来源的可靠性及收集资料的时间等内容。

（2）主诉 发热、咳嗽 4 天，喘促 2 天。

（3）现病史 为了更有效地收集相关信息，询问以下几点。①起病情况及发病时间：询问咳嗽、发热、气促开始及持续时间，是否急性发作；咳嗽、发热、气促有无缓解，本次病情加重有无诱因等。②主要症状及其特点：咳嗽、发热特点、气促程度。③伴随症状：询问有无呼吸困难加重、肝脏肿大、心率突然加快等情况，有无意识障碍、脑膜刺激征等情况。④诊疗经过与病情演变：询问起病后所采取的治疗、护理措施、病情变化情况、用药情况等。

本病例患儿无明显诱因出现发热、咳嗽，体温为 38.6 ～ 39.1℃，咳嗽呈阵发性，喘促，有痰不易咳出。病程中患儿无恶心及呕吐，全身皮肤黏膜无皮疹，无抽搐及昏迷。

（4）日常生活状况　补充喂养情况（了解患儿是否母乳喂养，每次喂养情况，营养状况等），以及排泄形态（了解患儿排便次数、量、性状、颜色等）等内容。

（5）既往史　参考上述既往史。

（6）个人史　补充孕育史、出生史、生长发育史、预防接种史等。本病例患儿足月顺产，生长发育良好，出生时无窒息抢救史，无黄疸史，按时预防接种。

（7）家族史　补充有无与遗传有关的疾病。否认家族遗传性病史；母亲孕期健康。

（8）心理社会状况　补充家长的情绪、心理状态、经济收入等，因患儿出生几个月，病情较重，家长担心预后，会出现负性情绪。

问题 3：写目前患儿现存或潜在的护理问题。

（1）清理呼吸道无效　与呼吸道分泌物过多、黏稠、年龄小、无力排痰有关。

（2）气体交换受阻　与肺部炎症有关。

（3）营养失调，低于机体需要量　与摄入不足、消耗增加有关。

（4）潜在并发症　心力衰竭。

问题 4：说出对该患儿目前主要病情观察的内容。

（1）因患儿年龄小，冬季发病，病情变化快，应注意观察病情，应做到每 12 小时巡视 1 次，及时发现各种中毒表现。

（2）患儿出现烦躁不安、面色苍白、呼吸突然增快超过 60 次 / 分，心率超过 180 次 / 分，肝脏在短时间内急剧增大，有心音低钝、奔马律、颈静脉怒张等心力衰竭表现时，要及时报告医生，减慢输液速度，吸氧，做好抢救准备。

（3）密切观察患儿神志、瞳孔、囟门、呼吸等，若出现烦躁不安或嗜睡、惊厥、昏迷、呼吸不规则等中毒性脑病表现要及时通知医生，进行抢救。

（4）注意观察有无腹胀、肠鸣音情况，呕吐物及大便的颜色等，及时发现有无中毒性肠麻痹和消化道出血的倾向。

（5）注意有无呼吸困难加重、　侧呼吸运动受限、听诊呼吸音减弱或消失、叩诊呈浊音等情况，警惕并发脓胸、脓气胸等。

问题 5：写出该患儿主要护理措施。

（1）保持呼吸道通畅　及时清除患儿口鼻分泌物及痰液，帮助患儿经常变换体位，以减少肺部淤血，促进炎症吸收。该患儿有痰不易咳出，可进行胸部叩击，痰液黏稠时可进行雾化吸入，有助于湿化气道、溶解痰液、解除支气管痉挛，利于痰液排出。必要时行机械吸痰或气管插管。

（2）氧气疗法　患儿有喘促、喘憋的情况，依据患儿的身体状况，遵医嘱进行适宜的氧疗。一般用鼻前庭导管给氧，氧流量 0.5 ～ 1L/min，氧浓度不超过 40%。患儿吸氧，氧气应湿化，以免损伤气道纤毛上皮细胞或使痰液黏稠。

（3）高热护理　密切监测患儿体温变化，高热时采取物理或药物降温，并观察降温效果。

（4）皮肤及口腔护理　被褥应轻暖，穿衣不要太多、太紧，以免引起烦躁不安和出汗。穿宽松的棉质衣服，出汗及时更换衣服，保持皮肤清洁。患儿因咳嗽、痰多、张口呼吸、发热等导致口腔干燥，注意保持口腔清洁，喂奶后给予少量温开水。

（5）补充营养及水分 保证给予足够的乳量，暂停辅食，喂哺时应耐心，每次喂哺时需将头部抬高或抱起，以免乳液呛入气管发生窒息。哺喂困难者可按医嘱静脉补充营养。控制静脉点滴速度，最好使用输液泵，保持液体均匀输入，防止心衰加重。

问题 6：中医部分。

中医四诊评估内容：患儿咳嗽，喘促，喉间痰鸣，痰液黏稠、色黄、难以咳出，纳乳差，夜寐欠安，小便黄，大便正常，舌质红，苔黄，指纹紫滞，现于风关。

中医诊断：肺炎喘嗽（痰热闭肺证）。

证候分析：患儿起病急，主要表现为咳嗽、有痰，且痰液黏稠、色黄、难以咳出，证属痰热闭肺。小儿脏腑娇嫩，形气未充，易感受外邪，外邪犯肺，肺失宣降，肺气上逆，则为咳嗽；外邪侵袭肺卫，正邪相争于表，则为发热；热扰心神，则夜寐欠安；脾为生痰之源，肺为贮痰之器；外邪犯肺，肺失宣肃，水液代谢障碍，聚湿生痰；脾为太阴湿土，喜燥恶湿，小儿脾常不足，脾主运化水液代谢障碍，痰浊内生，又进一步加重脾主运化功能障碍，故可见咳痰、纳乳差。热邪煎灼痰饮水湿，则见痰液黏稠，色黄难以咳出；痰阻气道，气机不利而致出现喘促、喉间痰鸣，甚至张口抬肩、鼻翼扇动。舌质红、苔黄、指纹紫滞、现于风关，均为肺炎喘嗽痰热闭肺证特有的表现。

治疗原则：止哮，平喘，除痰。急性发作时以邪实为主，当攻邪以治其标，重在理肺和脾。常用豁痰、宣肺、降气等法。

方药：五虎汤合葶苈大枣泻肺汤加减。

中医辨证施护：①生活调摄：病室温湿度适宜，起居有常，适寒温，避外邪，不宜疲劳及过量运动。②饮食调摄：饮食有节，少食甜黏、生冷、肥腻之品，以免助湿生痰，戒烟酒，忌辛辣刺激食物。本证宜食清热化痰之品，如荸荠、丝瓜、白萝卜等，可饮梨汁、冬瓜汁，亦可用鲜芦根代茶饮。③中医适宜技术：三九贴、三伏贴是依据"冬病夏治，夏病冬防"的传统中医学理论，通过穴位贴敷药物，局部刺激，药效通过儿童稚嫩的皮肤快速渗透循经，条达气机，温通经络，运行气血，提高人体防御能力；背部刮痧促进外邪的去除同时，又能增加免疫力，增加抗御外邪的能力；耳穴埋籽选取平喘、肺、肾上腺、交感等穴，每次选取 2～3 穴，3 日更换一次；穴位按摩，选取列缺、肺俞、丰隆、定喘、天突等穴，每次选取 2～3 穴，每穴按摩 5～10 分钟，每天 2～3 次；小儿推拿，患儿仰卧位，开天门 50 次，推坎宫 50 次，揉太阳 50 次，揉耳后高骨 30 次，清天河水 300 次，揉足三里 30 次，推涌泉 300 次，推脊柱，用中、食两指指腹在脊柱自上而下直推 50～100 次，每次 40～60 次，每日 2 次。

（刘杰 刘向荣）

第三章 循环系统疾病患者评估 ▷▷▷

第一节 概 述

循环系统疾病包括心脏和血管疾病，是现代社会严重威胁人类健康的重大疾病，是造成全球死亡率高的最主要原因。随着我国社会经济的发展、生活水平的提高、饮食结构的改变及人口的老龄化等原因，心血管疾病的发病率明显增高，器质性心脏病病情发展较快，影响患者的工作和正常生活，导致患者失去劳动能力，甚至导致猝死。如何降低循环系统疾病，尤其是冠心病和高血压病的发病率、致残率和死亡率已成为社会关注的焦点。《中国心血管病报告》指出：据推算我国心血管病现患人数为2.9亿（其中高血压为2.45亿、脑卒中1300万、冠心病1100万、肺源性心脏病500万、心力衰竭450万、风湿性心脏病250万、先天性心脏病200万），死亡率居首位，占居民疾病死亡构成的40%以上，农村心血管病死亡率持续高于城市，心脑血管病住院总费用快速增加，年均增速远高于国民生产总值增速，中国心血管病负担日渐加重，已成为重大的公共卫生问题，防治心血管病刻不容缓。高血压、吸烟、血脂异常、糖尿病、超重与肥胖、身体活动不足、不合理膳食、大气污染等是心血管病的主要危险因素，通过预防和干预危险因素可降低心血管病的发病率和死亡率。

心血管疾病有三种分类方法：①病因分类：分为先天性心脏病（室间隔缺损、法洛四联症、主动脉缩窄等）和后天性心脏病（冠心病、原发性高血压、风湿性心脏病、肺源性心脏病等）。②病理解剖分类：如心内膜病、心肌病、心包疾病、大血管疾病等。③病理生理分类：如心力衰竭、休克、心律失常、心脏压塞等。

循环系统常用检查包括实验室、非侵入性和侵入性检查。实验室检查主要有血脂检查、心肌损伤标志物测定、心力衰竭标志物测定、微生物和免疫学检查等；非侵入性检查有血压测定、心电图检查、心脏超声检查（M型超声心动图、二维超声心动图、多普勒超声心动图、经食管超声、心脏声学造影等）、心脏CT、心脏MRI和心脏核医学检查等；侵入性检查有心导管检查、心脏电生理检查、腔内成像技术血管狭窄功能性判断、心内膜和心肌活检、心包穿刺等。

循环系统疾病的常见症状有呼吸困难、胸闷、胸痛、心悸、水肿、晕厥等，其他症状还包括咳嗽、头痛、头晕或眩晕、上腹胀痛、恶心、呕吐、声音嘶哑等，多数症状也见于其他系统疾病，分析时应注意鉴别。心血管病常见体征：①望诊：端坐呼吸、发绀、皮肤黏膜改变（苍白、环形红斑、皮下结节、瘀点、Osler结节、两颧紫红色）、颈静脉怒张、水肿、杵状指（趾）等。②触诊：心尖搏动异常、震颤、心包摩擦感、毛细血管搏动、静脉充盈或异常搏动、肝颈反流征、肝脾大等。③叩诊：心界增大。④听诊：心音异常变化、额外心音、心脏杂音、心包摩擦音、肺部湿啰音等。

循环系统疾病的病史部分要注意询问发病危险因素或诱发因素（如年龄性别、感染因素、饮食习惯、吸烟、肥胖、精神应激、劳累、居住环境潮湿等）；询问主要症状及伴随症状的特点（如胸痛部位、性质、持续时间、程度、有无诱因、加剧或缓解因素等；询问呼吸困难的程度，有无呼吸频率、节律、深度的异常等；询问是否伴有发热，热型、程度等），询问是否采取措施及其效果如何，围绕循环系统疾病情况和特点询问既往史、家族史、个人史，针对循环系统疾病患者心理特点，询问心理社会状况，了解患者对疾病的认识和自我管理行为；体格检查部分注意生命体征、皮肤黏膜情况和心脏检查，不同的病理改变有不同的检查结果，有助于疾病的诊断，应仔细而全面进行体格检查；循环系统疾病辅助检查重点关注心电图、心肌损伤标志物、心导管和心脏超声检查等。

本章选取循环系统疾病中常见的急性心肌梗死、原发性高血压、心力衰竭等疾病编写案例，通过病史采集、入院评估及相关知识的运用，使学生掌握循环系统疾病的常见原因、临床特点、介入治疗、急救技术及整体护理。

（周秀玲）

第二节　急性心肌梗死

一、常见症状和体征评估

急性心肌梗死（AMI）简称急性心梗，由于冠状动脉急性、持续性缺血导致的心肌坏死，属急性冠脉综合征（ACS）的严重类型。本病病因是冠状动脉血栓形成、冠状动脉痉挛收缩、微血管栓塞导致急性或亚急性心肌供氧的减少和缺血加重，多在冠状动脉粥样硬化斑块破裂或糜烂基础上继发而产生。

1. 症状评估　半数以上患者在发病数天前出现前驱症状，表现为乏力、胸部不适、活动时心悸、气急、烦躁、心绞痛等。

（1）**疼痛**　疼痛多位于胸骨后、心前区或剑突下，向左肩及左臂内侧放射，呈剧烈胸痛伴有窒息感、大汗淋漓，持续时间长，休息及服用硝酸甘油不缓解。部分患者疼痛向腹部、背部、颈部及下颌部放射，常被误诊；少数患者无疼痛，直接表现为休克或急性心力衰竭。

（2）**心律失常**　出现在发病 1～2 天，以 24 小时内多见，见于 75%～95% 患者。各种心律失常，室性心律失常最多见。

（3）**发热**　由于坏死物质被吸收而引起发热，一般出现在疼痛后 24～48 小时，持续时间为一周，体温 38℃，一般不超过 39℃。

（4）**胃肠道症状**　反射性恶心、呕吐，上腹部胀痛。

（5）心力衰竭　主要是急性左心衰，表现为呼吸困难、咳嗽、发绀、烦躁等症状。严重者出现肺水肿，进而出现颈静脉怒张、肝大、水肿等右心衰表现。

（6）低血压和休克　低血压是由于剧烈疼痛、呕吐、血容量不足、心律失常导致。心肌坏死面积大于40%，心排血量急剧减少，可引发心源性休克。

2. 体征评估

（1）视诊　前胸左右对称，无异常隆起和凹陷。

（2）触诊　心尖搏动减弱。

（2）叩诊　心浊音界可正常，也可轻度至中度增大。

（3）听诊　心尖区第一心音减弱，可出现奔马律，可闻及心包摩擦音。

二、常用检查项目

（一）实验室检查

1. 白细胞检查　起病24～48小时后白细胞计数增高至（10～20）$\times 10^9$/L，中性粒细胞增多。

2. 红细胞沉降率　增快，心肌组织损伤及坏死所致。

3. 血清酶学检查　急性心肌梗死发病6～8小时，天门冬氨基转移酶（AST）开始增高，18～24小时达到高峰，可达到参考值4～10倍，3～5天恢复正常；当梗死范围扩大或发生新的梗死，AST会出现降低后再次升高。

4. 心肌酶和心肌蛋白检查

（1）血清肌酸激酶及其同工酶测定　①肌酸激酶（CK）：是急性心肌梗死早期诊断较敏感的指标，如果在病程中CK再次升高，表示有新的心肌梗死发生。②肌酸激酶同工酶（CK-MB）：早期诊断的敏感性高于总CK，当心肌继续梗死时，表现为持续升高，当CK-MB值降低又升高，说明原梗死部位扩展或有新的梗死出现，其增高程度能较准确地反映梗死的范围。③异型CK-MB：对诊断急性心肌梗死的灵敏度和特异性明显高于CK-MB。

（2）乳酸脱氢酶及其同工酶测定　①乳酸脱氢酶（LDH或LD）升高：比CK、CK-MB出现得晚，持续时间长。②LD同工酶升高：发病后LD1及LD2增高均早于总LD，其中LD1增高更早、更显著。

（3）心肌肌钙蛋白测定　肌钙蛋白I（cTnI）或T（cTnT）增高是诊断心梗的敏感指标。对心肌梗死的诊断、病情监测、疗效观察、预后评估具有较高的临床价值。

（4）肌红蛋白测定（Mb）　持续增高或反复波动，提示心肌梗死持续存在（或再发）或范围扩展。

（二）心电图及影像学检查

1. 心电图检查　包括动态性改变和特征性改变。

（1）动态性改变　①超急性期改变：表现为巨大高耸的T波或ST段抬高，不出现病理性 Q 波，此期为发病数分钟至数小时，仅有心肌缺血，为治疗的最佳时期，及时有效救治，可免于发生心肌梗死或心肌梗死范围缩小。②急性期改变：病理性 Q 波出现，T 波倒置逐渐加深，ST 段弓背上抬，此期为发病数小时至数天，出现大量心肌坏死。③亚急性期改变：ST 段抬高持续数日至两周左右，逐渐回到基线水平，T 波则变为平坦或倒置。④慢性期改变：数周至数个月后，T 波呈 V 型倒置，两支对称，波谷尖锐。

（2）特征性改变 ①ST 段抬高呈弓背向上型，在面向坏死区周围心肌损伤的导联上出现。②宽而深的 Q 波（病理性 Q 波），在面向透壁心肌坏死区的导联上出现。③ T 波倒置，在面向损伤区周围心肌缺血区的导联上出现。

2. 磁共振成像检查（MRI） MRI 能够清晰地显示心脏大血管的结构。对心肌梗死的诊断有较高价值。

3. 放射性核素显影检查 心肌灌注显像可以用于心肌梗死的诊断及预后评估。

三、患者评估

患者，女，60 岁。因"阵发性胸痛 10 年，再发 1 个月，加重 1 天"，于 2020 年 6 月 4 日 13 时 43 分入院。

现病史：患者于 10 年前无诱因出现阵发性胸闷，位于心前区，放射至左胸部，经含服硝酸甘油可缓解，上述症状反复发作。9 年前，无明显诱因，上述症状加重，患者就诊于某大学一院，行冠脉造影检查，提示冠脉血管狭窄，行经皮冠状动脉介入治疗（PCI），分两次共植入支架 6 枚，术后规律口服阿司匹林、氯吡格雷等药物，上述症状明显好转。1 个月前无明显诱因，上述症状再发，性质同前，自行含服硝酸甘油 1 片可缓解，但上述症状反复发作。1 天前，无明显诱因，上述症状加重，疼痛位于胸骨后，向左后背部放射，持续不缓解，含服硝酸甘油亦不缓解，为进一步明确诊断和中医药系统治疗，于 2020 年 6 月 4 日经门诊收入住院。

既往史：平时健康状况较差，既往有高血压史 10 余年，血压最高可达 220/90mmHg；否认血脂异常；糖尿病史 25 年；糖尿病肾病病史 7 年，脑梗死病史 6 年；否认脑出血；否认肺结核、肝炎等传染病病史；否认手术外伤史；否认输血史；无食物过敏史；有曲马多药物过敏史。

体格检查：T36.2℃，P88 次 / 分，R18 次 / 分，BP141/82mmHg。神志清楚，发育正常，体型中等，营养良好，平车入院，慢性病面容，表情自然，被动体位，查体合作，精神尚可，呼吸平顺，言语流利，语声清晰。心尖搏动正常，无剑突下搏动，心前区无隆起，心脏相对浊音界正常。心音低钝，$A_2 > P_2$，未闻及病理性杂音，无心包摩擦音及心脏震颤。其余检查未见异常。

辅助检查：心电图检查结果显示窦性心律，ST-T 改变；B 型钠尿肽测定结果显示 N- 端脑利钠肽前体 > 35000pg/mL；血清酶、心肌酶检查结果显示肌红蛋白 > 600ng/mL，心肌肌钙蛋白 I15.55ng/mL，谷丙转氨酶 157IU/L，谷草转氨酶 205IU/L，谷氨酰转肽酶 115IU/L，乳酸脱氢酶 463IU/L，亮氨酸氨基转移酶 108U/L，腺苷脱氢酶 20.6U/L，肌酸激酶 1012IU/L，肌酸酶同工酶 130IU/L，甘油三酯 3.01mmol/L，载脂蛋白 B0.76g/L，高密度脂蛋白 0.75mmol/L，低密度脂蛋白 1.93mmol/L；糖化血红蛋白 6.1%；凝血酶原时间 38.1 秒，凝血酶时间 18.6 秒。

问题 1：写出该患者临床诊断及诊断依据。

临床诊断：急性心肌梗死。

诊断依据：患者阵发性胸痛 10 年，再发 1 个月，加重 1 天，胸骨后疼痛，向左后背部放射，持续不缓解，含服硝酸甘油不缓解。心电图有 ST-T 改变；肌红蛋白＞600ng/mL，心肌肌钙蛋白 I15.55ng/mL，肌酸激酶 1012 IU/L，肌酸激酶同工酶 130 IU/L。

问题 2：补充该患者的问诊内容。

健康评估的问诊有利于了解掌握日常生活状况和心理社会状况，为患者的护理评估提供资料，护士可以根据患者的心理状态生活习惯有针对性地制定护理计划、开展健康指导，补充问诊内容时应予以重视。

（1）基本资料　除了病历中姓名、性别和年龄外，补充职业、民族、文化程度、宗教信仰、家庭住址及电话号码、医疗费用支付方式、入院时间、入院方式、资料来源的可靠性及收集资料的时间等内容。本病例患者，无业，汉族，无宗教，平车推入病室，城镇基本医疗，资料来源本人，可靠。

（2）日常生活状况　休息与睡眠形态、日常生活活动与自理能力、个人嗜好等内容。本病例患者平素生活有规律，生活自理，有家人陪伴，不吸烟，不饮酒，无药物嗜好及吸毒史。

（3）个人史　患者出生于吉林省长春市，居住于长春市。否认疫水疫区接触史。适龄结婚，配偶健康状况良好，育有一子，健康状况良好。

（4）家族史　本病例患者否认家族遗传性病史。

（5）心理社会状况　评估患者精神心理状态，如面容表情、谈话连贯与否、语言组织等情况；评估有无焦虑、紧张、抑郁、悲观、失望、恐惧等心理表现，对疾病是否缺乏信心等。同时也要评估其家庭成员对患者的支持情况、家庭经济状况，以及所在社区医疗保健和服务情况。本病例患者高血压史 10 余年，糖尿病史 25 年，糖尿病肾病史 7年，脑梗死病史 6 年。由于长期患病，患者的日常生活受到影响，社会活动明显减少，患者易产生不良情绪等，家人照顾得较好，经常开导患者，现患者情绪稳定。

问题 3：写出该患者现存或潜在的护理诊断。

（1）疼痛　与心肌缺血坏死有关。

（2）躯体移动障碍　与左侧肢体活动不利有关。

（3）活动无耐力　与疾病导致氧气不足和耗氧量增加有关。

（4）焦虑　与病情反复较重、生活能力下降等有关。

（5）潜在并发症　心力衰竭、心律失常。

问题 4：写出该患者重点评估的内容。

（1）高血压　应评估既往维持血压水平及现有血压水平；评估目前是否有器官损伤及并发症，程度如何，是否影响现在的生活；评估引起血压高的原因。

（2）糖尿病　重点评估目前空腹血糖及餐前餐后血糖情况、饮食情况、体重有无变化、皮肤破损后愈合情况等。

（3）糖尿病肾病　重点评估患者血液透析情况；评估血压、体温、体重、水肿情况；评估是否出现病情加重，如血压显著升高、气促加剧、呼吸困难、发热、乏力、嗜睡等情况；评估营养状况，明确患者营养需求。

（4）脑梗死　评估有无意识障碍及其严重程度；评估有无饮水呛咳、吞咽困难；评估有无语言沟通障碍；评估有无肢体活动障碍和感觉障碍；评估有无步态不稳或出现不自主运动；评估四肢肌力、肌张力有无变化；评估有无肌肉萎缩或关节活动受限等情况。

问题5：写出该患者行冠状动脉造影术及经皮冠状动脉球囊扩张成形术术后观察评估重点内容。

（1）密切观察病情变化：监测体温，脉搏，呼吸，血压等生命体征；观察血氧饱和度；检测心率、心律；判断术后有无感染，有无再次出现心肌梗死等。

（2）观察穿刺部位情况：观察右侧桡动脉和右侧股动脉有无出血和血肿，加压包扎是否有效，观察有无渗血。

（3）观察肢体情况：观察双下肢及足背动脉的搏动情况；观察皮肤颜色、温度及感觉有无异常；观察行走有无疼痛或跛行，判断是否有下肢静脉血栓形成。

（4）观察有无再次胸痛、呼吸困难、咳嗽、咯血、晕厥、心悸、烦躁等肺栓塞症状，尽早发现尽早处理。

（5）观察有无出血倾向，如脑出血、胃出血等。

（6）观察是否出现心衰和心律失常等。

问题6：说出该患者健康教育内容。

（1）饮食指导　告诉患者进食不宜过饱，少食多餐，多吃蔬菜、水果和蛋白质；少盐、少糖、少脂肪、少淀粉。每日食盐摄入量应少于5g，不仅控制食盐、酱油、味精、鸡精等各种含钠调味料的摄入量，还要少进食咸菜、咸蛋、皮蛋、火腿等含钠高的腌制品。此外，冠心病患者平时应禁浓茶、咖啡、碳酸饮料，避免辛辣刺激及油炸食物。在烹调上，应选择清蒸、炖煮等用油少的烹饪方法。

（2）适度运动，控制体重　支架术后循序渐进进行活动，每次活动时间不宜过长，宜微微出汗为宜，注意劳逸结合。

（3）用药指导　支架手术后，常常需要服用抗栓药物。应每日一次口服抗栓药物（阿司匹林为首选药物）且坚持服用，所有冠心病患者没有禁忌证应该长期服用，氯吡格雷或替格瑞洛通常用到半年至1年。如果出现皮肤或胃肠道出血、疲乏无力等症状，应携带出院总结和所服用药物信息尽早去医院就诊。支架术后患者如接受其他治疗，需要停用所服用药物时，需要与心脏科医生商议后决定。

（4）心理指导　保持心态平和，避免情绪激动，积极与人交流排解不良情绪，可常听舒缓音乐，如《高山流水》《紫竹调》等乐曲。

（5）定期复查随访　①术后1个月、3个月、半年、1年时，复查血常规、血糖、血脂、肝肾功能、凝血功能、肌酸磷酸激酶（CPK）；心肌梗死患者还需复查心脏超声以了解心功能的恢复状况，复查 24 小时动态心电图以了解心律失常情况。②原有高血压、糖尿病和脑血管病的患者，更要重视原发病的治疗和定期检查。③术后半年左右复查冠状动脉造影，看植入体内支架形态是否正常、有无再狭窄、其他血管狭窄是否有加重等等。

问题 7：中医部分。

中医四诊评估内容：患者阵发性胸痛，气短，偶有夜间憋醒，怕冷，口干，乏力，大便干，睡眠不佳，无尿，舌质暗，苔白腻，脉沉细。

中医诊断：真心痛（阳气虚衰、心血瘀阻证）。

证候分析：患者素体阳气虚衰，胸阳不振，胸中宗气运转无力，气机痹阻，血行淤滞，则胸闷气短；阳虚生内寒，寒主收引凝滞，寒凝心脉，不通则痛，故胸痛，遇冷后心脉凝滞加重而见胸痛剧烈；血属阴，夜亦属阴，入夜后血行淤滞加重，故胸闷、胸痛入夜加重；阳气虚衰，人体失于温煦，则畏寒、怕冷；心血瘀阻，津失输布，故无尿口干，但体内津液本不匮乏，故这种口干特点是欲漱水不欲咽；阳气虚衰，推动无力，则便干难解；舌质暗、苔白腻、脉沉细为胸痹阳气虚衰、心血瘀阻证特有的舌脉表现。

治疗原则：益气温阳，活血通络。

方药：参附汤合血府逐瘀汤。

中医辨证施护：①生活调摄：保持病室环境安静，适寒温，慎起居，预防外感，减少不必要的活动，防止情绪激动。②饮食调摄：以清淡为原则，素食为主，适当增加含粗纤维的食品、如大麦、燕麦等，宜低脂、低胆固醇、低热量、高维生素、易消化的食物。本证饮食宜温热，可少饮米酒或低度葡萄酒，以温阳祛寒活络，或用少量干姜、川椒等调味品，以温运中阳；患者心血瘀阻，可给予萝卜、橘子、山楂、桃仁等行气活血之品，忌生冷、寒凉及刺激肥甘厚味食物，多吃水果及蔬菜，增加芹菜、糙米等膳食纤维食物的摄入，预防便秘。③中医适宜技术：以川芎、三七、丹参，水蛭、瓜蒌、薤白、檀香、桂枝各 10 g，研成细粉，用食醋调成膏状，穴位贴敷于虚里、膻中、心俞穴，每贴 2 天，4 天为 1 个疗程，疗程间隔 2 天，一般 2～3 个疗程，可通行阳气，鼓动心脉，活血化瘀，温经通络；穴位按摩，嘱患者取仰卧位，选内关、神门、心俞等穴，每穴每天按揉 3 分钟，持续 2～3 周，以缓解心痛症状。

（陈蕾　刘向荣）

第三节　原发性高血压

一、常见症状和体征评估

高血压是以动脉血压持续升高为特征的心血管综合征，可分为原发性高血压和继发性高血压。前者病因不明，通常简称为高血压，后者是由某些确定疾病或病因引起的血压升高，占高血压患者的 5%～10%。高血压是最常见的慢性病之一，也是心脑血管病最主要的危险因素，可导致脑卒中、心力衰竭及慢性肾脏病等主要并发症，严重影响患者的生存质量。随着人口老龄化、城镇化进程、生活方式和饮食结构的改变，我国高血压人群城乡患病率差别在缩小，但整体呈增长态势，估计每年新增加高血压患者一千万例。高血压的患病率随年龄增长而上升，同时应注意，目前高血压逐渐趋于年轻化，儿童和中青年高血压的患病率呈持续上升趋势。原发性高血压是在一定的遗传背景下由多种环境因素的交互作用，使正常血压调节机制失代偿所致。主要与遗传因素、环境因素（高盐饮食、精神应激）、吸烟、药物（避孕药、麻黄碱、肾上腺皮质激素等）和其他因素（体重超重）等有关。

1. 症状评估　原发性高血压通常起病缓慢，早期常无症状，可偶于体格检查时发现血压升高，少数患者则在发生心、脑、肾等并发症后才被发现。高血压患者可有头晕、头痛、颈项板紧、疲劳、心悸、耳鸣、头昏、头胀等症状，但并不一定与血压水平成正比。严重者可表现为气喘、呼吸困难、浮肿、视力障碍、恶心、呕吐、偏瘫、少尿、胸痛等并发症症状。但有典型症状者不多，很多高血压患者无症状，甚至收缩压高达 200mmHg 以上，临床无症状或症状轻微者也不少见。

（1）头晕　头晕为高血压最多见的症状，常在突然下蹲或起立时出现，有的患者表现为一过性，有的患者表现为持续性。头晕是患者的主要痛苦所在，其头部有持续性的沉闷不适感，严重影响正常思维和工作，对周围事物失去兴趣，当出现高血压危象或椎 - 基底动脉供血不足时，可出现与内耳眩晕症类似症状。

（2）头痛　头痛亦是高血压常见症状，多为持续性钝痛或搏动性胀痛，甚至有炸裂样剧痛。常在早晨睡醒时发生，起床活动或饭后逐渐减轻。疼痛部位多在额部两旁的太阳穴和枕部。

（3）烦躁、心悸、失眠　高血压患者性情多较急躁、遇事敏感，易激动，心悸、失眠较常见，失眠多为入睡困难或早醒、睡眠不实、噩梦纷纭、易惊醒。这与大脑皮层功能紊乱及自主神经功能失调有关。

（5）注意力不集中，记忆力减退　早期多不明显，但随着病情发展而逐渐加重，常成为促使患者就诊的原因之一，表现为注意力易分散，近期记忆减退，常很难记住近期的事情，而对过去的事如童年时代的事情却记忆犹新。

（6）肢体麻木　常见手指、足趾麻木或皮肤如蚁行感或项背肌肉紧张、酸痛，部分患者常感手指不灵活，一般经过适当治疗后可好转，但若肢体麻木较顽固，持续时间长，而且固定出现于某一肢体，并伴有肢体乏力、抽筋、跳痛时，应及时到医院就诊，预防中风发生。

（7）出血　较少见。由于高血压可致脑动脉硬化，使血管弹性减退，脆性增加，故容易破裂出血。其中以鼻出血多见，其次是结膜出血、眼底出血、脑出血等，据统计，在大量鼻出血的患者中，大约 80% 患高血压。

2. 体征评估　体征一般较少，应重点检查周围血管搏动、血管杂音、心脏杂音等项目。心脏听诊可闻及主动脉瓣区第二心音亢进、主动脉瓣区收缩期杂音或收缩早期喀喇音。少数患者在颈部或腹部可听到血管杂音，长期持续高血压可有左心室肥厚并可闻及第四心音。

二、常用检查项目

1. 24 小时动态血压监测 一般监测的时间为 24 小时，测压时间间隔为 15 ～ 30 分钟，白天和夜间的测压时间间隔宜相同。如仅作诊断评价亦可仅监测白天血压。动态血压监测提供 24 小时中白天和夜间各时间段血压的平均值和离散度，可较为客观和敏感地反映患者的实际血压水平，且可了解血压的变异性和昼夜变化节律性，估计靶器官损害与预后，比偶然测血压更为准确。

2. 血生化检查 可测血糖、血脂、血尿酸、血电解质等。高血压患者可伴有血清总胆固醇、三酰甘油（甘油三酯）、低密度脂蛋白胆固醇的增高和高密度脂蛋白胆固醇的降低，亦常有血糖增高和高尿酸血症，部分患者血浆肾素活性、血管紧张素 Ⅱ 的水平升高。

3. 尿常规和肾功能检查 轻度高血压尿常规和肾功能检查多无异常。高血压患者妊娠时，肾脏功能可受到明显影响，孕中、晚期可出现明显蛋白尿。肾浓缩功能受损时尿比重逐渐下降，肾实质受损到一定程度血尿素氮和肌酐开始升高、酚红排泄试验、尿素清除率，内生肌酐清除率等可低于正常。

4. 心电图 左心室肥厚时心电图可显示左心室肥大或兼有劳损，有时出现 P 波增宽、切凹、Pv1 终末电势负值增大等，可有心律失常如室性期前收缩、心房颤动等。

5. 超声心电图检查 超声心动图是诊断左心室肥厚最敏感、可靠的手段，室间隔和（或）左心室后壁厚度 >13mm 者为左心室肥厚。测量左心室重量指数，如男性 >134g/m²、女性 >110g/m² 为左心室肥厚。原发性高血压的左心室肥大多数为对称性，但有 1/3 左右以室间隔肥厚为主，室间隔肥厚常上端先出现，提示高血压最先影响的是左心室流出道，左心室肥厚早期虽然心脏收缩功能正常，但已有左心室舒张期顺应性减退，左心室流入道多普勒频谱 E 峰与 A 峰比例倒置。在出现左心衰后，超声心动图检查可发现左心室、左心房扩大，左室壁收缩活动减弱。

6. 眼底检查 视网膜中心动脉压增高，在病情发展的不同阶段可见下列的眼底变化：Ⅰ级：视网膜动脉痉挛变细；Ⅱ级：视网膜动脉硬化，动静脉交叉压迫；Ⅲ级：Ⅱ级加视网膜病变（眼底出血或棉絮状渗出）；Ⅳ级：Ⅲ级加视盘水肿。

三、患者评估

患者，男，60 岁，因"剧烈头痛，视物模糊，加重 2 天"于 2019 年 3 月 17 日由门诊拟"高血压"收入我院。

现病史：患者于 2 年前出现头痛、头晕，健忘等症状，血压 160/95mmHg，服用降压药后自觉上述症状缓解，2 天前出现剧烈头痛、视物模糊，血压 150/90mmHg，门诊以"高血压"收入我院。

既往史：平素身体健康状况一般，既往高血压病史 2 年，血压最高时可达 160/95mmHg，未规律口服苯磺酸左旋氨氯地平片，平素血压控制不详；否认糖尿病病史；否认高血脂病史；否认乙肝及肺结核等传染病史；无药物过敏史；无食物过敏史。

体格检查：T36.2℃，P68次/分，R18次/分，BP150/90mmHg，神志清醒，发育正常，体型中等，营养良好，步入病房，正常面容，自主体位，查体合作，语声清晰；皮肤、淋巴结检查未见异常；头、面、颈部检查未见异常；胸部及心血管检查未见异常；腹部、神经系统、脊柱、四肢检查未见异常。

辅助检查：血压150/90mmHg；心电图LV高电压，提示心肌肥厚，V4～V6 ST段水平下移0.1～0.2mV且T波倒置，但无动态改变；血糖：5.9mmol/L；血脂：总胆固醇4.8mmol/L、甘油三酯1.2mmol/L、低密度脂蛋白胆固醇2.7mmol/L。

问题1：写出该患者临床诊断及诊断依据。

临床诊断：高血压

诊断依据：患者为老年男性，2年前出现头痛、头晕、健忘等症状，血压160/95mmHg，服用降压药后上述症状缓解，2天前出现剧烈头痛、视物模糊；心电图示心肌肥厚，V4～V6 ST段水平下移0.1～0.2mV且T波倒置，血糖5.9mmol/L；总胆固醇4.8mmol/L、甘油三酯1.2mmol/L、低密度脂蛋白胆固醇2.7mmol/L。

问题2：补充该患者的问诊内容。

（1）基本资料 除了病历中性别和年龄外，补充姓名、职业、民族、籍贯、婚姻状况、文化程度、宗教信仰、家庭住址及电话号码、医疗费用支付方式、入院时间、入院诊断、入院类型、入院方式、资料来源的可靠性及收集资料的时间等内容。

（2）主诉 剧烈头痛，视物模糊，加重2天。

（3）现病史 本病例患者2年前无明显诱因出现头痛、头晕、健忘等症状，测量血压为160/95mmHg，服用降压药后自觉上述症状缓解，2天前出现剧烈头痛、视物模糊，于某三级甲等医院就诊，测量血压为150/90mmHg；心电图示LV高电压，提示心肌肥厚，V4～V6 ST段水平下移0.1～0.2mV且T波倒置，但无动态改变。

（4）日常生活状况 补充饮食情况（了解患者平时饮食习惯，每日摄入热量、钠盐、脂肪等情况、饮水情况）、排泄形态（了解排尿、排便次数、量、性状、颜色等）、休息与睡眠形态、日常生活活动与自理能力、个人嗜好（了解吸烟量及吸烟时间、饮酒量和饮酒时间，了解有无饮咖啡、浓茶习惯，了解有无药物嗜好）等内容。

（5）既往史 参考上述既往史。

（6）个人史 出生于九台区，有吸烟史30年、饮酒史20年，现已戒烟酒；否认疫水疫区接触史；预防接种史不详。

（7）家族史 补充患者兄弟姐妹及子女有无此病，有无与遗传有关的疾病。

（8）心理社会状况 由于视物模糊，可能影响患者的日常生活，社会活动明显减少，长期患病导致家人支持程度低，患者易产生不良情绪等。

问题3：写出该患者的现存或潜在的护理诊断。

（1）疼痛（头痛） 与高血压致脑血管痉挛有关。

（2）活动无耐力 与高血压致心功能减退有关。

（3）有受伤的危险 与头晕和视物模糊有关。

（4）知识缺乏 缺乏高血压相关知识。

（5）潜在并发症　高血压脑病、心力衰竭、肾衰竭、高血压急症、高血压危象。

问题 4：说出高血压患者的护理措施。

（1）休息与活动　合理安排休息与活动：①高血压初期可适当休息，保证充足的睡眠，根据年龄和身心状况选择合适的运动，如慢跑或步行、打太极拳、气功，不宜登高、提取重物和剧烈运动等。②保持病室安静，减少声光刺激，限制探视，护理操作动作要轻柔并集中进行，防止过多干扰患者。③避免受伤，如避免过多改变体位、活动场所光线暗、病室内有障碍物、地面滑和厕所无扶手等危险因素。

（2）饮食护理　合理膳食，均衡营养：①减少钠盐摄入：每日食盐量不超过 6g 为宜。②补充钙盐和钾盐：多吃新鲜蔬菜、水果、多饮牛奶。③减少脂肪摄入：控制在总热量的 25% 以下。④限制饮酒：饮酒量每日不可超过相当于 50g 乙醇的量。

（3）病情观察　定期检测血压，观察血压变化。密切观察并发症征象，一旦发现剧烈头痛、呕吐、烦躁不安、大汗、视力模糊、面色及神志改变和肢体运动障碍，立即报告医生并协助处理。

（4）用药护理　嘱患者遵医嘱应用降压药物，检测血压变化以判断疗效，密切观察药物不良反应。

用药注意事项：①应用降压药时不可随意增减药量，不能漏服、补服上次剂量或突然停药，以防血压过低或突然停药引发血压迅速升高。②应用降压药期间易出现直立性低血压，告知患者宜选择平静休息时服药，服药后继续休息一段时间再下床活动，起床或改变体位时动作不宜太快，洗澡水不宜过热，更不宜大量饮酒，下床活动时穿弹力袜，站立时间不宜过久，发生头晕时立即平卧，抬高下肢以增加回心血量和脑部供血，外出时有人陪伴。

（5）心理护理　了解患者的性格特征，指导患者学会自我调节，应用放松技术，如行为疗法、音乐治疗和缓慢呼吸等，以减轻精神压力，保持健康的心理状态。

（6）健康指导　向患者介绍高血压的有关知识和危害性，让患者了解控制血压的重要性和终身治疗的必要性，教会患者及家属正确测量血压的方法，指导患者建立健康积极的生活方式。①控制体重：可改善伴发的危险因素，增加降压药物疗效，可采取减少每天摄入热量及适量增加体力活动的方式控制体重。②合理膳食：控制钠盐摄入量，多食含钾丰富的水果和蔬菜（香蕉、橘子、大枣、油菜、香菇等），减少膳食中脂肪的摄入，适量补充优质蛋白质。③戒除不良嗜好：戒烟、戒酒或限制饮酒。④适当运动：每日适度运动，每次持续 30～60 分钟，以慢跑、散步、骑自行车、游泳、做体操、气功、太极等运动方式为宜，注意劳逸结合。⑤保持心态平和：适当调整工作和生活节奏，减轻精神压力，保持情绪稳定和良好心态。

问题 5：写出该患者可能出现的并发症及评估依据。

（1）高血压脑病　观察患者有无头痛，头痛的性质如何；观察有无烦躁、眩晕、心悸、气急、视物模糊；观察有无恶心呕吐；观察有无出现一过性失语偏瘫、偏身麻木、听力障碍等；观察有无精神错乱、水肿、无力和不适等。

（2）颅内出血　观察患者有无头痛、恶心、呕吐；观察有无言语不清；观察有无肢体偏瘫；观察有无意识障碍；观察有无呼吸困难等。

（3）心力衰竭　观察患者原有症状、体征是否加重；观察有无突发严重呼吸困难、咳嗽、咯血症状；观察有无活动后明显气促、乏力等症状。

（4）肾衰竭　观察有无恶心、呕吐、烦躁、乏力、嗜睡，以及昏迷、心悸、气促、贫血；观察尿量；观察有无上消化道出血。

（5）高血压急症　观察患者是否有血压明显升高造成的症状，如头痛、胸闷、鼻出血和烦躁不安等。

（6）高血压危象　观察是否有头痛、烦躁、眩晕、心悸、气急、视物模糊、恶心呕吐等症状，同时是否伴有动脉痉挛和累及靶器官缺血症状。

问题 6：中医部分。

中医四诊评估内容：患者视物成双，走路不稳，言语欠流利，吃饭及饮水偶有呛咳，无神识昏蒙，舌质暗；苔白腻，脉沉滑。

中医诊断：眩晕（痰浊上蒙）。

证候分析：眩晕病位在清窍，由于脑髓空虚，清窍失养，或痰火上扰，扰动清窍而发作，因情志、饮食所伤，以及失血、外伤、劳倦过度所致。眩晕分为虚实两种，虚证多因肝肾阴虚，肝风内动，气血亏虚，清窍失养；实证多因痰浊阻遏，升降失常，或痰火气逆，上犯清窍。眩晕的发病过程中，各种病因病机可以相互影响，相互转化，形成虚实夹杂。患者平素过食肥甘厚味，致使脾胃受伤，脾失运化，以致水谷不化精微，聚湿成痰，痰热互结，化痰成瘀，瘀血阻滞清阳上荣，则清阳不升，浊阴不降，脑失所养，则视物成双，言语欠流利，吃饭及饮水偶有呛咳；脉络空虚、风痰乘虚入中、气血痹阻则走路不稳；舌质暗、苔白腻、脉沉滑，皆为痰浊上蒙之象。

治疗原则：燥湿祛痰，健脾和胃。

方药：半夏白术天麻汤。

中医辨证施护：①生活调摄：劳逸适度、加强锻炼，以使血脉通畅。保持心情舒畅、稳定，避免七情内伤。发作时要卧床休息，闭目养神，尽量减少头部的转侧活动，特别是不宜突然转头或突然、剧烈的体位改变，平时避免做旋转动作，防止眩晕加重或昏仆。②饮食调摄：饮食宜少食肥甘厚味，切忌酗酒，以免酿痰生热。可食用白芥子粥祛风化痰通络，取白芥子 10g，大米 100g，将白芥子择净，放入锅中，加清水适量，浸泡 5 ～ 10 分钟后，水煎取汁，加大米煮粥，佐餐食用。每日 1 次，连服 2 ～ 3 日。③中医适宜技术：穴位按摩法，对呕吐痰涎者，可按揉双侧内关、合谷、足三里等穴止吐，或点揉两侧内关穴各 3 分钟，可有效缓解因颈源性眩晕引起的恶心、心慌症状，起到镇静安神的作用；搓搓耳郭，双手揉搓耳郭降压沟以助降压，即双手以拇指、食指分别捏双耳耳轮，食指在内，拇指在外，揉搓耳郭 8 ～ 16 次。

（闫力　张昕烨）

第四节 心力衰竭

心力衰竭（简称心衰），是由于心脏结构或功能异常导致心室充盈和（或）射血能力受损而引起的一组临床综合征，其主要表现是呼吸困难、乏力和水肿。心衰往往是在原有慢性心脏疾病的基础上逐渐出现心衰症状和体征。本节主要讨论风心病中二尖瓣病变合并心衰的病例。

一、常见症状和体征评估

心力衰竭是二尖瓣狭窄的主要并发症之一。二尖瓣狭窄引发的心力衰竭是由于左心房压力升高而导致肺静脉和肺毛细血管压力增高，出现明显的肺淤血，肺静脉压力增高导致肺动脉高压，增加右心室后负荷，引起右心室肥厚扩张，最终导致右心衰。

1. 症状评估　风湿热形成二尖瓣狭窄主要表现为肺淤血和右心衰症状，如呼吸困难、咳嗽、咯血、消化道症状等。

合并左心衰有以下症状。

（1）呼吸困难　劳力性呼吸困难为最早期最常见的症状，左心房压力增加，肺淤血加重所致；肺淤血达到一定程度，患者不能平卧，出现端坐呼吸。

（2）咳嗽、咳痰　咳嗽在夜间或劳动后发生，咳白色浆液性泡沫样痰，急性左心衰可出现粉红色泡沫样痰。

（3）咯血　肺淤血肺静脉高压，支气管静脉破裂，引发大咯血。

（4）疲乏无力、心悸、头晕　由于心排出量降低，组织器官血液灌注量不足，代偿性心率加快导致患者出现疲倦、乏力、头晕、心悸等症状。

（5）少尿和肾功能损害　左心衰导致肾血流量减少，而出现少尿。肾血流量长期慢性减少，导致血尿素氮和肌酐升高并出现肾功能不全症状。

如合并右心衰出现以下症状。

（1）消化道淤血症状　食欲不振、腹胀、恶心、呕吐等。

（2）呼吸困难　酸性代谢产物排出障碍，右心衰体循环淤血导致淤血性肝硬化、腹水从而导致或加重了呼吸困难。

2. 体征评估

（1）右心衰时　可见颈静脉怒张、肝颈静脉反流征阳性、肝脏肿大、下肢水肿；三尖瓣关闭不全反流性杂音等。

（2）左心衰时　肺部可闻及湿啰音，心率增快、奔马律等。

二、常用检查项目

1. 实验室检查

（1）利钠肽检测　是心衰诊断、患者管理、临床事件风险评估中的重要指标，临床上常用 B 型尿钠肽（BNP）和氨基酸末端脑钠肽前体（NT-proBNP）。未经治疗者若利钠肽正常可基本排除心衰，已接受治疗者利钠肽高则提示预后差。利钠肽特异性不高，因为其他疾病也可引起利钠肽升高，如心肌缺血、肺动脉栓塞、肾功能不全、肝硬化、感染败血症等。

（2）肌钙蛋白检测　严重心衰或心衰失代偿期，患者的肌钙蛋白可有轻微升高，但心衰患者检测肌钙蛋白更重要的目的是明确是否存在急性冠状动脉综合征。肌钙蛋白升高，特别是同时伴有利钠肽升高，也是心衰预后的强预测因子。

（3）常规检查　接受药物治疗的心衰患者需要监测血常规、尿常规、肝肾功能、血糖、血脂、电解质等，对于老年及长期服用利尿剂、RAS抑制剂类药物的患者尤为重要。甲状腺功能亢进或减退均可导致心力衰竭，所以甲状腺功能检测也不容忽视。

2. 心电图及放射线检查

（1）心电图　心力衰竭并无特异性心电图表现，但能帮助判断心肌缺血，既往有无心肌梗死、传导阻滞及心律失常等。

（2）X线检查　是确诊左心衰、肺水肿的主要依据，有助于心衰与肺部疾病的鉴别，胸片可反映肺淤血。肺动脉压力增高可见右下肺动脉增宽，进一步出现间质性肺水肿可使肺野模糊，Kerley B线是在肺野外侧清晰可见的水平线状影，是肺小叶间隔内积液的表现，是慢性肺淤血的特征表现。急性肺水肿时肺门呈蝴蝶状，肺野可见大片融合的阴影。左心衰还可见胸腔积液和叶间胸膜增厚。

（3）超声心动图　是诊断心力衰竭最主要的检查，可更准确地评价各心腔大小变化及心脏结构和功能，方便快捷地评估心功能和判断病因。①收缩功能：以收缩末及舒张末的容量差计算左室射血分数（LVEF）作为心力衰竭的诊断指标，虽不够精确，但使用方便。②舒张功能：超声多普勒可显示心动周期中舒张早期与舒张晚期（心房收缩）心室充盈速度最大值之比（E/A），是临床上最实用判断舒张功能的方法，正常情况下E/A不应小于1.2，舒张功能不全时E/A降低。

3. 有创性血流动力学检查　急性重症心衰患者必要时采用床旁右心漂浮导管检查，可直接反映右心功能。

4. 心－肺运动试验　仅适用于慢性稳定性心衰患者，在评估心功能并判断心脏移植的可行性方面切实有效。

三、患者评估

患者，女，74岁。因"阵发性胸闷、气短、呼吸困难40余年，加重7天"，于2019年10月8日入院。

现病史：患者40余年前无明显诱因出现胸闷、气短、呼吸困难症状，持续不缓解，与进食、呼吸及体位无明显关系，就诊于当地医院，经检查诊断为"风湿性心脏病"，经对症治疗后症状好转。此后患者上述症状仍间断发作，服用"华法林片、地高辛片、琥珀酸美托洛尔缓释片"后上述症状略有好转。7天前感冒后上述症状再次出现，性质同前，但程度及持续时间均较前加重，为进一步诊治就诊于我院。

既往史：平素身体健康状况一般，二尖瓣狭窄伴关闭不全病史30年余；心房颤动病史 6 年；否认高血压、糖尿病等病史；否认脑梗死、脑出血等病史；否认肝炎、肺结核等病史；否认血脂异常；否认手术、外伤史，否认输血史；否认药物、食物过敏史。

体格检查：T36.5℃，P102 次 / 分，R21 次 / 分，BP135/85mmHg。神志清醒，发育正常，体型中等，营养良好，步入病房，表情自然，自主体位，查体合作。头颈部检查未见异常，胸廓正常，呼吸急促，肋间隙正常，听诊双肺呼吸音减弱，双肺可闻及呼气末哮鸣音，语音传导正常，心尖搏动正常，无剑突下搏动，心前区无隆起，心脏相对浊音界正常，心律不齐，心音强弱不等，未闻及病理性杂音，无心包摩擦感，未触及心脏震颤，其他检查未见异常。

辅助检查：NT-proBNIN- 端脑利钠肽前体 2081pg/mL；心电图显示快速型心房颤动伴差异性传导；心脏彩超示二尖瓣中度狭窄伴中度关闭不全，左房扩大，主动脉弹性减退，肺动脉内径增宽，三尖瓣及肺动脉瓣轻度反流，主动脉瓣轻度反流，左室收缩功能减低；肺 CT 示左肺上叶舌段、右肺下叶索条，心影增大，左心房为著，动脉粥样硬化。

问题 1：写出该患者临床诊断及诊断依据。

临床诊断：二尖瓣狭窄伴关闭不全、心力衰竭。

诊断依据：阵发性胸闷、气短、呼吸困难 40 余年，加重 7 天，胸闷，气短，呼吸困难，心悸，乏力，咳嗽，咳痰；二尖瓣狭窄伴关闭不全病史 30 年余，心房颤动病史 6 年；心律绝对不齐，心音强弱不等；NT-proBNP- 端脑利钠肽前体 2081pg/mL；心电图快速型心房颤动伴差异性传导；心脏彩超二尖瓣中度狭窄伴中度关闭不全，左房扩大，主动脉弹性减退，肺动脉内径增宽，三尖瓣及肺动脉瓣轻度反流，主动脉瓣轻度反流，左室收缩功能减低；肺 CT 左肺上叶舌段、右肺下叶索条，心影增大，左心房为著，动脉粥样硬化。

问题 2：补充该患者的问诊内容。

健康评估的问诊与医生的问诊结构有不同之处，其不同之处在于健康评估增加了日常生活状况和心理社会状况两部分，补充问诊内容时应予以重视。

（1）基本资料 除了病历中姓名、性别和年龄外，补充职业、民族、文化程度、宗教信仰、家庭住址及电话号码、医疗费用支付方式、入院时间、入院方式、资料来源的可靠性及收集资料的时间等内容。本病例患者，干部，汉族，无宗教，步行入院，省医保，资料来源本人，可靠。

（2）日常生活状况 补充饮食与营养状况、休息与睡眠形态、日常活动与自理能力、个人嗜好等内容。本病例患者平素饮食、生活较规律，每日户外散步，生活能自理，不吸烟、不饮酒，无药物嗜好及吸毒史。

（3）个人史 本病例患者出生于长春市，并久居长春市。否认疫水疫区接触史。适龄结婚，配偶健康状况良好，育有一子，健康状况良好。已绝经（具体绝经年龄不详）。

（4）家族史 补充患者兄弟姐妹及子女有无心脏病及其他与遗传有关的疾病。本病例患者否认家族遗传性疾病病史。

（5）心理社会状况 由于患病时间长，反复发作，严重时可影响患者的日常生活，社会活动明显减少，长期患病导致家人支持程度低，患者易产生不良情绪等。应注意评估患者有无烦躁、焦虑、恐惧等心理反应，有无抑郁、悲观情绪及对疾病治疗失去信心等。本病患者家庭和睦，家人支持理解关爱，患者本人性格开朗，充满正能量。

问题 3：写出该患者现存和潜在的并发症及观察要点。

（1）心房颤动　本病例患者心房颤动 6 年。观察要点：有无心悸、胸闷，心室率是否超过 150 次 / 分，是否有心律失常等。

（2）急性肺水肿　二尖瓣狭窄致左心房压力增高，使肺静脉和肺毛细血管压力升高，导致肺淤血；同时心房颤动，心脏舒张期缩短，心房收缩功能丧失、左心室充盈减少，导致心衰加重，出现急性肺水肿。观察要点：有无突发严重的呼吸困难，是否采取强迫体位，有无频繁咳嗽、咳粉红色泡沫样痰，血压是否持续下降，有无休克征象。

（3）血栓栓塞　左房扩大，主动脉弹性减退，主肺动脉内径增宽，三尖瓣、肺动脉瓣及主动脉瓣轻度反流，左室收缩功能减低，加之心房颤动，易导致附壁血栓脱落，发生血栓栓塞，是二尖瓣狭窄严重的并发症，以脑栓塞最常见。观察要点：是否出现肢体麻木、无力；有无偏瘫、失语、偏身感觉障碍、共济失调等。

（4）右心衰　二尖瓣狭窄引起特殊类型的心衰，因左心房压力增高，导致肺循环压力增高，引起明显的肺淤血和右心功能不全。右心衰是二尖瓣狭窄晚期并发症，也是致死的主要原因，约占 62%。观察要点：有无消化道症状，如腹胀、食欲不振、恶心、呕吐等，是否出现劳力性呼吸困难；身体低垂部位是否出现对称性凹陷性水肿或胸腔积液，颈静脉搏动是否增强，颈静脉是否出现充盈或怒张等。

（5）感染性心内膜炎　较少见。观察要点：观察有无发热及其热型。体温＜ 39℃，午后和晚间高呈弛张热。

问题 4：写出用药护理措施。

本病例显示，患者长期服用华法林片、地高辛片、琥珀酸美托洛尔缓释片、呋塞米等药物，其护理如下。

（1）华法林　用于防治血栓栓塞性疾病，可防止血栓形成与发展；是心肌梗死的辅助用药。其主要不良反应是出血，出血可出现任何部位。要认真观察患者在服药期间有没有出现皮肤瘀斑、牙龈出血、鼻衄、血尿、子宫出血、便血、伤口及溃疡处出血等，一旦出现上述症状立即通知医生并停药，观察出血情况，安抚患者，必要时配合医生进行抢救。

（2）地高辛片　洋地黄类药物，在应用过程中应警惕洋地黄中毒的发生。洋地黄中毒时出现室性期前收缩（多表现为二联律）、阵发性交界区心动过速、心房颤动、房室传导阻滞等心律失常；出现恶心、呕吐等胃肠道表现，以及视物模糊、黄视、绿视等神经系统症状。一旦出现洋地黄中毒，应立即停药；遵医嘱检测血钾，低血钾者给予补钾，停用排钾利尿药；纠正心律失常。

（3）琥珀酸美托洛尔缓释片　治疗高血压、冠心病、慢性心力衰竭、心律失常常用药之一。服药期间监测脉搏、血压，脉搏低于 40 次 / 分、平卧收缩压低于 100mmHg 时禁用；突然停药会使慢性心衰病情恶化，增加心梗和猝死的危险，指导患者逐渐减量，过程至少用两周时间。

（4）呋塞米片　用于充血性心力衰竭。用药期间监测体重，老年人应用本药，易发生低血压、电解质紊乱、血栓、肾功能损害，因此服药期间应注意监测血压、电解质，尤其是钾离子、凝血常规、肾功能。

问题 5：写出该患者现存或潜在的护理诊断。

（1）活动无耐力　与心排血量减少、乏氧有关。

（2）气体交换受损　与左心衰肺淤血有关。

（3）低效型呼吸形态　与气道阻塞、呼吸肌劳损有关。

（4）体液过多　与右心衰致体循环淤血、钠水潴留有关。

（5）潜在并发症　洋地黄中毒。

（6）知识缺乏　缺乏疾病相关知识。

（7）睡眠形态紊乱　与左心衰致夜间阵发性呼吸困难有关。

问题 6：写出该患者的健康指导内容。

（1）指导患者控制血压、血糖、血脂　治疗原发病，避免情绪激动、过度疲劳，避免诱发因素，如感染（尤其是呼吸道感染）。

（2）指导患者及家属正确的饮食护理　少食多餐，限制钠盐和脂肪的摄入，限制腌制或熏制品，如香肠、罐头等食品，进易消化、营养丰富的食物，烹饪多样化，每餐不宜过饱。控制液体入量，有利于减轻症状。

（3）指导正确的运动方法　根据心－肺运动试验结果指导合理、科学的运动，主要以有氧运动为主，根据运动过程检测结果，随时调整运动量。

（4）用药指导　告知患者所用药物的名称、剂量、用法、作用、注意事项及不良反应，教会患者掌握自我调整基本治疗药物的方法，服药过程中监测体重、血压、脉搏、呼吸、胃肠道症状、排便情况等，发现异常及时就诊；定期做电解质、肾功能等检查。

问题 7：中医部分。

中医四诊评估内容：患者胸闷，气短，呼吸困难，心悸，乏力，咳嗽咳痰，鼻流清涕，周身不适，舌质黯，苔薄白，脉结代。

中医诊断：胸痹（气虚血瘀证）。

证候分析：患者年老体衰，阴阳失调，五脏皆虚，日久损及心阳，心阳鼓动无力，血聚成瘀，心脉痹阻，发为胸痹。心血瘀阻，瘀血不去新血不生，心失所养则见胸闷；气虚宗气无力运转，不能贯心脉行气血，则心悸、气短、呼吸困难；气虚推动无力，则患者倦怠乏力，周身不适；气虚卫外不固，患者易于外感，感邪后肺失宣肃则咳嗽咳痰、鼻塞流涕；舌质黯、苔薄白、脉结代为本病证典型的舌脉表现。

治疗原则：益气养心，活血化瘀。

方药：血府逐瘀汤加减。

中医辨证施护：①生活调摄：保持病室环境安静，适寒温，慎起居，预防外感，病情缓解后适当活动，保证充足的睡眠。②饮食调摄：合理调整饮食，适当控制进食量。控制热量、脂肪、糖类及钠盐的摄入，少食多餐，禁食刺激性食物及烟酒、咖啡、浓茶等。多吃水果及蔬菜，增加芹菜、糙米等膳食纤维食物的摄入，预防便秘。③中医适宜技术：中药离子导入，选择手少阴心经、手厥阴心包经、足太阳膀胱经的背俞穴等，遵医嘱实施中药离子导入，每日1次，每次25分钟；砭石疗法，选取背俞、巨阙、内关、通里等穴位，将热砭石放置在胸前顺经络使用熨法可促进气血通畅；耳穴贴压，选取心、神门、交感、内分泌、肾等穴位埋籽，每穴留置2～3日，嘱患者每日自行按揉50～100次，以有痛感为度，两耳交替进行，10次为1个疗程。

（陈蕾　刘向荣）

第四章　消化系统疾病患者评估 ▷▷▷

第一节　概　述

消化系统疾病包括食管、胃、肠、肝、胆、胰等脏器的器质性和功能性疾病，其中消化性溃疡和病毒性肝炎后肝硬化是临床常见病，小肠疾病较少见，腹膜、肠系膜和网膜疾病最少见。据统计，胃肠病和肝病引起的疾病负担几乎占所有疾病的十分之一，在我国胃癌和肝癌分别是恶性肿瘤患者死因的第二位和第三位，大肠癌和胰腺癌的患病率近年也明显上升的趋势。随着社会发展、饮食结构、饮食习惯的改变等原因，消化系统疾病谱发生变化。以往未引起重视的胃食管反流病、功能性胃肠病，近年来逐渐增多受医学专家的高度重视，炎症性肠病、酒精性肝病及酒精性肝硬化近年在我国逐年增多，非酒精性脂肪肝也成为我国常见慢性肝病之一。

消化系统疾病按病变器官和病理生理分类：①按病变器官分类：分为食管疾病（胃食管反流病、食道癌等）、胃十二指肠疾病（胃炎、消化性溃疡、胃癌等）、小肠疾病（急性肠炎、肠结核、克罗恩病等）、结肠疾病（结肠炎、结肠癌等）、肝脏疾病（病毒性肝炎、各种肝病、各种病因引起的肝硬化、肝癌等）、胆道疾病（胆石症、胆囊炎、胆道蛔虫等）、胰腺疾病（胰腺炎、胰腺癌等）和腹膜肠系膜疾病（腹膜炎、肠系膜淋巴结结核等）。②按病理生理分类：消化吸收功能障碍、分泌异常（萎缩性胃炎、胰腺炎）、胃肠道转运异常（胃肠梗阻）、免疫调节异常（炎症性肠病、自身免疫性肝病）、炎症（病毒性肝炎）、代谢异常（非酒精性脂肪肝）、肿瘤和功能性疾病（肠易激综合征）等。

消化系统常用检查主要有内镜检查（胃镜与肠镜、胶囊内镜、小肠镜、经内镜逆行胆胰管造影术、超声内镜）、实验室检测（乙型肝炎病毒感染的诊断、幽门螺杆菌检测、肝功能评估）和影像检查（超声、CT、MRI）。

消化系统疾病的常见症状有厌食或食欲减退、恶心与呕吐、腹痛、灼热感或胃灼热、腹胀、腹泻、里急后重、便秘、呕血黑便、黄疸等，其他症状还包括嗳气、吞咽困难、腹部肿块等。消化系统体征有口腔溃疡和大关节炎（常提示炎症性肠病），蜘蛛痣、肝掌、肝病面容、黄疸、腹壁静脉曲张（提示有慢性肝病），肝大、腹水（肝硬化），压痛、反跳痛、腹肌强直（提示有急腹症），扑翼样震颤、踝阵挛（肝性脑病）等。

消化系统疾病的病史部分要注意询问起病情况，如起病缓急、起病时间、发病过程、病因和诱因等。饮食不规律、劳累、使用非甾体消炎药、幽门螺杆菌感染等可引起消化性溃疡，乙型肝炎病毒感染和长期酗酒可导致肝硬化，暴饮暴食和胆道疾病易引起急性胰腺炎。熟悉消化系统疾病的主要症状，重点询问主要症状及伴随症状的特点，如食欲减退程度，呕吐、腹泻的次数、量、性状、颜色、气味等。加强对主要症状和伴随症状的动态评估，了解病情变化，以治疗和护理提供依据。询问患者患病以来的就医过程，围绕消化系统疾病情况和特点询问既往史、家族史、个人史，针对消化系统疾病患者心理特点，询问心理社会状况，了解患者对疾病的认识和自我管理行为；体格检查部分注意生命体征、皮肤黏膜情况和腹部检查，包括有无肝病面容、蜘蛛痣、肝掌，有无急腹症体征，肝脾是否肿大，肠鸣音是否正常，有无腹部肿块及移动性浊音等，这些有助于疾病的诊断，应仔细而全面进行体格检查。

本章选取消化系统疾病中常见的消化性溃疡、肝硬化、急性胰腺炎、食道癌、腹泻等疾病编写案例，通过病史采集、入院评估及相关知识的运用，使学生掌握消化系统疾病的常见原因、临床特点、诊疗过程及整体护理，培养学生的临床思维能力。

（周秀玲）

第二节　消化性溃疡

一、常见症状和体征评估

消化性溃疡是指胃肠道黏膜被自身消化而形成的溃疡，可发生于食管、胃、十二指肠、胃－空肠吻合口附近以及含有胃黏膜的梅克尔（Meckel）憩室等，其中胃溃疡（GU）和十二指肠溃疡（DU）最为常见。本病是全球性常见病，可发生于任何年龄。全世界约有10%的人口一生中患过本病。临床上十二指肠溃疡比胃溃疡多见，两者之比约3∶1。十二指肠溃疡好发于青壮年，胃溃疡多见于中老年，后者发病高峰较前者约迟10年。本病男性发病较女性多，秋冬和冬春之交是本病的好发季节，发病主要与幽门螺杆菌感染和长期服用非甾体类抗炎药有关。

1. 症状评估

（1）腹痛　上腹部疼痛是本病的主要症状，表现为上腹部或剑突下烧灼痛、胀痛或钝痛，多数患者疼痛有慢性过程、反复或周期性发作、与进餐相关的节律性等特点。十二指肠溃疡表现为空腹痛（餐后3～4小时）、饥饿痛或午夜痛，进食或服用抗酸剂后可以缓解或停止；胃溃疡的疼痛多于进餐后0.5～1小时开始，持续1～2小时后逐渐消失，至下餐进食后再次出现疼痛，午夜痛也可发生，但较十二指肠溃疡少见，腹痛的节律性不如十二指肠溃疡明显。服用抗酸药物疗效不明显，常容易复发。

（2）其他　可表现为反酸、嗳气、恶心、呕吐、食欲减退等消化不良症状，也可有失眠、多汗、脉缓等自主神经功能失调表现。

2. 体征评估　溃疡活动期，局部有一固定的局限性轻压痛点，十二指肠溃疡压痛点在脐部偏右上方，胃溃疡压痛点位于剑突与脐间的正中线或略偏左。缓解期则无明显体征。

二、常用检查项目

1.胃镜及胃黏膜活组织检查　是确诊消化性溃疡的首选检查方法，可明确溃疡部位。

2.X线钡餐检查　适用于对胃镜检查有禁忌或不愿意接受胃镜检查者。检查时胃十二指肠溃疡部位显示周围光滑、整齐的龛影或十二指肠球部变形，对溃疡诊断有确诊价值。

3.幽门螺旋杆菌检测　是消化性溃疡的常规检查项目。可通过侵入性（快速尿素酶测定等）或非侵入性（^{13}C 或 ^{14}C 尿素呼气试验等）方法检测幽门螺杆菌。其中 ^{13}C 或 ^{14}C 尿素呼气试验测幽门螺杆菌感染敏感性及特异性均较高而无须做胃镜检查，常作为根除治疗后复查的首选方法。

4.粪便隐血试验　阳性提示溃疡有活动出血，如胃溃疡患者持续阳性，应怀疑有癌变的可能。

三、患者评估

患者，男，34 岁，因"胃部疼痛不适半个月，加重伴反酸胃灼热 2 天"于 2019 年 10 月 28 日收入我院。

现病史：半个月前，患者无明显诱因出现胃部疼痛不适、胃胀、恶心呕吐，未予治疗，2 天前进食后上述症状加重伴反酸胃灼热，今日为明确诊断和系统治疗，就诊于我院门诊。经门诊以"十二指肠球部溃疡，慢性浅表性胃炎"收入疗区。

既往史：平素身体健康状况一般；否认冠心病及高血压病等病史；发现血糖升高 6 个月，最高空腹血糖达 12mmol/L；否认血脂异常；否认脑梗死、脑出血等病史；否认肝炎、肺结核等传染病史；否认外伤史、手术史；无食物、药物过敏史。

体格检查：T36.5℃，P86 次 / 分，R20 次 / 分，BP110/79mmHg，神志清楚，发育正常，体型中等，营养良好，步入病房，正常面容，自主体位，查体合作，语言表达准确。腹部检查未见异常，肝脏、脾脏、胆囊未触及，墨菲征（Murphy）阴性，肾脏未触及，肝上界位于右锁骨中线第 6 肋间，移动性浊音阴性，双侧肾区无叩痛，双输尿管压痛点无明显压痛，肠鸣音正常、4 次 / 分、无气过水声，生理反射存在，病理反射未引出。

辅助检查：彩超显示空腹无潴留，饮用造影剂 400mL 后探查胃壁各层次欠清楚，黏膜层连续性好，黏膜层增厚、毛糙、回声增强，黏膜下层未见增厚，胃壁柔软蠕动正常，胃壁胃内无肿块。

问题 1：写出该患者的临床诊断及诊断依据。

临床诊断：十二指肠球部溃疡、慢性浅表性胃炎。

诊断依据：胃部疼痛不适半个月，加重伴反酸胃灼热 2 天，胃胀，恶心呕吐。胃肠彩超显示空腹无潴留，饮用造影剂 400mL 后探查胃壁各层次欠清楚，黏膜层连续性好，黏膜层增厚、毛糙、回声增强。

问题 2：补充该患者的问诊内容。

（1）基本资料　姓名：程某，性别：男，年龄：34 岁，职业：自由职业，民族：汉族，籍贯：吉林省长春市，婚姻状况：已婚，文化程度：高中，宗教信仰：无，家庭住址：吉林省长春市绿园区翔运街，电话号码：略，医疗费用支付方式：自费，入院时间：2019 年 4 月 28 日，入院诊断：慢性浅表性胃炎急性发作，入院类型：门诊转入，入院方式：步行，资料来源可靠程度：可靠。

（2）主诉　胃部疼痛不适半个月，加重伴反酸胃灼热 2 天。

（3）日常生活状况　饮食普食，食欲减退。排泄：大便 1 天 1 次，量少，性状正常。尿量颜色、气味正常。睡眠不佳。生活自理、喜欢户外运动、每天运动时间 2 小时。否认吸烟、饮酒及毒品史。

（4）既往史　同病历。

（5）个人史　生于原籍。无疫区居住史及传染病接触史。已婚，育有一女。

（6）家族史　妻子、子女健康。否认家族中有类似患者；否认家族遗传性疾病病史。

（7）心理社会状况　该患者性格内向不愿与外人过多交流，认为自己处事经验一般。现突然感觉胃部不适加重，对疾病认识不全面，担心预后，易产生焦虑恐惧心理。因患者为自费治疗，担心治疗费用过高，会给家庭带来负担，更加重焦虑不安情绪。

问题 3：写出患者现存或潜在的护理诊断。

（1）疼痛（腹痛）　与胃酸刺激溃疡面，引起化学炎症反应有关。

（2）焦虑　与担心疾病预后等因素有关。

（3）营养失调，低于机体需要量　与疼痛致摄入量减少及消化吸收障碍有关。

（4）潜在并发症　出血、穿孔、幽门梗阻、癌变等。

问题 4：写出该患者可能出现的并发症及评估依据。

（1）出血　当胃溃疡侵蚀周围或深处的血管时可发生不同程度的出血。临床上可以出现黑便、呕血，根据出血量及出血部位、出血速度不同，大便可呈沥青样、柏油状等，呕吐物多呈暗红色咖啡渣样，患者还可出现心慌、胸闷、头晕、冷汗，甚至休克。

（2）穿孔　急性穿孔时可出现剧烈腹痛、压痛、反跳痛，出现急性弥漫性腹膜炎的表现，严重时危及生命。

（3）幽门梗阻　一般表现为上腹部胀疼、餐后加重，呕吐后腹痛可以缓解，呕吐物多为隔夜宿食；严重呕吐可出现脱水及电解质紊乱，体重下降，营养不良。

（4）癌变　部分胃溃疡可以癌变，癌变率一般认为不超过 1%。患者年龄较大，出现腹痛不规律、持续黑便、体重下降、消瘦等情况，高度怀疑癌变的可能，应尽早做胃镜检查。

问题 5：写出该患者可能出现的并发症及其护理措施。

（1）出血　①缓解焦虑与恐惧：关心、安慰患者，及时为患者清理呕吐物，情绪紧张者，可适当给予镇静剂。②体位：取平卧位，卧床休息，有呕血者，头偏向一侧。③补充血容量：患者出现休克征象，立即建立多条畅通的静脉通路，快速输液、输血，必要时可行深静脉血管穿刺输液，开始输液时滴速宜快，待休克纠正后减慢输液速度。④止血护理：遵医嘱应用止血药物或给予冰生理盐水洗胃。⑤饮食护理：暂禁食，出血停止后，可进流质或无渣半流质饮食。⑥病情观察：严密观察血压、脉搏、尿量、中心静脉压和周围循环情况，并做好记录，观察有无鲜红色血液持续从胃管引出，以判断有无活动性出血和止血效果，若出血仍在继续，应及时报告医师，并配合做好急诊手术的术前准备。

（2）穿孔　①体位：伴有休克者采取上身及下肢各抬高 20° 的中凹卧位，生命体征平稳后改为半卧位，以利漏出的消化液积聚于盆腔最低位，减少毒素的吸收，同时也可降低腹壁张力和减轻疼痛。②禁食、胃肠减压：保持引流通畅和有效负压，注意观察和记录引流液的色、质和量。③静脉输液：记录出入液量，合理安排输液的种类和输液速度，以维持水、电解质和酸碱平衡，通过静脉途径提供患者所需营养物质。④预防和控制感染：遵医嘱合理使用抗生素。⑤观察病情：严密观察患者生命体征及腹部情况的变化，如腹膜刺激征、肠鸣音变化等，若病情不见好转反而加重者，应做好急诊手术准备。

（3）幽门梗阻　①营养支持：非完全性梗阻者可予以无渣半流质饮食，完全梗阻者禁食，以减少胃内容物潴留，根据医嘱静脉补充肠外营养液、输血或其他血制品，以纠正营养不良、贫血和低蛋白血症。②静脉输液：根据医嘱和电解质检测结果，合理安排输液种类和速度，纠正脱水和低钾低氯性碱中毒，密切观察和记录出入液量，及时调整输液种类和速度。③洗胃：完全梗阻者除持续胃肠减压排空胃内潴留物外，须做术前胃肠道准备，即术前 3 日，每晚用 300 ～ 500mL 温生理盐水洗胃，以减轻胃壁水肿和炎症、利于术后吻合口愈合。

（4）胃癌　①缓解焦虑与恐惧：患者对癌症及预后常有消极悲观情绪，鼓励患者表达自身感受，根据患者个体情况提供信息，向患者解释手术治疗的必要性，帮助患者消除悲观恐惧心理，增强对治疗的信心，还应鼓励家属和朋友关心和支持患者，使其能积极配合治疗和护理。②改善营养状况：伴有梗阻和出血的患者，术前常由于食欲减退、摄入不足、消耗增加，以及恶心、呕吐等导致营养状况欠佳，根据患者的饮食和生活习惯，制定合理食谱，给予高蛋白、高热量、高维生素、低脂肪、易消化和少渣的食物，对不能进食者，应遵医嘱予以静脉输液，补充足够的热量，必要时输血浆或全血，以改善患者的营养状况，提高其对手术的耐受性。③胃肠道准备：对有幽门梗阻的患者，在禁食的基础上，术前 3 日起每晚用温生理盐水洗胃，以减轻胃黏膜的水肿，术前 3 日给患者口服肠道不吸收的抗菌药物，必要时清洁肠道。

问题 6：写出该患者术前准备内容。

（1）心理护理　了解患者认知水平与心理状态，理解和关心患者，针对患者存在的心理问题进行心理护理，减轻患者的心理负担，消除不良情绪对疾病的负面影响，告诉患者疾病和治疗的相关知识及手术的必要性，解答患者提出的各种疑问，增加患者对疾病治疗的信心，使患者能积极主动配合治疗和护理。

（2）饮食护理　给予高蛋白、高热量、丰富维生素、易消化的饮食。术前 1 日进流质饮食，术前 12 小时禁食、禁水。

（3）术日晨留置胃管 防止麻醉及手术过程中出现呕吐或误吸，便于术中操作，减少手术时腹腔污染。

问题 7：中医部分。

中医四诊评估内容：患者脾胃虚弱，反酸，纳差，胃灼热，舌淡红，苔薄白，脉弦。

中医诊断：胃脘痛（肝郁脾虚证）。

证候分析：胃脘痛是由内外之邪横犯脾胃，胃膜受损，血败肉腐所致。外邪趁人体正气不足之机，内犯脾胃，邪迫于营，陷于肉理，日久不除，血败肉腐；内邪为饮食、情志及药物所伤。患者长期患病，脾胃呆滞，气机阻滞，营卫凝涩，逆于肉理，血败肉腐发为胃脘痛。胃脘部胀痛是营气逆于胃膜，胃膜受损，由于胃失和降，胃气上逆所致，病位在胃，而脾与胃相表里，脾失运化，胃失腐熟，瘀积内停于胃。肝与脾胃为木土相克的关系，木郁土壅，肝失疏泄则气机阻滞，肝气横逆犯中土，则时有打嗝、反酸、胃灼热，脾胃运化失常致胃腑失养，胃为阳明多气多血之经，胃脘痛久不复必伤气损阴，阴损阳必胜，阳胜必生内热，热伤阴津及血而成胃阴亏虚之患，表现为脾胃虚弱，不思饮食。舌淡红、苔薄白、脉弦均为肝郁脾虚之典型的舌脉表现。

治疗原则：疏肝健脾，和胃止痛。

方药：丹栀逍遥散加减。

中医辨证施护：①生活调摄：重视精神与饮食的调摄，五志过极与饮食不节常是本病反复发作的重要病因。进餐前应避免精神上的不良刺激，要专心细嚼慢咽，排除一切杂念。②饮食调摄：可食用疏肝解郁，理气止痛之品，如玫瑰花茶，可用玫瑰花 1g、白糖适量，以干玫瑰花和白糖同入保温杯中，沸水冲泡，加盖焖 15 分钟，代茶频饮，7 天为 1 个疗程。每天服食八宝粥，以健脾胃，芡实、薏苡仁、白扁豆、莲子肉、山药、红枣、桂圆、百合各 5g，加水适量，煎煮 40 分钟再加入淘净的大米 150g，继煮成粥。③中医适宜技术：中药塌渍，取醋延胡索、白屈菜、郁金各 20g，木香、炒川楝子、紫草各 10g，姜黄 15g，广金钱草 30g，上述诸药焙干共末，每日 2 次胃脘部塌渍。

（黄孝玲 张昕烨）

第三节 肝硬化

一、常见症状和体征评估

肝硬化（hepatic cirrhosis）是由一种或多种病因长期或反复作用形成的弥漫性肝损害，是各种慢性肝病进展至以肝脏弥漫性纤维化、假小叶、再生结节和肝内外血管增殖为特征的病理阶段。是消化系统的常见病，世界各国的年发病率为（25～400）/10万，我国的年发病率是 17/10 万，发病高峰年龄是 35～50 岁，男性多见，男女比例为（3.6～8）：1，出现并发症时死亡率高。导致肝硬化的病因有十余种，如肝炎病毒、免疫疾病、脂肪性肝病、胆汁淤积、药物、化学性毒物等，也有部分患者肝硬化的病因不明，称为隐源性肝硬化，我国目前以乙型肝炎病毒为主要病因，在欧美国家以丙型肝炎病毒和酒精为多见病因。

1. 症状评估　本病多起病隐匿，发展缓慢。临床上将肝硬化分为肝功能代偿期和失代偿期。

（1）代偿期　大部分患者无明显症状或症状较轻，可有乏力、食欲减退、消化不良、腹胀不适、恶心、腹泻等症状，其中以乏力、食欲减退为主要表现。症状多呈间歇性，常于劳累、精神紧张或伴发其他疾病而出现。

（2）失代偿期　症状明显，以肝功能减退和门静脉高压为主要临床表现。肝功能减退的症状主要包括消化系统症状、营养不良、黄疸、出血和贫血、内分泌失调等；门静脉高压的三大症状是脾大、侧支循环的建立和开放、腹水。

1）消化系统症状：食欲减退、恶心、厌食、进食后上腹饱胀、进食油腻肉食易引起腹泻等，其中食欲减退是最常见的症状。

2）营养不良：一般状况较差、消瘦、疲倦、乏力、精神不振等。

3）黄疸：皮肤、巩膜黄染，尿色深。

4）出血和贫血：常出现牙龈、鼻腔出血、皮肤黏膜淤点、淤斑、胃肠道出血。患者可有不同程度的贫血。

5）内分泌失调：男性患者出现乳房发育、性欲减退、睾丸萎缩等；女性患者出现月经失调、闭经、不孕等症状。部分患者出现肝掌和蜘蛛痣。患者面部和其他暴露部位皮肤出现色素沉着等。严重时患者可出现低血糖。

6）脾大：一般为轻、中度大，有时可为巨脾。上消化道出血时，可暂时缩小，出血停止并补足血容量后，脾脏再度增大。

7）侧支循环的建立和开放：可出现食管下段和胃底静脉曲张、腹壁静脉曲张和痔静脉曲张。食管下段和胃底曲张静脉破裂时，患者出现呕血、黑便、休克等症状；痔静脉曲张破裂时可出现便血症状。

8）腹水：是肝脏失代偿期最显著的症状之一，可突然或逐渐发生。

2. 体征评估

（1）视诊　面色晦暗黝黑（肝病面容）、无光泽，双颊有褐色色素沉着，皮肤、巩膜多有黄疸，面、颈、上胸部可见蜘蛛痣，可有肝掌，腹部膨隆，呈蛙腹，可见腹壁静脉曲张等。

（2）触诊　早期肝脏肿大，晚期体积缩小、质硬，表面不光滑呈结节状，边缘锐而不整齐，一般无压痛。失代偿期脾肋下可触及，质地较硬，腹部液波震颤阳性。

（3）叩诊　早期肝脏浊音界扩大，晚期肝脏浊音界缩小，腹部叩诊可出现移动性浊音阳性。

（4）听诊　门静脉高压时可在脐周或剑突下听到静脉嗡鸣音。

二、常用检查项目

1. 肝功能检查　有助于了解病情发展和肝脏的损害程度。常用的检查有血清酶学检查、胆红素代谢检查、血清蛋白质检查、血清总胆汁酸代谢检查、肝纤维化检查等。代偿期正常或轻度异常，失代偿期多有异常，可见转氨酶轻中度增高，血清总胆红素和结合胆红素增高，胆汁酸增高，血清总蛋白正常、降低或增高，清蛋白降低，而球蛋白增高，清蛋白/球蛋白比值减低或倒置。凝血酶原时间有不同程度增加。

2. 血常规检查　血常规检测白细胞、血红蛋白、血小板等，评估脾功能亢进的严重程度。肝硬化代偿期可无改变，肝硬化失代偿期可有不同程度贫血，脾功能亢进时，白细胞及血小板计数可减少。

3. 尿液检查　通过尿液检查判断肝硬化患者是否发生肾脏损害。尿液检查代偿期正常，失代偿期可有血尿、蛋白尿、管型尿。出现黄疸时，尿中胆红素可增加。

4. 影像学检查　X线检查主要用于判断是否存在食管胃底静脉曲张，有食管胃底静脉曲张者，可见食管胃底静脉出现虫蚀样或蚯蚓样静脉曲张变化。超声显像是评估肝硬化程度的重要参考，可显示肝脾大小、门静脉高压、腹水等情况。早期肝肿大，晚期萎缩，肝表面粗糙不均，肝实质回声显示增强，不规则，反射不均等改变。目前肝硬化患者的影像学检查主要是B超，如B超鉴别有困难，可考虑采用CT和磁共振成像（简称MRI）检查。

5. 内镜检查　上消化道内镜可直接观察食管及胃底静脉有无曲张及曲张的程度、范围，其准确率较X线高。对于并发上消化道出血者，内镜检查可以明确出血的原因和部位。腹腔镜检查可以直接观察肝脾情况。

6. 免疫功能检查　半数以上患者T淋巴细胞数低于正常，血清IgG显著增高，IgA和IgM也可升高。酒精性肝硬化时，IgA升高较明显；原发性胆汁性肝硬化时IgM升高较显著。可出现非特异性自身抗体，如抗核抗体（ANA）、抗平滑肌抗体（ASMA）、抗线粒体抗体（AMA）等。

7. 肝活组织检查　是肝硬化诊断最理想的金指标。本检查不仅有确诊的价值，而且可了解肝硬化的组织学类型、肝细胞损害和结缔组织的程度。

8. 病原学检查　我国肝硬化最常见病因是乙型肝炎病毒，所以病原学检查非常必要，包括乙肝抗原抗体两对半和乙肝病毒的脱氧核糖核酸（HBV–DNA）。该检查有利于诊断肝硬化的类型，有利于制定治疗与护理方案。

三、患者评估

患者刘某，男，56岁。因"间断右胁肋疼痛11年，加重1个月"，于2019年9月3日入院。

现病史：患者于11年前因长期饮酒后出现间断性右胁肋疼痛，未予以系统治疗，症状时轻时重。期间，于当地医院查乙肝、丙肝病毒标志物均阴性，肝功轻度改变；彩超检测示肝内脂肪沉积，胆囊壁不光滑；脾大；肝CT检查示脾大，诊断为"肝硬化、胆囊炎"，在当地某医院给予对症治疗（具体药物及用量不详），症状缓解后出院。1个月前再次饮酒后上述症状加重，并伴有乏力。为明确诊断及系统治疗，经门诊以"肝硬化"收入住院。

既往史：平时健康状况尚好；肝硬化病史 11 年；否认高血压、糖尿病、冠心病等病史；否认血脂异常；否认脑梗死、脑出血等病史；否认肝炎、肺结核等传染病史；否认手术、外伤史；否认输血史；有青霉素、头孢类药物过敏史；否认食物过敏史。

体格检查：T36.5℃，P86 次 / 分，R20 次 / 分，BP117/70mmHg。神志清醒，消瘦，自主体位，查体合作。全身皮肤黏膜完整，无水肿。全身淋巴结无肿大。头颈部检查无异常。胸部检查无异常。腹部外形平坦、对称，无腹壁静脉曲张，未见胃肠型，未见蠕动波，腹软，无液波震颤感，无振水音，腹部散在压痛，肝肋下未触及，脾肋下可触及大小约 2cm，胆囊未触及，Murphy 征阳性。肾脏未触及，肝上界位于右锁骨中线第 6 肋间，移动性浊音阴性，双侧肾区无叩痛，双侧输尿管压痛点无明显压痛。肠鸣音正常、闻及 4 次 / 分、无气过水声。双下肢检查无异常。

辅助检查：肝功示总胆红素 27.7μmol/L，间接胆红素 21.5μmol/L，谷丙转氨酶 60IU/L，谷草转氨酶 48IU/L，谷氨酰转肽酶 97IU/L，胆碱酯酶 3825U/L，亮氨酸氨基转移酶 93IU/L，总胆汁酸 33.0μmol/L，球蛋白 38.20g/L；消化系统彩超示肝被膜不光滑，肝实质弥漫性病变，胆囊壁欠光滑，脾大。电子胃镜示食管静脉曲张，慢性浅表性胃炎，幽门螺杆菌检测阳性。

问题 1：写出该患者临床诊断及诊断依据。

临床诊断：肝硬化（失代偿期）

诊断依据：右胁肋疼痛、乏力，脾肋下可触及大小约 2cm。总胆红素 27.7μmol/L，间接胆红素 21.5μmol/L，谷丙转氨酶 60IU/L，谷草转氨酶 48IU/L，谷氨酰转肽酶 97IU/L，胆碱酯酶 3825U/L，亮氨酸氨基转移酶 93IU/L，总胆汁酸 33.0μmol/L，球蛋白 38.20g/L；彩超可见肝被膜不光滑，肝实质弥漫性病变，脾大，电子胃镜可见食管静脉曲张。

问题 2：补充该患者的问诊内容。

（1）基本资料　除了病历中性别和年龄外，补充姓名、职业、民族、籍贯、婚姻状况、文化程度、宗教信仰、家庭住址及电话号码、医疗费用支付方式、入院时间、入院诊断、入院类型、入院方式、资料来源的可靠性及收集资料的时间等内容。

（2）主诉　间断右胁肋疼痛 11 年，加重 1 个月。

（3）现病史　本病多起病隐匿，发展缓慢，为了更有效地收集相关信息，询问以下几点：①起病情况及发病时间：询问起病开始时间，注意每次发作时的起病缓急，有无诱因等。②主要症状及其特点：询问右胁肋部疼痛的性质、持续时间、何时明显或缓解等。③伴随症状：询问有无发热、恶心、呕吐、腹胀、腹痛等。④诊疗经过与病情演变：询问首次起病后所采取的措施、病情变化情况（有无诱因、严重程度、有无新情况等）、每次就医情况（医院等级、诊断、主要治疗措施及其效果等）、用药情况及遵医行为。

本病例患者因饮酒而发作，本次病程约 1 个月，用药效果不佳，为寻求中西医系统治疗而入院；主要症状为右胁肋疼痛，间断性隐痛，伴乏力、纳差；入院后病情较稳定，无新的症状出现；检查过肝功能、消化系统彩超、胃镜等，用过药物（具体药物及用量不详）。

（4）日常生活状况　补充饮食情况（了解患者有无食欲减退、消化不良、恶心、厌食、腹胀等症状，是否有餐后症状加重的现象）、排泄形态（了解排尿的量、颜色有无异常，粪便的性状及颜色，有无荤食后易腹泻的症状）、休息与睡眠形态、日常生活活动与自理能力、个人嗜好（了解饮酒量和饮酒时间）等内容。

（5）既往史　参考上述既往史。

（6）个人史　否认疫区生活史，否认接触过肝炎患者；28岁结婚，婚后育有1女。

（7）家族史　父亲尚在，身体健康；母亲62岁去世，死因为肝癌；2个妹妹身体健康。

（8）心理社会状况　由于长期患病，对疾病治疗效果和预后不了解，患者长期处于焦虑状态，社会活动减少，爱发脾气。

问题3：写出该患者的现存或潜在的护理诊断。

（1）疼痛　与胆囊炎、肝细胞变性、坏死有关。

（2）营养失调，低于机体需要量　与肝功能减退、门静脉高压引起食欲减退有关。

（3）活动无耐力　与肝功能减退有关。

（4）潜在并发症　上消化道出血、肝性脑病、有感染的危险等。

问题4：该患者可能出现的并发症及评估依据。

（1）上消化道出血　观察患者原有症状、体征是否加重，有无呕吐，呕吐物的颜色，有无呕血、黑便，患者的面色是否苍白、有无头晕、口渴、四肢发冷、软弱无力、口唇发绀等症状，改变体位（站立）时是否产生晕厥。监测患者的生命体征，重点监测血压和脉搏，患者血压是否下降，脉压差是否缩小，脉搏是否出现异常，出现速脉和细脉，体温是否升高等。

（2）肝性脑病　观察患者有无性格改变和行为失常，如淡漠少言或欣快激动、衣冠不整、举止反常、睡眠倒错等；有无意识障碍的发生，如嗜睡、昏睡等；是否有扑翼样震颤（亦称肝震颤）；是否有明显的神经体征（如腱反射亢进、肌张力增高、Babinski征阳性等）；脑电图是否有异常波形。

问题5.说出出院健康指导的主要内容。

（1）心理护理　针对患者的心理问题做好心理调适，告知患者不要过多考虑病情，遇事要豁达，树立治疗信心，减轻心理压力，多与人沟通，保持心情舒畅、情绪稳定。

（2）休息与活动　代偿期患者可参加轻体力工作，不宜进行重体力活动和高强度体育锻炼，避免过度劳累，生活要有规律，保持足够的睡眠时间，失代偿期患者以卧床休息为主，视病情适量活动，活动要以不疲劳、不加重其他症状为宜。

（3）用药护理　避免滥用药物，以免用药不当加重肝脏负担和肝功能损伤。指导患者正确用药，让患者熟悉所用药物的名称、剂量、给药时间和方法等。教会患者观察药物疗效和不良反应。

（4）健康饮食　饮食指导做到既保证营养又遵守必要的饮食原则，以达到改善肝功能、延缓病情进展的目的。原则上给予高热量、高蛋白质（血氨升高时限制或禁食

蛋白质)、高维生素、清淡易消化的饮食。多食西红柿、柑橘等食物，避免粗纤维、坚硬、粗糙食物，进食时细嚼慢咽（避免损伤曲张静脉），少食多餐，限制钠和水的摄入。

（5）定期复诊　病情一有变化，及时就诊复查。

问题 6：中医部分。

中医四诊评估内容：患者胁痛、乏力、腹部可触及肿大的脾脏，胁痛，乏力，纳差，口干，小便黄，大便干，舌质暗，苔黄腻，脉滑略数。

中医诊断：积聚（湿热蕴结夹瘀证）。

证候分析：积聚以腹内结块，或胀或痛为主要临床表现的一类临床病证。积聚的关键是气滞、血瘀、痰结及正气亏虚，其中聚症以气机阻滞为主，以腹中气聚、攻窜胀痛为主，积证则气滞、血瘀、痰结三者都有，而以血瘀为主，以腹内结块、固定不移为主要临床表现。积聚病变部位根于腹部，本于气血，标于脏腑。具体而言，积为脏病，病属血分；聚为腑病，病属气分。患者胁痛、腹部有肿块，可辨病为积聚，患者平素嗜食肥甘厚味辛辣之品，酿生湿热，脾胃运化失常，湿热交争于肝胆，肝失疏泄，肝气郁结，不通则痛，故见胁痛，脾胃运化失司，正气亏虚，因脾主四肢肌肉，故见乏力、纳差；湿热熏蒸于上，则口干；湿热下注膀胱，故见小便黄；湿热下注大肠，热伤津液，故见大便干。疾病日久入络，导致气血运行不畅，而致血瘀之象。舌质暗、苔黄腻、脉滑略数，为湿热蕴结夹瘀证典型的舌脉表现。

治疗原则：利湿清热，健脾和中。

方药：六磨汤加半夏、陈皮、生姜。

中医辨证施护：①生活调摄：慎起居、避风寒、畅情志、禁烟酒。平时应注意锻炼身体，如有胃脘痛、胁痛、泄泻、便血等，应尽早检查治疗。②饮食调摄：饮食上应少食肥甘厚味及辛辣刺激之品，多食新鲜蔬菜，忌食油炸类食品。可服用茵陈粥疏肝解郁，利湿清热，取茵陈 30 ~ 60g，粳米 30 ~ 60g，白糖适量，茵陈洗净，加水 700mL 煎取汁，去渣，以汁入粳米煮粥，将熟时加白糖，稍煮即可，每日 3 次，5 日为 1 个疗程。③中医适宜技术：中药塌渍法，取丹参、当归、赤芍、红花各 10g，黄芪 50g，上述诸药焙干共末，每日 2 次肝区塌渍；灌肠法，对于食浊阻滞者可采用大承气汤加味，水煎后保留灌肠；外敷法，临床常用阿魏膏、水红花膏、化痞膏等消积止痛。

（迟晓华　张昕烨）

第四节　急性胰腺炎

一、常见症状和体征评估

急性胰腺炎（acute pancreatitis，AP）是指多种病因使胰酶在胰腺内被激活引起胰腺组织自身消化，从而导致水肿、出血甚至坏死的炎症反应。急性胰腺炎从病理上可分为急性水肿型和急性出血坏死型两型，急性水肿型约占急性胰腺炎的 90%。轻者以胰腺水肿为主，临床多见，病情常呈自限性，预后良好，称为轻症急性胰腺炎（MAP）；少数重者常继发感染、腹膜炎和休克等多种并发症，病死率高，称为重症急性胰腺炎（SAP）；临床表现介于 MAP 和 SAP 之间，在常规治疗基础上，器官衰竭可于 48 小时内恢复，称为中度重症急性胰腺炎（MSAP）。

本病见于任何年龄，多见于青壮年。引起急性胰腺炎的病因较多，主要与胆石症及胆道疾病（发病的主要原因）、酗酒及暴饮暴食、胰管阻塞、手术与创伤、内分泌与代谢障碍、感染（流行性腮腺炎、传染性单核细胞增多症）、药物（噻嗪类利尿药、糖皮质激素）等相关。

1. 症状评估 临床表现的轻重与病因、病理类型和治疗是否及时等因素有关。

（1）急性腹痛 为本病的主要表现和首发症状，常在暴饮暴食或酗酒后突然发生。疼痛剧烈而持续，呈钝痛、钻痛、绞痛或刀割样痛，可有阵发性加剧。腹痛常位于中左上腹，向腰背部呈带状放射，取弯腰抱膝位可减轻疼痛，一般胃肠解痉药无效。水肿型腹痛一般 3～5 天后缓解。坏死型腹部剧痛，持续较长，由于渗液扩散可引起全腹痛。极少数年老体弱患者腹痛轻微或无腹痛。

（2）恶心、呕吐及腹胀 起病后多出现频繁恶心、呕吐，呕吐物为胃内容物，重者可混有胆汁，甚至血液，呕吐后腹痛并不减轻，常同时伴有腹胀，甚至出现麻痹性肠梗阻。

（3）发热 多数患者有中度以上发热，一般持续 3～5 天。若持续发热 1 周以上并伴有白细胞升高，应考虑有胰腺脓肿或胆道炎症等继发感染。

（4）低血压或休克 常见于重症胰腺炎。患者出现烦躁不安、皮肤苍白、湿冷等，极少数患者可突然出现休克，甚至发生猝死。

（5）水、电解质及酸碱平衡紊乱 多有程度不等的脱水，呕吐频繁者可有代谢性碱中毒。重症者可有明显脱水和代谢性酸中毒，伴血钾、血镁、血钙降低。低钙血症引起手足抽搐，为预后不佳的表现。部分可有血糖增高，偶可发生糖尿病酮症酸中毒或高渗昏迷。

2. 体征评估

（1）视诊 轻症患者腹部多平坦，但出血坏死性患者可因肠麻痹而出现腹胀，并发胰腺囊肿或脓肿时，可有局限性隆起。重症胰腺炎患者，常呈急性病容，呼吸急促，下腹部皮肤出现大片青紫色瘀斑（Grey-Turner 征），脐周围皮肤青紫（Cullen 征）。

（2）触诊 压痛、反跳痛与肌紧张可因病变程度和部位不同而各异。一般情况下，多在上腹部有程度不同的压痛，具体压痛部位与病变部位有关。如病变在胰头者，压痛在右上腹；病变在胰尾者，压痛在左上腹；病变累及全胰腺者，全上腹有压痛。若出血坏死性胰腺炎腹腔渗液多时，常为全腹的压痛、反跳痛和腹肌紧张。

（3）叩诊 有肠胀气时，叩诊呈鼓音，若腹腔有渗液时，则叩诊呈浊音，并可测出移动性浊音。

（4）听诊 肠鸣音多减弱或消失，当出现肠麻痹时，可呈"安静腹"。

二、常用检查项目

1. 血象 白细胞计数增多，中性粒细胞明显增高，核左移。

2. 血、尿淀粉酶测定 血清淀粉酶一般在起病后 2～12 小时开始升高，48 小时后开始下降，持续 3～5 天。血清淀粉酶超过正常值 3 倍即可诊断。但淀粉酶的高低不一定反映病情轻重，出血坏死型胰腺炎血清淀粉酶值可正常或低于正常。尿淀粉酶升高较晚，在发病后 12～14 小时开始升高，下降缓慢，持续 1～2 周，但尿淀粉酶受患者尿量的影响。

3. 血清脂肪酶测定 血清脂肪酶常在病后 24～72 小时开始升高，持续 7～10 天，对病后就诊较晚的急性胰腺炎患者有诊断价值，且特异性也较高。

4. C 反应蛋白 在胰腺坏死时明显升高。

5. 其他生化检查 出血坏死性者可出现低钙血症及血糖升高。持久空腹血糖高于 10mmol/L，反映胰腺坏死，提示预后不良。血钙降低，其降低程度与临床严重程度平行，若低于 1.5mmol/L，则提示预后不良。急性胰腺炎时可出现高甘油三酯血症。

6. 影像学检查 腹部 X 线可见"哨兵袢"和"结肠切割征"，是胰腺炎的间接指征，X 线还可发现肠麻痹或麻痹性肠梗阻征象；腹部 B 超检查为常规初筛检查，腹部 CT 检查对鉴别水肿型和坏死型病变有重要价值，并可了解胰腺周围病变。

三、患者评估

患者齐某，女，50 岁，因"上腹部疼痛伴恶心、呕吐 1 天"于 2020 年 1 月 31 日，由门诊以"腹痛"收入院。

现病史： 患者自述 1 天前无明显诱因出现上部疼痛，以剑突下疼痛为主，呈阵发性钝痛，伴恶心、呕吐，呕吐为胃内容物，口服芬必得后未见明显好转，就诊于附近诊所静脉点滴抗生素（具体不详）及奥美拉唑，未见好转。为明确诊断来我院门诊就诊，经门诊收入住院。病程中饮食、睡眠欠佳，二便正常。

既往史： 糖尿病病史 2 年，口服二甲双胍治疗，未系统治疗及监测血糖；否认传染病史；否认吸烟史；否认饮酒史；否认药物嗜好；否认吸毒史；否认家族遗传性病史。

体格检查： T36.4℃，P87 次 / 分，R18 次 / 分，BP150/66mmHg，神志清醒，发育正常，体型中等，营养良好，步入病房，正常面容，自主体位，查体合作，语声清晰；皮肤、淋巴结检查未见异常；头、面、颈部检查未见异常；胸部检查未见异常；腹部外形正常，无腹壁静脉曲张，未见胃肠型，未见蠕动波，未见手术疤痕，腹部柔软，无液波震颤感，无振水音，腹部有压痛，以上腹部剑突下压痛为主，无反跳痛，腹部无肿块，肝脏、脾脏未触及，胆囊未触及，Murphy 征阴性，肾脏未触及，双输尿管压痛点无明显压痛，肝上界位于右锁骨中线第 5 肋间，移动性浊音阴性，双侧肾区无叩痛，肠鸣音正常，闻及 4 次 / 分，无气过水声。

辅助检查： 腹部 CT 示急性胰腺炎；尿常规示葡萄糖 +++；血常规示白细胞 $13.62×10^9$/L，中性粒细胞 81.94%；尿淀粉酶 244U/L；血淀粉酶 57U/L；脂肪酶

78U/L。

问题 1：写出该患者临床诊断及诊断依据。

临床诊断：急性胰腺炎。

诊断依据：上腹部疼痛伴恶心、呕吐 1 天，腹部有压痛，以上腹部剑突下压痛为主；腹部 CT 示急性胰腺炎；尿常规葡萄糖 +++；白细胞 13.62×10^9/L，中性粒细胞 81.94%；尿淀粉酶 244U/L；血淀粉酶 57U/L；脂肪酶 78U/L。

问题 2：补充该患者的问诊内容。

（1）基本资料 除了病历中性别和年龄外，补充姓名、职业、民族、籍贯、婚姻状况、文化程度、宗教信仰、家庭住址及电话号码、医疗费用支付方式、入院时间、入院诊断、入院类型、入院方式、资料来源的可靠性及收集资料的时间等内容。

（2）主诉 上腹部疼痛伴恶心、呕吐 1 天。

（3）现病史 为了更有效地收集相关信息，询问以下几点：①起病情况及发病时间：询问起病开始时间，注意每次发作时的起病缓急，有无诱因等。②主要症状及其特点：询问腹痛的性质、持续时间、何时明显、是否随体位改变等；了解呕吐物的量、颜色、性状、气味等。③伴随症状：询问有无发热、腹胀、脱水等。④诊疗经过与病情演变：询问首次起病后所采取的措施、病情变化情况（腹痛发作情况、发作诱因、严重程度、有无新情况等）、每次就医情况（诊断、主要治疗措施及其效果等）、用药情况及遵医行为。

本病例患者无明显诱因发作，本次病程约 2 天，用药效果不佳而入院；主要症状为上腹部疼痛，以剑突下疼痛为主，呈阵发性钝痛，伴恶心、呕吐，呕吐为胃内容物；入院后病情较稳定，无新的症状出现；检查腹部 CT、尿常规、血常规、血尿淀粉酶等，用过抗生素及奥美拉唑。

（4）日常生活状况 补充饮食情况（了解患者饮食习惯及进食情况，有无暴饮暴食、饮酒等情况）、排泄形态（了解大小便的次数、量、性状、颜色等）、休息与睡眠形态（了解发病后睡眠改变情况，如入睡有无困难、睡眠质量如何等）、日常生活活动与自理能力、个人嗜好（了解吸烟史、饮酒史、吸毒史及药物嗜好）等内容。

（5）既往史 参考上述既往史。

（6）个人史 原籍出生，已婚，育有一女，否认疫区居住史及传染病接触史。

（7）家族史 父母健在，身体状况良好；女儿身体健康，否认家族中有类似疾病，否认家族遗传性疾病。

（8）心理社会状况 面容较痛苦，情绪较急躁；无感知觉、记忆力、注意力障碍；对疾病的认识不全面，希望病情尽快好转；因急性发病，日常生活受到一定影响；自认为处理工作和日常生活能力较强，大多数事情自己能处理；对家庭和子女很满意；因市医保支付费用，家庭负担较轻。

问题 3：写出该患者的现存或潜在的护理诊断。

（1）疼痛 急性胰腺炎所致的胰腺组织水肿有关。

（2）体温过高 与胰腺炎症有关。

（3）有体液不足的危险　与禁食、呕吐、胰腺急性出血有关。

（4）恐惧　与剧烈腹痛有关。

（5）知识缺乏　缺乏本病的病因及预防疾病的知识。

（6）潜在并发症　假性囊肿、胰腺脓肿及多器官衰竭。

问题 4：写出本病例患者的护理措施。

（1）休息与体位　患者应绝对卧床休息（减轻胰腺负担，促进组织修复），协助患者取弯腰、前倾坐位或屈膝侧卧位，以减轻疼痛。疼痛剧烈烦躁时，应做好安全防护，防止发生意外损伤。病情缓解后方可遵医嘱指导其下床活动。

（2）饮食护理　①禁食和胃肠减压：轻症胰腺炎患者禁食和胃肠减压 3～5 日，疼痛减轻、发热消退、白细胞计数、血和尿淀粉酶降至正常后，可先给予少量无脂流质。②加强营养支持：及时补充水分和电解质，保证有效血容量，可采取全胃肠外营养或肠内营养方式，以加强肠道黏膜屏障，减少肠道感染。

（3）对症护理　腹痛、恶心、呕吐时给予相应的处理。疼痛剧烈时，可遵医嘱给予哌替啶（禁用吗啡）。发热时可进行物理降温或药物降温，并观察降温效果。做好口腔和皮肤护理。

（4）心理护理　关心安慰患者，及时解决患者的痛苦和护理要求，向患者和家属介绍本病的基本知识、治疗方法及效果，消除其紧张、恐惧的心理。

（5）健康指导　向患者及家属讲解胰腺炎的发病原因、诱发因素及疾病过程。指导患者建立良好的饮食习惯，避免暴饮暴食，避免食用刺激性强、产气多、高脂、高蛋白质食物。注意饮食卫生，戒除酗酒习惯。

问题 5：写出该患者可能出现的并发症及评估依据。

（1）假性囊肿和胰腺脓肿　观察患者原有症状、体征是否加重；观察疼痛部位、疼痛范围是否有变化；观察患者上腹部有无包块，包块形状、有无波动感、移动度如何、有无压痛；观察食欲是否正常，有无体重下降；观察有无有发热、黄疸；观察有无下肢水肿，有无压迫症状、胸痛、背痛，有无吞咽困难、颈静脉怒张等。

（2）多器官衰竭　观察患者体温、脉搏、呼吸、血压及神志有无变化；观察有无恶心、呕吐、头痛、头晕、烦躁、乏力、嗜睡，以及昏迷、心悸、气促、消瘦、贫血；观察尿量；观察有无发热、压痛、反跳痛、腹肌紧张；观察患者呼吸困难是否加重，口唇、指甲和舌是否明显发绀，是否出现精神神经症状，有无循环系统表现等。

问题 6：中医部分。

中医四诊评估内容：患者上腹部疼痛伴恶心、呕吐 1 天，以剑突下疼痛为主，呈阵发性钝痛，伴恶心、呕吐，呕吐为胃内容物，得温痛减，遇寒尤甚，口淡不渴，形寒肢冷，小便清长，大便溏泄，舌质淡红，苔白，脉沉紧。

中医诊断：腹痛（寒邪内阻）。

证候分析：腹痛涉及肝、胆、脾、肾、膀胱、大肠、小肠等多个脏器，脏腑气机不利，经脉气血阻滞，脏腑经络失养，邪气阻滞于腹中，经脉运行不畅，不通则痛。病因可分为外感寒邪、饮食不节、情志失调及阳气素虚，且相互兼夹，相互转化，互为因果，共同致病。患者上腹部疼痛伴恶心、呕吐 1 天，以剑突下疼痛为主，得温痛减，遇寒尤甚，为外感风寒，直中于腹，因而中焦气机不和，腑气通降不顺，发为腹痛拘急，疼痛暴作，痛无间断，坚满急痛；寒凝气滞，中阳被遏，故口淡不渴，形寒肢冷，小便清长，大便溏泄；寒气上逆，气机逆乱，气失所主，升降失常，不能敛降，故胸胁逆满，恶心、呕吐；舌质淡红、苔白、脉沉紧，为寒邪内阻的典型表现。

治疗原则：温里散寒，理气止痛。

方药：良附丸和正气天香散。

中医辨证施护：①生活调摄：寒痛者要注意保暖，注意冷暖变化，以防外邪入侵；养成良好的饮食习惯，不吃生冷食物，定时进餐，切忌暴饮暴食，饮酒过度，并注意饮食卫生；保持心情舒畅，避免情志刺激。若中年以上患者反复以作，迁延不愈，应定期检查，以防癌变。②饮食调摄：干姜良姜粥，取干姜 5g，高良姜 5g，大米 100g，红糖 15g，将干姜、高良姜切片，加水 500mL，与大米同煮粥，粥熟后去干姜、高良姜，再加入红糖至溶化，每日 2 次，7 日为 1 个疗程，可温中散寒，行气止痛。③中医适宜技术：穴位按摩法，取中脘、天枢、气海、胃俞、合谷、足三里等穴，每穴 1 ～ 2 分钟，以局部穴位透热为度，每日 2 次，7 日 1 个疗程；腹痛发作时，可指压内关、足三里等穴，直到得气后 5 ～ 10 分钟或疼痛缓解、基本消失为止。

（闫力　张昕烨）

第五节　食管癌

一、常见症状和体征评估

食管癌是一种常见的消化道恶性肿瘤，其发病率和死亡率各国差异很大。在我国，男性发病率高于女性，发病年龄多在 40 岁以上，以 60 ～ 64 岁年龄组发病率最高。

1. 症状评估

（1）早期　常无明显症状，吞咽粗硬食物时可能偶有不适，包括哽噎感，胸骨后烧灼样、针刺样或牵拉摩擦样疼痛。食物通过缓慢或停滞感、异物感。哽噎感、停滞感常通过饮水缓解或消失。上述症状时轻时重，进展缓慢。

（2）中晚期　进行性吞咽困难为典型症状，先是难咽干硬食物，进而只能进半流质、流质，最后滴水难进。随着肿瘤发展，食管癌可侵犯邻近器官或向远处转移，出现相应的晚期症状。肿瘤浸润肋间神经，可导致持续而严重的胸部或背部疼痛；癌肿侵犯气管、支气管可形成食管气管瘘或食管支气管瘘，出现吞咽水或食物时剧烈呛咳；食管高度阻塞可致胃内容物反流入呼吸道而引起呼吸系统感染；侵犯喉返神经可出现声音嘶哑；侵及大血管，特别是主动脉可致溃烂破裂，引起致死性大呕血。

2. 体征评估　早期无明显体征，患者逐渐消瘦、贫血、无力及营养不良。中晚期患者可触及锁骨上淋巴结肿大，严重者有腹水征。晚期患者出现恶病质状态或全身衰竭。若有肝、脑等脏器转移，可出现黄疸、腹水、昏迷等。

二、常用检查项目

1. 食管吞钡双重对比造影 早期可见食管皱襞紊乱、粗糙或有中断现象；小的充盈缺损；局限性管壁僵硬，蠕动中断；小龛影。中、晚期有明显的不规则狭窄和充盈缺损，病变段管壁僵硬。严重狭窄者近端食管扩张。

2. 内镜及超声内镜检查 食管纤维内镜检查可直视肿块部位、形态，并可钳取活组织作病理学检查。早期病变在内镜下肉眼难以区别时，可采用 0.5% ~ 2% 甲苯胺蓝或 3% ~ 5% 鲁哥氏（Lugol）碘液行食管黏膜染色。甲苯胺蓝使正常组织不染色而肿瘤组织着蓝色；而 Lugol 碘液使正常食管黏膜染成黑色或棕绿色，肿瘤组织不被碘染色而呈现黄色，这是上皮细胞糖原与碘的反应，肿瘤细胞内糖原被耗尽之故。超声内镜检查可用于判断肿瘤侵犯深度、食管周围组织及结构有无受累，以及局部淋巴结转移情况。

3. 放射性核素检查 利用某些亲肿瘤的核素，如 ^{32}磷、^{131}碘、^{67}镓、^{99m}锝等检查，对早期食管癌病变的发现有帮助。

4. 气管镜检查 肿瘤在隆嵴以上应行气管镜检查，同时应注意腹腔脏器及淋巴结有无肿瘤转移。

5. CT 胸、腹部 CT 能显示食管癌向管腔外扩展的范围及淋巴结转移情况，辅助判断能否手术切除。

6. 食管拉网 将带网的气囊导管置入胃内再充气拉出，对涮洗气囊获得的脱落细胞检查。该方法由我国发明，曾在食管癌普查中发挥重要作用。

三、患者评估

患者，男，47 岁，因"吞咽困难 2 个月，诊断食管癌 2 个月"于 2019 年 8 月 26 日由门诊以"食管恶性肿瘤"收入我院。

现病史：该患 2 个月前因吞咽困难于长春某医院诊断"食管鳞癌"，经各项检查，暂不适宜行手术治疗，遂行 2 周期化疗（紫杉醇＋顺铂），化疗过程中出现发热，伴有消化道反应，化疗后出现骨髓抑制、脱发。末次化疗时间 2019 年 8 月 3 日，化疗后乏力明显，现为明确诊断及中医辨证治疗，今日由门诊收入我疗区。病程中无意识障碍，无头晕、头痛，无腹胀腹痛，无周身骨痛，体重下降约 5kg。

既往史：平素健康状况良好；否认高血压、糖尿病、冠心病等病史；否认脑梗死、脑出血等病史；否认伤寒、肝炎、肺结核传染病史；否认手术外伤史；否认输血史。有造影剂过敏史，否认食物过敏史。

体格检查：T38.5 ℃，P72 次 / 分，R20 次 / 分，BP90/65mmHg，身高 170cm，体重 54kg，BS1.65m^2，KPS 80 分，NRS2002 2 分，NRS 0 分，CAPRINI 4，患者发育正常，营养中等，无异常面容，表情自如，自主体位，神志清楚，查体合作。全身浅表淋巴结无肿大。头颈部、胸廓、肺、心脏及血管、腹部、脊柱及四肢、神经系统检查未见异常。

辅助检查：胃镜检查示距贲门 3 ~ 4cm 处食管黏膜充血水肿，3 ~ 7cm 处见规则肿物突入食道，表面糜烂出血，肿物致食管腔狭窄，内镜勉强通过，肿瘤质脆易出血。组织病理示食管距门齿 2 ～ 7cm 处浸润性鳞状细胞癌。

问题 1：写出该患者的临床诊断及诊断依据。

诊断：食管恶性肿瘤。

诊断依据：乏力，吞咽困难，声音嘶哑，偶有胸部不适。胃镜检查结果距贲门 3 ～ 4cm 处食管黏膜充血水肿，3 ～ 7cm 处见规则肿物突入食道，表面糜烂出血，肿物致食管腔狭窄，内镜勉强通过，肿物质脆易出血。病理报告示浸润性鳞状细胞癌。

问题 2：补充该患者的问诊内容。

（1）基本资料 姓名：陈某，性别：男，年龄：47 岁，职业：无业人员，民族：汉族，籍贯：吉林省九台区，婚姻状况：离异，文化程度：初中，宗教信仰：无，家庭住址：吉林省九台区营城街，电话号码：略，医疗费用支付方式：自费，入院时间：2019 年 8 月 26 日，入院诊断：食管恶性肿瘤，入院类型：门诊，入院方式：步行，资料来源可靠程度：可靠。

（2）主诉 吞咽困难 2 月余，诊断食管癌 2 个月。

（3）日常生活状况 食欲减退，不能吃硬质的食物，饮水量减少，大便 1 天 1 次，量少，性状正常。尿量、颜色、气味正常。睡眠反复多梦。吸烟 30 年，平均 3 支 / 日，已戒烟 5 年。饮酒 30 年，以白酒为主，已戒酒 3 年。无其他不良嗜好，生活自理，进行少量活动。

（4）个人史 出生于吉林省九台区，长期居住于九台区。否认疫区居住史及传染病接触史，离异，有一子。

（6）家族史 否认家族中有类似患者。否认家族遗传性病史。儿子身体健康。

（7）心理社会状况 由于患有恶性肿瘤，患者处于绝望状态，日常生活受到严重影响，不愿与外界接触；对疾病认识不全面，认为患了癌症，没有办法治疗，但内心渴望能治好病，所以情绪不稳定；无固定生活来源，医疗费用自付，家庭负担重，担心因治疗费用耽误治疗；又因离异家人关心较少，加上对癌症的恐惧和担心疾病预后，患者处于过度焦虑状态。

问题 3：写出患者现存或潜在的护理诊断。

（1）营养失调，低于机体需要量 与进食减少或不能进食、消耗增加有关。

（2）体液不足 与吞咽困难、液体摄入不足有关。

（3）焦虑 与对癌症的恐惧和担心疾病预后等有关。

（4）潜在并发症 肺不张、肺炎、出血、吻合口瘘、乳糜胸等。

问题 4：写出患者可能出现的并发症及其护理措施。

（1）肺不张、肺炎 食管癌术后患者易发生呼吸困难、缺氧，并发肺不张、肺炎，甚至呼吸衰竭，主要与下列因素有关：开胸手术破坏了胸廓的完整性；肋间肌和膈肌切开，使肺的通气泵作用严重受损；术中对肺较长时间的挤压牵拉造成一定的损伤；术后迷走神经功能亢进，引起气管、支气管黏膜腺体分泌增多；食管 - 胃吻合术后，胃拉入胸腔，使肺受压，肺扩张受限；术后切口疼痛、虚弱致咳痰无力，尤其是颈、右胸、上腹三切口患者。护理措施包括：①密切观察呼吸型态、频率和节律，听诊双肺呼吸音是否清晰，有无缺氧征兆。②气管插管者，及时吸痰，保持气道通畅。③术后第 1 日每 1 ~ 2 小时鼓励患者深呼吸、吹气球、使用深呼吸训练器，促使肺膨胀。④痰多、咳痰无力的患者若出现呼吸浅快、发绀、呼吸音减弱等痰阻塞现象时，立即行鼻导管深部吸痰，必要时行纤维支气管镜吸痰或气管切开吸痰。

（2）出血 观察并记录引流液的性状和量。若引流量持续 2 小时都超过 4mL/（kg·h），伴血压下降、脉搏增快、躁动、出冷汗等低血容量表现，应考虑有活动性出血，及时报告医师，并做好再次开胸的准备。

（3）吻合口瘘 术后应密切观察患者有无呼吸困难、胸腔积液和全身中毒症状，如出现高热、寒战、甚至休克等临床表现，立即通知医师并配合处理。护理措施：①嘱患者立即禁食。②行胸腔闭式引流并进行常规护理。③遵医嘱予以抗感染治疗及营养支持。④严密观察生命体征，若出现休克症状，积极抗休克治疗。⑤需再次手术者，积极配合医师完善术前准备。

（4）乳糜胸 是食管、贲门癌术后比较严重的并发症，多因伤及胸导管所致，多发生在术后 2 ~ 10 日，少数患者可在 2 ~ 3 周后出现。术后早期由于禁食，乳糜液含脂肪甚少，胸腔闭式引流可为淡血性或淡黄色液，但量较多；恢复进食后，乳糜液漏出量增多，大量积聚在胸腔内，可压迫肺及纵隔并使之向健侧移位。由于乳糜液中 95% 以上是水，并含有大量脂肪、蛋白质、胆固醇、酶、抗体和电解质，若未及时治疗，可在短时期内造成全身消耗、衰竭而死亡，故须积极预防和及时处理。护理措施：①注意患者有无胸闷、气急、心悸，甚至血压下降。②若诊断成立，迅速处理，即置胸腔闭式引流，及时引流胸腔内乳糜液，使肺膨胀，可用负压持续吸引，以利胸膜形成粘连。③给予肠外营养支持。

问题 5：写出改善患者营养状况的适合术式及术后护理。

（1）适合术式 对于晚期食管癌不能根治或放射治疗并进食有困难的患者，可做姑息性减状手术，如胃或空肠造瘘术、食管腔内置管术、食管分流术等，以达到改善营养，延长生命的目的。

（2）术后护理

1）监测并记录生命体征：术后 2 ~ 3 小时内，严密监测患者的心率、血压以及呼吸频率、节律等生命体征的变化，待生命体征平稳后改为每 30 ~ 60 分钟测量 1 次，维持生命体征平稳。

2）饮食护理：①术后早期吻合口处于充血水肿期，需禁饮禁食 3 ~ 4 日，禁食期间持续胃肠减压，注意经静脉补充营养。②停止胃肠减压 24 小时后，若无呼吸困难、胸内剧痛、患侧呼吸音减弱及高热等吻合口瘘的症状时，可开始进食；先试饮少量水，术后 5 ~ 6 日可进全清流质，每 2 小时给 100mL，每日 6 次，术后 3 周患者若无特殊不适可进普食，但仍应注意少食多餐，细嚼慢咽，进食不宜过多、过快；避免进食生、冷、硬食物（包括质硬的药片和带骨刺的鱼肉类、花生、豆类等），以防后期吻合口瘘。③食管癌、贲门癌切除术后，胃液可反流至食管，致反酸、呕吐等症状，平卧时加重，应嘱患者进食后 2 小时内勿平卧，睡眠时将床头抬高。④食管 – 胃吻合术后患者，可由于胃拉入胸腔、肺受压而出现胸闷、进食后呼吸困难，建议患者少食多餐，1 ～ 2 个月后，症状多可缓解。

3）呼吸道护理：参考肺炎、肺不张护理措施。

4）胃肠道护理：①胃肠减压的护理：术后 3 ～ 4 日内持续胃肠减压，妥善固定胃管，防止脱出；严密观察引流液的量、性状及颜色并准确记录，术后 6 ～ 12 小时可从胃管内抽吸出少量血性液体或咖啡色液体（以后引流液颜色逐渐变浅），若引流出大量鲜血或血性液，患者出现烦躁、血压下降、脉搏增快、尿量减少等，应考虑吻合口出血，需立即通知医师并配合处理；经常挤压胃管，避免管腔堵塞，胃管不通畅者，可用少量生理盐水冲洗并及时回抽，避免胃扩张使吻合口张力增加而并发吻合口瘘；胃管脱出后应严密观察病情，不应盲目再插入，以免戳穿吻合口，造成吻合口瘘，待肛门排气、胃肠减压引流量减少后，拔除胃管。②结肠代食管（食管重建）术后护理：保持置于结肠袢内的减压管通畅；注意观察腹部体征，了解有无发生吻合口瘘、腹腔内出血或感染等，发现异常及时通知医师；若从减压管内吸出大量血性液体或呕吐大量咖啡样液体伴全身中毒症状，应考虑代食管的结肠袢坏死，需立即通知医师并配合抢救；结肠代食管后，因结肠逆蠕动，患者常嗅到粪便气味，需向患者解释原因，并指导其注意口腔卫生，一般此情况于半年后可逐步缓解。③胃造瘘术后的护理：观察造瘘管周围有无渗液或胃液漏出。由于胃液对皮肤刺激性较大，应及时更换渗湿的敷料，并在瘘口周围涂氧化锌软膏或置凡士林纱布保护皮肤，防止发生皮炎；妥善固定用于管饲的暂时性或永久性胃造瘘管，防止脱出或阻塞。

问题 6：写出下一步病情观察的重点。

除继续密切观察生命体征以外，还要警惕患者发热、出血情况。密切观察患者饮食，嘱患者切不可进食坚硬食物，以软质、流质饮食为主。观察患者体温状况，如若发现患者体温过高，应排除是否出现胃液或食管分泌物经吻合口瘘漏出的情况。观察患者大便情况，如果发现黑便，应排除是否存在发生肿瘤破裂情况。

问题 7：写出患者健康教育计划书。

（1）**疾病预防**　避免接触引起癌变的因素，如减少饮用水中亚硝胺及其他有害物质，防霉去毒；应用维 A 酸类化合物及维生素等药物，积极治疗食管癌上皮增生，避免过烫、过硬的食物等。

（2）**饮食指导**　指导合理的饮食，告知注意事项，预防并发症的发生。

（3）**活动与锻炼**　保证充分睡眠，劳逸结合，逐渐增加活动量。

（4）**复诊指导**　定期复查，遵医嘱坚持后续治疗，如若发生紧急情况，应及时就医。

问题 8：写出针对患者心理状况进行心理疏导的措施。

因癌症患者多有怀疑、否认、焦虑、恐惧等心理问题，在询问患者情况时，应注意询问的语气和态度，多关心和照顾患者，鼓励患者及时与家属沟通，根据患者心理状态，实施有效、耐心、细心的心理疏导，使患者树立战胜疾病痛苦的信心，给予患者更多的支持。由于患者受疾病的困扰，会有失眠等情况的发生，应为患者提供安静的环境，必要时可给予安眠、镇静、镇痛类药物。

问题 9：中医部分。

中医四诊评估内容：该患者大病久病化疗药损后，气虚乏力，吞咽困难，声音嘶哑，偶有胸部不适；胃不适，饮食欠佳，情志不遂，睡眠欠佳，舌暗红，苔白腻，脉弦。

中医诊断：癌病（气阴两虚证）。

证候分析：癌病是一种以阴虚、阳虚、气虚、血虚为基本病机的慢性虚衰性病证，常由多种疾病误治失治和病后失于调理转化所致。癌病之后，邪气过盛，脏气损伤，正气短时难以恢复，加之化疗药损，使阴精和气血受损，正气亏虚，日久而成虚劳，属全身性、慢性、消耗性疾病，常形成五脏亏虚，为内亏外损之候。内亏为脏腑不足，气血阴阳精津神皆损；外损为肌肉、筋骨皮毛皆损。气虚日久及阴，气虚无力行血，癌病的各种证候，均以出现一系列精力不足的症状为特征。患者周身失于濡养，运化不力，乏力，吞咽困难，声音嘶哑，胸部不适，为气虚；胃不适，饮食欠佳，为胃阴虚；情志不遂，为肝阴虚；睡眠欠佳，为心阴虚。诸虚协同作用，共损正气，正气难复，发为癌病。气虚运血无力，形成瘀血，为因虚致实。舌暗红、苔白腻、脉弦，均为一派气阴两虚夹瘀之象。

治疗原则：益气养阴化瘀。

方药：益胃汤加减。

中医辨证施护：①生活调摄：慎起居，适劳逸，舒情志，少忧烦。生活起居要有规律，要做到动静结合、劳逸适度。保持良好心态，避免一切不良精神刺激，以利气血调和，促进康复。宜开导劝慰患者调情志，少忧郁，勿恼怒，心平气和，豁达开朗，舒畅乐观，则有利于癌病的恢复。②饮食调摄：饮食软烂，富于营养，但不宜过于滋腻、散气，忌油腻黏滞、辛辣燥热之品。应细嚼慢咽，少食多餐。气虚者可适量食用补脾益肺之品，如山药、莲子、百合等；阴虚者可食用补虚养阴之品，如玉竹沙参焖老鸭，取玉竹 50g，沙参 50g，老鸭 1 只，葱、生姜、料酒、食盐各适量。将老鸭去毛杂和内脏，洗净，与玉竹、沙参同置砂锅内，加水适量，置于武火上烧沸，再用文火焖煮 1 小时以上，放入调料即可。佐餐食用，食鸭饮汤。每日 2 次，10 天为 1 个疗程。

（黄孝玲 张昕烨）

第六节 小儿腹泻

一、常见症状和体征评估

小儿腹泻又称腹泻病，是一组由多病原、多因素引起的以大便次数增多及大便性状改变为特点的消化道综合征。严重者可引起脱水和电解质紊乱，是我国婴幼儿最常见疾病之一，多见于 6 个月～2 岁婴幼儿，1 岁以内约占半数，是造成小儿营养不良、生长发育障碍的主要原因之一。一年四季均可发病，以夏秋季发病率最高。腹泻病根据病因分为感染性腹泻和非感染性腹泻；根据病程分为急性腹泻（病程在2周以内）、迁延性腹泻（病程在2周至2个月）、慢性腹泻（病程大于2个月）；根据病情分为轻型腹泻、重型腹泻。不同病因引起的腹泻常有相似的临床表现，同时又各具特点。

1. 症状评估

（1）腹泻　轻症腹泻，大便次数增多，一般每天在10次以内，每次大便量不多；重症腹泻，每日大便10余次至数十次，量多。迁延性腹泻和慢性腹泻，病情反复，大便次数不稳定。

（2）胃肠道症状　轻症腹泻，以胃肠道症状为主。可出现食欲不振，偶有溢奶或呕吐。重症腹泻，有较重的胃肠道症状，常有呕吐（严重者可吐咖啡样物）、腹痛、腹胀、食欲不振等。

（3）水、电解质、酸碱平衡紊乱症状　重症腹泻患儿，有脱水、代谢性酸中毒、低钾血症、低钙血症、低镁血症等。

（4）发热　重症腹泻患儿可有全身中毒症状，体温可达40℃，伴有烦躁不安、精神萎靡、嗜睡、昏迷、惊厥甚至休克等。部分患儿会有体温不升。

不同程度的腹泻患儿大便性状、量、颜色、气味有改变。轻症腹泻患儿大便稀薄或水样，颜色呈黄色或黄绿色，有酸味，常见白色或黄白色奶瓣和泡沫；重症腹泻患儿，大便多为黄绿色水样或蛋花汤样，可有少量黏液，少数患儿可有少量血便。迁延性腹泻和慢性腹泻，大便性质不稳定。

2. 体征评估　重症腹泻患儿出现水、电解质、酸碱平衡紊乱时有相应的体征，如不同程度、不同性质的脱水；呼吸频率、节律和深浅度改变；腹胀、抽搐等。

二、常用检查项目

1. 大便检查　肉眼观察大便性状、颜色等改变；大便镜检细菌、病毒等病原体。大便镜检无或偶见白细胞常为侵袭性细菌以外的病因所致；有较多白细胞常为各种侵袭性细菌感染所致。

2. 病原学检查　细菌性肠炎大便培养可检出致病菌；真菌性肠炎大便镜检可见真菌孢子和菌丝；病毒性肠炎（轮状病毒）可检出病毒抗原。

3. 血液检查

（1）血常规　细菌感染常有白细胞总数及中性粒细胞增高；病毒感染常有白细胞总数正常或降低及淋巴细胞增高；嗜酸性粒细胞增多常提示有寄生虫感染或过敏性病变。

（2）血生化　可有血清钾、钙降低，血钠浓度因脱水性质而异；血气分析常有酸碱失衡（代谢性酸中毒为主）。

三、患儿的评估

患儿，男，1岁，以"发热3天，腹泻1天"于2019年7月22日入院。

现病史：患儿入院前3天无明显诱因出现发热，呈不规则热，体温最高达40℃。家长自行给予"抗感颗粒、退热药"，口服治疗后患儿病情反复，遂就诊于长春市某医院门诊，根据相关理化检查结果，给予"苏清颗粒、回青散"口服治疗，"喜炎平、阿糖腺苷"静点治疗2天，患儿症状未见明显好转，并于1天前出现腹泻，大便稀薄呈水样，无肉眼脓血便，每日3～4次。于今日经门诊以"幼儿腹泻症"收入院，病程中呕吐1次，呈非喷射状，呕吐物为胃内容物，无皮肤皮疹，无腹痛，无抽搐昏迷。

既往史：患儿平素健康状况良好，否认麻疹、水痘、流行性腮腺炎、百日咳、肝炎、结核病等传染病病史，否认外伤手术史，否认输血史，已按计划进行预防接种，否认食物过敏史，否认药物过敏史。

体格检查：T38.5℃，P130次/分，R30次/分。神志清楚，发育正常，营养良好，精神状态稍差，全身皮肤黏膜弹性尚可，无皮疹，头颅大小正常，无畸形，后囟门已闭，前囟未闭大小约0.8cm×0.8cm，平坦无凹陷，眼睑无浮肿，出牙4颗，口腔黏膜正常，无口腔糜烂，咽部充血，扁桃体无肿大、表面无脓性分泌物，呼吸略急促，呼吸节律整齐，双肺呼吸音粗糙，未闻及干湿性啰音。腹壁皮肤弹性尚可，叩诊呈鼓音，无压痛、反跳痛及肌紧张，肠鸣音亢进约10次/分。肝脾未触及，生理反射存在，病理反射未引出。

辅助检查：血常规：白细胞$3.07×10^9$/L，中性粒细胞百分比22.12%，淋巴细胞百分比59.91%，单核细胞百分比16.01%，中性粒细胞计数$0.68×10^9$/L，红细胞$5.35×10^{12}$/L，血红蛋白129g/L，血小板$198×10^9$/L，全程全血C反应蛋白1.44mg/L。

问题1：写出该患儿临床诊断及诊断依据。

诊断：婴儿腹泻。

诊断依据：发热3天，腹泻1天。精神状态稍差，大便稀薄呈水样，每日3～4次。病程中呕吐1次，呈非喷射状，呕吐物为胃内容物。肠鸣音亢进约10次/分。全程全血C反应蛋白1.44mg/L。

问题2：补充该患儿的问诊内容。

健康评估的问诊与医生的问诊结构有不同之处，其不同之处在于健康评估增加了日常生活状况和心理社会状况两部分，补充问诊内容时应予以重视。

（1）基本资料　除了病历中性别和年龄外，补充姓名、民族、籍贯、家庭住址及电话号码、医疗费用支付方式、入院类型、入院方式、资料来源的可靠性及收集资料的时间等内容。

（2）主诉　发热3天，腹泻1天。

（3）现病史　①应该详细询问腹泻的病因：胃肠道炎症（可有病毒、细菌、真菌、寄生虫等引起）和中耳炎、肺炎、上呼吸道感染等均可引起腹泻；饮食因素（如喂养不当、牛奶过敏等）和气候因素（气候突然变冷、天气过热）也可致小儿腹泻，应予以重视。②重点询问每日大便次数、量、性状、颜色、气味等情况。③询问有无其他伴随症状，如是否出现脱水、低钾血症、代谢性酸中毒的症状。④询问发病以来病情变化情况等。

本病例患儿为1岁的人工喂养儿，具有腹泻易感因素，化验结果提示可能是感染性腹泻。患儿每天大便3～4次，排稀薄水样便。发病后患儿用了口服药和静点药物。

（4）日常生活状况　补充饮食情况（了解患儿有无食欲减退、营养不良等）、排泄形态（了解大便次数、量、性状、颜色等）、休息与睡眠形态等内容。本病例患儿食欲尚可，睡眠欠佳，小便黄，尿量正常。

（5）既往史　参考上述既往史。

（6）个人史　①出生史：第几产、第几胎、是否足月生产、是否顺产，出生时患儿 Apgar 评分情况，孕母有无异常等。②生长发育史：体格、大运动及精细运动的发育情况，以及语言、认知等方面的发育情况。本病例患儿足月顺产，出生时无自窒息抢救史，无黄疸病史，人工喂养，生长发育正常。

（7）家族史　补充有无与遗传有关的疾病。父母身体健康，否认家族性、遗传性病史。

（8）心理社会状况　家长对于疾病预后不清楚，会出现焦虑紧张的情绪。

问题 3：写出该患儿主要治疗原则。

（1）喂养宜定时定量，多饮温开水。

（2）抗感染治疗　需进一步确认病原体，选择适宜的治疗方案。未确定病原体前，依据现有临床表现，选择治疗方式。水样便腹泻患儿（约占 70%）多为病毒及非侵袭性细菌所致，一般不用抗生素，但如伴有明显中毒症状，应选用抗生素。黏液脓血便患儿（约占 30%）多为侵袭性细菌引起，应根据临床特点，针对病原菌经验性选用抗生素，再根据大便细菌培养和药敏试验结果进行调整。抗生素诱发性肠炎应立即停用原使用的抗生素，根据情况可选用万古霉素、新青霉素、抗真菌药物等。

（4）微生态疗法　有助于恢复肠道正常菌群的生态平衡，抵御病原菌侵袭，控制腹泻。常用双歧杆菌、嗜酸乳杆菌、粪链球菌等制剂。

（5）肠黏膜保护剂　能吸附病原体和毒素，维持肠黏膜的吸收和分泌功能，与肠道黏液糖蛋白相互作用可增强其屏障功能，阻止病原菌的侵袭。常用蒙脱石粉（思密达）。

（6）补充锌剂　世界卫生组织最近建议，对于急性腹泻患儿应给予口服元素锌，6 个月以上患儿每日 20mg，6 个月以下患儿每日 10mg，疗程 10 ～ 14 天。该患儿可以根据医嘱给予锌剂补充。

问题 4：写出该患儿现存或潜在的护理诊断。

（1）体液不足　与腹泻、呕吐致体液丢失过多和摄入不足有关。

（2）营养失调，低于机体需要量　与腹泻、呕吐丢失过多和摄入不足有关。

（3）体温过高　与肠道感染有关。

（4）有皮肤完整性受损的危险　与大便次数增多刺激臀部皮肤有关。

（5）知识缺乏　缺乏腹泻相关知识。

（6）潜在并发症　支气管肺炎、心肌损害等。

问题 5：写出该患儿主要病情观察内容。

（1）观察大便情况　观察并记录大便次数、量、颜色、性状，采集标本时注意取有黏液脓血的部分，及时送检。做好动态观察，为治疗和制定输液方案提供可靠依据。

（2）监测生命体征　观察呼吸、脉搏、血压、体温的变化及末梢循环情况，及早发现患儿病情变化，给予及时治疗。

（3）观察水电解质和酸碱平衡紊乱情况　观察脱水程度和性质，注意观察有无代谢性酸中毒、低钾血症及低钙等表现，如有及时通知医生并处理。

（4）观察有无呼吸困难　有无烦躁不安、面色苍白、乏力、呼吸及心率增快等。

问题 6：写出该患儿饮食护理的主要措施。

限制饮食过严或禁食过久易造成营养不良，并发酸中毒，影响生长发育，故应根据患儿病情，合理安排饮食，减轻胃肠道负担，恢复消化功能。若病毒性肠炎患儿多有双糖酶缺乏，对可疑病例暂停乳类喂养，改为豆制代乳品、发酵奶或去乳糖配方奶粉以减轻腹泻，缩短病程。给清淡易消化半流质食物，少量多餐，随着病情的稳定和好转逐渐过渡到正常饮食；腹泻停止后逐渐恢复营养丰富的饮食，并每日加餐 1 次，共 2 周，以满足生长发育的需要。

问题 7：中医部分。

中医四诊评估内容：患儿发热，腹胀，夜寐欠安，大便稀，不成形，无肉眼脓血便，每日 3～4 次，小便黄，尿量正常，舌红，苔黄腻，指纹紫滞，现于风关。

中医诊断：泄泻（湿热蕴脾）。

证候分析：患儿发病季节为夏季，夏季湿热当令，而脾为太阴湿土，喜燥恶湿，外来湿邪，最易困阻脾土，以致升降失调，清浊不分，水谷杂下而发生泄泻。湿热之邪蕴结，人体奋起抗邪，而见发热；脾为湿困，失于运化，则见腹胀，湿热下注大肠则见大便稀、不成形；湿热之邪下移膀胱煎灼津液，故见小便色黄；热扰心神，则见夜寐欠安。舌红、苔黄腻、指纹紫滞，均为湿热蕴脾证泄泻典型的舌脉表现。

治疗原则：清热利湿，健脾和胃。

方药：葛根黄芩黄连汤加减。

中医辨证施护：①生活调摄：保持病室清洁安静，温湿度适宜，保证患儿休息，减少能量消耗。②饮食调摄：根据患儿病情，合理安排饮食，减轻胃肠道负担，恢复消化功能。③中医适宜技术：五倍了 6g，用醋调成水糊状，贴敷于神阙穴以止泻；穴位按摩脾俞、中脘、天枢、足三里等穴以健脾和胃止泻。

（刘杰　刘向荣）

第五章　泌尿系统疾病患者评估 ▷▷▷▷

第一节　概　述

泌尿系统由肾脏、输尿管、膀胱、尿道及相关的血管、神经等组成，主要功能是滤过功能、重吸收和排泄功能、内分泌功能，形成和排泄尿液、调节内环境和水、电解质及酸碱平衡、调节血压、红细胞生成和骨骼生长等。泌尿系统疾病是我国临床常见病，特别是慢性肾脏疾病（CKD），我国患病率为 10% ～ 13%（成年人 10.8%），已成为继肿瘤、心脑血管疾病、糖尿病之后威胁人类健康的重要疾病，是全球性重要公共卫生问题之一。感染（咽炎、扁桃体炎）、不良生活方式（高盐、高脂、高蛋白饮食，长期憋尿，喝水少）和滥用药物（减肥药、多种抗生素、非甾体抗炎药等）是泌尿系统疾病主要相关因素，预防感染、改善不良生活方式、合理用药，可降低泌尿系统疾病的发生。

肾脏疾病常见综合征：①肾病综合征：表现为大量蛋白尿、低蛋白血症、不同程度水肿和（或）高脂血症，可分为原发性肾小球疾病（微小病变肾病、膜性肾病等）和继发性肾小球疾病（糖尿病肾病、狼疮肾炎）。②肾炎综合征：以肾小球源性血尿为主要特征，常伴有蛋白尿，可分为急性肾炎综合征、急进性肾炎综合征、慢性肾炎综合征。③无症状性血尿和（或）蛋白尿：有轻、中度蛋白尿和（或）血尿，不伴有水肿、高血压等明显症状。④急性肾损伤：各种原因引起的血肌酐在 48 小时内绝对值升高 ≥ 26.5μmol/L 或已知或推测在 7 天内较基础值升高 ≥ 50% 或尿量 < 0.5mL/（kg·h），持续超过 6 小时，急性肾衰竭是急性肾损伤的严重阶段。⑤慢性肾脏病：肾脏损伤或肾小球滤过率 < 60 mL/（min·1.73m²），时间 > 3 个月，慢性肾衰竭是慢性肾脏病的严重阶段。

泌尿系统疾病的常用检查有尿液检查（尿常规检查、尿相差显微镜检查、尿蛋白检测等）、肾功能检查（血清肌酐检测、估算的肾小球滤过率 eGFR、内生肌酐清除率、菊糖清除率和同位素测定）、影像学检查（超声、静脉尿路造影、肾血管造影、CT、MRI）和肾脏病理学检查等。

泌尿系统疾病的临床表现：①血尿：镜下血尿为肉眼观察无异常，新鲜尿离心沉渣检查每高倍视野红细胞超过 3 个，肉眼血尿表现为尿色加深、尿色发红或呈洗肉水样。②蛋白尿：表现为尿泡沫增多，尿蛋白定性试验阳性或尿蛋白定量超过 150mg/d。③水肿：肾性水肿多出现在组织疏松部位（如眼睑）、身体下垂部位（如脚踝和胫前部位），长期卧床者最易出现在骶尾部。④高血压：肾性高血压分为肾血管性和肾实质性两大类，前者主要由肾动脉主干及其分支狭窄所致，后者主要由各种肾小球及肾小管间质疾病所致。

泌尿系统疾病的病史部分要注意询问起病时间、缓急及有无诱因等。重点评估有无上呼吸道感染及皮肤感染，有无过敏性紫癜及红斑狼疮等病史，有无长期使用肾脏损害药物等。评估主要症状及伴随症状的特点，如血尿、蛋白尿、水肿和高血压的程度、发作频率、持续时间、加重或缓解因素等。加强对主要症状和伴随症状的动态评估，评估发病以来有无贫血、营养不良和骨折等情况出现。评估患者患病以来的就医过程，包括初始诊断、检查项目及结果、用药情况（药名、剂量、用法、时间、效果、不良反应等）及依从性（针对长期服药患者）等。围绕泌尿系统疾病情况和特点询问既往史、家族史、个人史，针对泌尿系统疾病患者心理特点，重点询问与现病史有关的既往史、遗传史和心理社会状况，了解患者的日常饮食习惯、对疾病的认识和自我管理行为；体格检查部分注意生命体征、营养状况、体重、皮肤颜色和水肿情况，包括有无颜面及眼睑水肿、胸腔积液或腹水、短期体重变化，有无皮肤黏膜苍白、皮肤色素沉着、尿素霜和抓痕，有无肾区叩击痛、输尿管压痛点及排尿情况等。这些有助于疾病的诊断，应仔细而全面进行体格检查。

本章选取泌尿系统疾病中常见的急性肾小球肾炎、肾病综合征、慢性肾衰竭、上尿路结石、前列腺增生等疾病编写案例，通过病史采集、入院评估及相关知识的运用，使学生掌握泌尿系统疾病的常见原因、临床特点、诊疗过程及整体护理。

（周秀玲）

第二节　急性肾小球肾炎

一、常见症状和体征评估

急性肾小球肾炎（AGN），简称急性肾炎，是指一组病因不一、临床表现为急性起病，多有前驱感染，血尿为主，伴不同程度蛋白尿，可有水肿、高血压，或肾功能不全等特点的肾小球疾病。多见于儿童和青少年，5～14 岁多见，男女之比为 2∶1。本病起病较急，病情轻重不一。轻者无明显临床症状，仅表现为镜下血尿及血清补体异常；典型者呈急性肾炎综合征表现，即水肿、血尿、高血压、蛋白尿及尿量减少；严重者疾病早期出现严重循环充血、高血压脑病、急性肾功能不全等。急性肾炎可分为急性链球菌感染后肾小球肾炎和非链球菌感染后肾小球肾炎。链球菌感染后肾小球肾炎（PSGN）常发生于 A 组 β – 溶血性链球菌"致肾炎菌株"引起的上呼吸道感染（多为扁桃体炎）或皮肤感染（多为脓疱疮），发病前常有前驱感染，潜伏期 1～3 周，平均 10 天，呼吸道感染引起者潜伏期较皮肤感染者短。非链球菌感染后肾小球肾炎与其他细菌、病毒和寄生虫感染等有关。本节主要介绍 PSGN。

1. 症状评估

（1）血尿　几乎所有患者均有肾小球源性血尿，可分为肉眼血尿或镜下血尿。约

30% 患者表现为肉眼血尿，尿色呈红色或洗肉水样，常为首发症状和患者就诊的原因。

（2）蛋白尿　绝大多数患者伴有轻至中度蛋白尿，少数患者呈大量蛋白尿，达到肾病综合征水平。

（3）水肿　80% 以上的患者表现为晨起眼睑水肿，可伴有双下肢水肿。

（4）高血压　80% 的患者可出现一过性的轻、中度高血压，严重高血压较少见。

（5）肾功能异常　部分肾小球肾炎早期可有一过性的氮质血症或急性肾损伤，表现为血肌酐轻度升高，常于 1 ～ 2 周后恢复正常。

2. 体征评估　轻症常无明显体征，咽部感染者可见咽红，扁桃体肿大。下肢水肿者指压后组织凹陷。

二、常用检查项目

1. 尿液检查　是早期发现和诊断急性肾小球肾炎疾病的重要线索，对 AGN 严重程度评价、疾病进展、预后及治疗等有重要意义。

（1）尿相差显微镜检查　是诊断和评价 AGN 严重程度的一项敏感指标。几乎所有患者均有镜下血尿，可见红细胞形态改变，如棘形红细胞或变异型红细胞。

（2）尿沉渣检查　常有白细胞管型、上皮细胞管型，还可见红细胞管型、颗粒管型等。尿蛋白多为 + ～ ++，少数患者可有大量蛋白尿。

2. 血清补体测定　发病初期补体 C3 及总补体（CH50）均明显下降，8 周内逐渐恢复正常水平。血清补体的动态变化是急性链球菌感染后肾小球肾炎的重要特征。

3. 抗链球菌溶血素"O"抗体（ASO）测定　ASO 滴度明显升高表明近期有链球菌感染。在咽部感染的患者中，90% ASO 滴度可高于 200U，多在链球菌感染后 2 ～ 3 周出现，3 ～ 5 周滴度达高峰而后逐渐下降，但早期应用青霉素后，滴度可不高。

4. 肾功能检查　包括肾小球滤过率功能检查和肾小管功能测定，其中肾小球滤过率是评价肾小球功能的指标，AGN 患者可有轻度肾小球滤过率降低，出现一过性血肌酐升高。

5. 肾穿刺活组织检查　有助于确定 AGN 的病理类型及病因的判断，对协助肾实质疾病的诊断、指导治疗及判断预后具有重要意义。

6. 其他　急性肾小球肾炎合并感染时，外周白细胞增高，中性粒细胞增高。

三、患者评估

患者张某，男，19 岁，因"肉眼血尿、眼睑及双下肢水肿 3 天"，于 2020 年 1 月 16 日入院。

现病史：患者于 3 天前无明显诱因出现肉眼血尿，眼睑及双下肢水肿，至长春市某医院就诊，自行口服消炎药（具体药名不详）。症状未见好转，遂于我院就诊，经门诊收入住院。

既往史：平素健康状况良好；否认高血压、糖尿病、冠心病等病史；否认脑梗死、脑出血等病史；否认伤寒、肝炎、肺结核传染病史；否认输血史；否认药物过敏史，食物过敏史；否认传染病病史。

体格检查：T36.2℃，P82次/分，R18次/分，BP137/72mmHg。神志清楚，发育正常，体型中等，营养良好，步入病房，正常面容，自主体位，查体合作。眼睑及双下肢水肿。其余检查未见异常。

辅助检查：血常规示白细胞9.82×10⁹/L，中性粒细胞计数7.16×10⁹/L，血小板压积0.32%。血脂、肾功能、电解质检查结果显示载脂蛋白B0.67g/L，血清肌酐120.9μmol/L，钙2.01mmol/L。尿常规显示红细胞计数965.3/μL，红细胞1101.8/HPF，隐血（+++）。彩超示右肾大小12.8cm×6.2cm、左肾大小13.9cm×7.8cm，双肾被膜光滑，皮质厚度正常，皮髓质界限清晰，集合系统结构紊乱，双肾盂肾盏未见扩张。

问题1：写出该患者临床诊断及诊断依据。

临床诊断：急性肾小球肾炎。

诊断依据：肉眼血尿、眼睑及双下肢水肿3天。尿常规示红细胞计数965.3个/μL，红细胞1101.8/HPF，隐血+++。彩超示右肾大小12.8cm×6.2cm、左肾大小13.9cm×7.8cm，集合系统结构紊乱。

问题2：补充该患者的问诊内容。

健康评估的问诊与医生的问诊结构有不同之处，其不同之处在于健康评估增加了日常生活状况和心理社会状况两部分，补充问诊内容时应予以重视。

（1）**基本资料** 除了病历中性别和年龄外，补充姓名、职业、民族、籍贯、婚姻状况、文化程度、宗教信仰、家庭住址及电话号码、医疗费用支付方式、入院时间、入院诊断、入院类型、入院方式、资料来源的可靠性及收集资料的时间等内容。

（2）**主诉** 肉眼血尿、眼睑及双下肢水肿3天。

（3）**现病史** 急性肾小球肾炎患者起病急骤，发病前常有前驱感染，为了更有效地收集相关信息，询问以下几点：①起病情况及发病时间：询问起病开始时间，注意有无反复咽炎、扁桃体炎等上呼吸道感染及皮肤脓疱疮等化脓性感染史等。②主要症状及其特点：应着重了解血尿、蛋白尿情况，观察血尿特点、有无尿量改变、有无水肿等症状。③伴随症状：询问是否有尿频、尿痛、尿急及排尿困难等，有无发热、胸闷、心悸、头晕、高血压等。④诊疗经过与病情演变：询问首次起病后所采取的措施、病情变化情况（了解诱因、严重程度、有无新情况等）、每次就医情况（了解诊断、主要治疗措施及其效果等）、用药情况（药物种类、剂量等）及遵医行为。

本病例患者起病急骤，无明显诱因发作，病程约3天，用药效果不佳而入院；主要症状为肉眼血尿、眼睑及双下肢水肿；入院后病情较稳定，无新的症状出现；检查过血常规、尿常规、血脂常规、肾脏彩超等，用过抗生素（具体不详）等。

（4）**日常生活状况** 患者平素饮食规律，睡眠、大小便均正常，活动自如。日常生活活动规律，工作不紧张，无过度劳累；平素注意个人卫生，经常更换内裤和清洗会阴部；无吸烟、饮酒。

（5）**既往史** 既往健康，无疾病史。

（6）**个人史** 未婚。

（7）家族史　父母身体健康。否认家族遗传病史。

（8）心理社会状况　本病需要患者多卧床休息，减少体力活动，可能影响患者的正常日常生活，因对疾病认识不全面，处于紧张、焦虑状态，希望病情尽快好转，恢复上学。

问题 3：写出该患者的现存或潜在的护理诊断。

（1）知识缺乏　缺乏本病的病因及疾病康复的知识。

（2）恐惧　与肉眼血尿有关。

（3）有皮肤完整性受损的危险　与皮肤组织水肿有关。

（4）潜在并发症　急性心衰、高血压脑病、急性肾损伤等。

问题 4：写出该患者评估的重点内容。

（1）血尿　评估重点为血尿性质、颜色及伴随症状等。①肉眼血尿通常呈洗肉水样，有时含有血凝块，尿液呈酸性或久置时可呈咖啡色、红棕色或茶色；尿液呈碱性时则呈鲜红色。②镜下血尿外观正常，显微镜检查红细胞＞3/HP。③观察血尿是持续性还是间歇性，发生时是否伴有其他症状，如伴有结石可出现肾绞痛，伴有尿路感染可出现尿路刺激征。

该患者的血尿为持续性、无症状性肉眼血尿，呈鲜红色。患者无明显伴随症状。为进一步观察病情，做好尿液标本的留取，最好留取清晨第一次尿，标本留取后立即送检。

（2）水肿　重点评估水肿程度、体重变化、24 小时出入量等：①评估水肿的部位、程度、进展情况，观察有无胸腔积液、腹水和心包积液等。②记录 24 小时出入量：记录每天饮食、水量、输液量、尿量等。③评估体重变化情况：测量体重可判断水肿情况，若体重突然增加 3kg 以上，可以肯定有水潴留。

（3）密切监测检查结果　密切观察尿常规、肾小球滤过率、血尿素氮、血肌酐、血浆蛋白、血清电解质等检查结果，判断病情发展趋势，以便及时预防病情恶化。

（4）密切观察生命体征　密切观察生命体征变化（尤其是血压的变化），以免出现高血压脑病等严重情况，一旦出现变化及时处理，预防并发症的发生。

问题 5：写出对该患者的护理措施。

（1）休息指导　休息对初期及缓解期的患者来说十分重要，利于疾病的康复。要告知患者急性期绝对卧床休息 2～3 周，待肉眼血尿消失、水肿消退后，方可逐步增加活动量。痊愈后可适当参加体育活动，但在 1～2 年内避免重体力劳动和劳累。

（2）饮食护理　应严格限制钠的摄入，一般每天盐的摄入量应低于 3g，病情好转，水肿消退后，可由低盐饮食逐渐转为正常饮食。

（3）皮肤护理　①评估皮肤情况：评估皮肤的颜色、弹性、温湿度及有无水肿、瘙痒，检查受压部位有无发红、水疱、感染、脱屑等。②注意衣被护理：衣被要柔软、宽松，经常更换衣物、床单，保持清洁、干燥。③皮肤避免损伤：水肿患者皮肤薄，易发生破损，需要协助患者做好皮肤清洁，清洗时勿过分用力，指导患者修剪指甲，以防皮肤瘙痒时抓破皮肤，造成感染，必要时按医嘱给予抗组胺类药物和止痒剂（如炉甘石洗剂）等。

（4）疾病知识指导　讲解本病的病因、治疗、康复方案及预后。讲解疾病与呼吸道感染或皮肤感染的关系，注意根据天气变化及时增减衣物，加强个人卫生，做好口腔和皮肤的清洁，预防上呼吸道或皮肤感染的发生。

问题 6：写出该患者可能出现的并发症及评估依据。

（1）循环充血　观察患者体重、尿量；观察原有症状、体征的变化；观察有无胸闷、气短、呼吸困难等症状；观察有无肝颈静脉回流征；听诊有无杂音等。如果患者出现尿量减少、体重增加，原有症状体征加重，有胸闷气短和呼吸困难，出现颈静脉怒张，闻及剑突下收缩期杂音，肝颈静脉回流征阳性，说明有循环充血。

（2）高血压脑病　观察患者生命体征（尤其血压）；观察患者神志、瞳孔、意识变化。如患者出现血压持续增高、头痛、躁动、谵妄、抽搐、昏迷等症状，球结膜充血水肿等表现，提示可能有高血压脑病。

（3）急性肾损伤　观察患者尿量、消化道症状，观察有无水、电解质、酸碱平衡紊乱。如患者出现少尿或无尿、食欲减退、恶心呕吐、腹胀，以及出现肺水肿表现、高钾血症表现、代谢性酸中毒等表现，说明出现急性肾损伤。

问题 7：中医部分。

中医四诊评估内容：患者腰酸痛，偶有心慌，小便有泡沫，色黄，舌淡，苔白腻，脉沉。

中医诊断：腰痛（肾虚腰痛）。

证候分析：腰为肾之府，肾主骨生髓，充养腰部，因肾之精气亏虚，骨髓不充，腰脊失养，故腰部酸软疼痛，绵绵不已；肾为水之下源，肾虚水饮不化，上凌心肺，则患者偶有心慌；肾气亏虚，精关不固，蛋白精微失守而下泄尿中，则见小便有泡沫。舌淡、苔白腻、脉沉，为肾虚腰痛证典型的舌脉表现。

治疗原则：补肾壮腰，益精填髓。

方药：大补元煎。

中医辨证施护：①生活调摄：病室环境安静，保证患者充足的休息，避免寒湿、湿热等外邪侵袭，平时注意腰部保暖，勿当风而卧，坐卧湿地，劳逸适度，节制房事，以免耗精伤肾。②饮食调摄：宜清淡易消化，忌油腻、辛辣及肥甘厚味之品，本证宜食用补肾之品，如核桃肉、山药、莲子、黑豆、芝麻等。偏阴虚者可多食滋阴之品，如冬虫夏草、甲鱼等；偏阳虚者可多食温阳补肾之品，如羊肉、大枣、花生等。③中医适宜技术：温和灸阿是穴、肾俞、命门、委中等，每穴灸 10～15 分钟，以皮肤局部充血红润为度；拔罐，取肾俞、关元、命门、太溪等，留罐，每次 10～15 分钟，每日 1 次。

（曲正平　刘向荣）

第三节 肾病综合征

一、常见症状和体征评估

肾病综合征（NS）指由各种肾脏疾病所致的，以大量蛋白尿（尿蛋白 > 3.5g/d）、低蛋白血症（血清蛋白 < 30g/L）、水肿、高脂血症为临床表现的一组综合征。分为原发性和继发性两大类。原发性 NS 常见的病理改变有微小病变型肾病、系膜增生性肾小球肾炎、局灶节段性肾小球硬化、膜性肾病及系膜毛细血管性肾小球肾炎等，其中儿童多为微小病变型肾病，青少年常见类型为系膜增生性肾小球肾炎等，中老年多为膜性肾病。继发性 NS 多继发于过敏性紫癜、系统性红斑狼疮、糖尿病等疾病，其中儿童多见于过敏性紫癜肾炎，青少年多见于系统性红斑狼疮肾炎，老年多见于糖尿病肾病。NS 的主要病理生理改变为大量蛋白尿、低蛋白血症、水肿和高脂血症，前两者为诊断的必备条件。

1. 症状评估 典型肾病综合征的主要症状为大量蛋白尿、低蛋白血症、水肿和高脂血症。

（1）大量蛋白尿 典型病例可有大量选择性蛋白尿（尿蛋白 > 3.5g/d），主要是肾小球滤过膜的分子屏障和电荷屏障作用受损致原尿中蛋白含量增多，明显超过近端肾小管回吸收能力时形成大量蛋白尿。高血压、高蛋白饮食或大量输注血浆蛋白等因素均可加重尿蛋白的排出。

（2）低蛋白血症 大量白蛋白从尿中丢失，肾小管分解蛋白超过肝脏合成蛋白时出现低蛋白血症，血浆清蛋白低于 30g/L。食欲减退、蛋白质摄入量不足、吸收不良或丢失，进一步加重低蛋白血症。长期大量的蛋白丢失会导致营养不良和发育迟缓。

（3）水肿 是肾病综合征最突出的临床表现，80% 患者出现不同程度的水肿，为疾病的初发症状，主要原因是低蛋白血症致胶体渗透压下降引起。水肿多出现在组织疏松部位（如眼睑）、身体下垂部位（脚踝和胫前部）。少数严重者可出现全身性水肿、胸腔、腹腔和心包积液。

（4）高脂血症 表现为高胆固醇血症和（或）高甘油三酯血症，可伴有低密度脂蛋白（LDL）、极低密度脂蛋白（VLDL）和脂蛋白 a 的升高，主要原因是肝脏脂蛋白的合成增加，外周组织利用及分解减少。

2. 体征评估

重度水肿时水肿部位皮肤发亮，甚至有液体渗出；下肢出现凹陷性水肿；胸腔积液者叩诊呈浊音或实音；有腹水者腹部移动性浊音阳性。

二、常用检查项目

1. 尿液检查 尿蛋白（+++），24 小时尿蛋白定量超过 3.5g。尿中有红细胞、颗粒管型等。

2. 血液检查 血浆清蛋白低于 30g/L，血中胆固醇、甘油三酯、低密度脂蛋白及极低密度脂蛋白均可增高，血 IgG 可降低。

3. 肾功能检查 血清肌酐、尿素氮可正常或升高。

4. 肾脏 B 超检查 双侧肾脏可正常或缩小。

5. 肾脏病理学检查 可明确肾脏疾病的病理类型，是病情评估、判断预后、指导治疗的依据。

三、患者评估

患者王某，男，18 岁，以"眼睑及双下肢水肿 4 个月，加重 10 余天"，于 2020 年 4 月 20 日入院。

现病史：患者 4 个月前无明显诱因出现眼睑及双下肢水肿，遂就诊于某大学第二医院查 24 小时尿蛋白定量 12.54g，血浆白蛋白 15.9g/L，诊断为"肾病综合征"，未予以系统治疗，自行口服利尿药（具体不详）对症治疗，后反复发作，病情逐渐加重，10 余天前患者无明显诱因出现眼睑及双下肢水肿加重，于某大学第二医院就诊，查 24 小时尿蛋白 19.3g。为中医系统治疗遂于到我院就诊，经门诊收入住院。

既往史：平素健康状况良好，否认高血压、糖尿病、冠心病等病史。否认脑梗死、脑出血等病史。否认手术及外伤史。否认输血史。否认药物过敏史，否认食物过敏史。否认传染病病史。

体格检查：T36.5C，P81 次 / 分，R14 次 / 分，BP121/80mmHg。神志清醒，发育正常，体型中等，营养良好，步入病房，正常面容，自主体位，查体合作，语声清晰。眼睑浮肿，腹部外形略膨隆，移动性浊音阳性。双下肢对称性水肿。其余检查未见异常。

辅助检查：血脂检查示总胆固醇 7.06mmol/L，甘油三酯 1.95mmol/L，载脂蛋白 A11.90g/L，载脂蛋白 B1 1.13g/L，高密度脂蛋白 1.93mmol/L，低密度脂蛋白 4.63mmol/L，脂蛋白（a）1792.0mg/L；前白蛋白 139mg/L，总蛋白 33g/L，白蛋白 13.7g/L，球蛋白 19.30g/L。

24 小时尿蛋白定量为 19.3g，24 小时尿量 850mL。

问题 1：写出该患者临床诊断及诊断依据。

临床诊断：肾病综合征

诊断依据：眼睑及双下肢水肿 4 个月，10 余天前无明显诱因出现眼睑及双下肢水肿加重，腹部外形略膨隆，移动性浊音阳性。总胆固醇 7.06 mmol/L，甘油三酯 1.95mmol/L，载脂蛋白 A1 1.90g/L，载脂蛋白 B1 1.13g/L，高密度脂蛋白 1.93 mmol/L，低密度脂蛋白 4.63mmol/L，脂蛋白（a）1792.0mg/L。前白蛋白 139 mg/L，总蛋白 33g/L，白蛋白 13.7g/L。24 小时尿总蛋白 19.3g，24 小时尿量 850m L。

问题 2：补充该患者的问诊内容。

（1）基本资料 除了病历中性别和年龄外，补充姓名、职业、民族、籍贯、婚姻状况、文化程度、宗教信仰、家庭住址及电话号码、医疗费用支付方式、入院时间、入院诊断、入院类型、入院方式、资料来源的可靠性及收集资料的时间等内容。

（2）主诉 眼睑及双下肢水肿 4 个月，加重 10 余天。

（3）现病史 NS 患者起病缓急与患者的病理类型有关，为了有效地收集相关信息，询问以下几点。①起病情况及发病时间：询问起病开始时间，急缓等。②主要症状及其特点：询问水肿部位、程度、性质、消长情况，以及有无胸闷、气促、腹胀及胸腔、腹腔、心包积液的表现等。③伴随症状：询问有无肉眼血尿、血压异常及尿量减少，有无呼吸道感染、皮肤感染和尿路感染的表现。④诊疗经过与病情演变：询问首次起病后所采取的措施、病情变化情况（发病诱因、水肿程度、有无新情况等）、每次就医情况（主要治疗措施及其效果等）、用药情况（利尿药、激素、细胞毒性药物的使用情况）及遵医行为。

本病例患者起病急，无明显诱因发作，本次病程约 10 天，用药效果不佳而入院；主要症状为眼睑及双下肢水肿；伴随症状为胸闷、气短、口干，时有头晕，怕冷；入院后病情较稳定，无新的症状出现；检查过 24 小时尿蛋白定量、尿常规、血脂、血清蛋白检测等，用过利尿药（具体不详）等。

（4）日常生活状况 患者平素饮食规律，睡眠、大小便均正常，活动自如。日常生活活动规律，无过度劳累；平素注意个人卫生，经常更换内裤和清洗会阴部。无吸烟、饮酒史。

（5）既往史 参考上述既往史。

（6）个人史 未婚。

（7）家族史 父母体健。否认家族遗传病史。

（8）心理社会状况 本病最显著的临床表现是水肿。如果水肿严重出现胸腔积液、腹腔积液，患者原有的表现加重或出现新症状，患者易出现焦虑、悲观等不良情绪。患者是高中生，最担心的是因病耽误学习，加上不太了解本病及预后，易出现负面心理反应。患者性格开朗，与同学相处很好，遇事多与父母沟通，父母都是大学教师，家庭经济条件较好。

问题 3：分析体格检查与辅助检查的临床意义。

腹部外形略膨隆，移动性浊音阳性，眼睑及双下肢中度水肿，水肿呈对称性；总胆固醇 7.06 mmol/L，甘油三酯 1.95mmol/L，前白蛋白 139 mg/L，总蛋白 33g/L，白蛋白 13.7g/L，球蛋白 19.30g/L，24 小时尿总蛋白 19.3g。上述症状、体征及检查结果符合肾病综合征的诊断标准。

问题 4：写出该患者的现存或潜在的护理诊断。

（1）体液过多 与水钠潴留、低蛋白血症有关。

（2）有皮肤完整性受损的危险 与水肿、营养不良有关。

（3）活动无耐力 与胸、腹腔积液所致呼吸困难有关。

（4）营养失调，低于机体需要量 与蛋白丢失、饮食限制有关。

（5）有感染的危险 与低蛋白血症、使用免疫抑制剂或细胞毒性药物致人体抵抗力下降有关。

问题 5：写出该患者用药护理措施。

治疗肾病综合征的主要药物是糖皮质激素和细胞毒药物（免疫抑制剂），使用糖皮质激素和限水、限钠后利尿消肿效果不佳可使用利尿药。使用上述药物时副作用较多，有时会影响患者的日常生活，故应重视用药护理。

（1）利尿药　对于应用利尿剂的患者应重点评估：①严格按医嘱用药：使用药物严格执行医嘱，并准确记录 24 小时尿量及体重（每天早晨 7 点测量体重 1 次）。②观察药物副作用：长期使用利尿药（排钾利尿药）时观察有无低钾血症、低钠血症、低氯性碱中毒等，如患者出现肌无力、腹胀、恶心、呕吐及心律失常等，说明可能发生低钾血症；出现无力、恶心、肌痛性痉挛、嗜睡和意识淡漠等，说明可能发生低钠血症；出现呼吸浅慢，手足抽搐、烦躁和谵妄等，说明可能发生低氯性碱中毒。③观察利尿效果：用药时观察患者尿量及水肿消退情况，利尿不能过快、过猛，以免导致有效血容量不足。④注意药物配伍禁忌：长期大量使用呋塞米可能有耳毒性，可引起耳鸣、眩晕及听力丧失，应避免与具有相同副作用的氨基糖苷类抗生素同时使用。

（2）糖皮质激素　①用药原则：使用糖皮质激素要遵守起始足量、缓慢减药、长期维持的原则。②观察副作用：用药过程中观察有无向心性肥胖、感染、药物性糖尿病、骨质疏松等，少数病例可出现股骨头无菌性缺血性坏死，需要加强监测。③观察疗效：根据使用激素后病情缓解、复发还是无效，判断治疗效果是属于激素敏感型、激素依赖型还是激素抵抗型。

（3）细胞毒药物（免疫抑制剂）　①环磷酰胺：国内外最常用的细胞毒药物，使用时观察有无骨髓抑制、肝损害、脱发、性腺抑制、胃肠道反应及出血性膀胱炎等副作用。②环孢素：治疗肾病综合征的二线药物，注意观察有无肝肾毒性、高血压、高尿酸血症、多毛及牙龈增生等副作用。③观察治疗效果：最简易的观察指标是 24 小时尿量，每天尿量达到 2000mL 以上说明用药效果好，还可通过尿液检查及复查尿蛋白来判断疗效。④药物注意事项：口服免疫抑制时，要向患者讲解遵医嘱按时服药，避免漏服、随意停药或私自撤药等情况发生。

问题 5：写出该患者可能出现的并发症及评估依据。

（1）感染　是肾病综合征患者常见并发症，常见感染部位为呼吸道、泌尿道及皮肤等。其感染的临床症状常不明显，应注意观察患者原有症状、体征是否加重；有无发热、咳嗽、咳痰等呼吸道症状；是否出现皮肤疖、痈等皮肤感染征象；有无尿频、尿急、尿痛等尿路刺激征等。如出现以上症状体征，说明有相应部位感染。

（2）血栓和栓塞　最为常见的是肾静脉血栓，发生率为 10% ～ 50%，其中 3/4 的病例因慢性形成可无临床症状。急性肾静脉血栓时可出现腹痛或腰胁痛、尿异常、肾功能异常等表现。此外，肺血管、下肢静脉、下腔静脉、冠状血管和脑血管血栓或栓塞并不少见，应观察患者有无突发的胸闷、气短等肺栓塞症状；观察有无突发的下肢肿胀、疼痛伴肢体皮温升高、胀痛等下肢深静脉血栓症状。通过一些实验室检查（如血常规、血脂、凝血功能检查）和静脉彩超、CTA、MRA 或血管造影等也可以明确有无血栓。

（3）急性肾损伤　少数病例可出现急性肾损伤，尤以微小病变型肾病者居多，应观察患者原有症状、体征是否加重，患者尿量是否急剧减少。密切监测尿常规、肾小球滤过率、血尿素氮、血肌酐、血浆蛋白、血清电解质等。如患者出现食欲减退、恶心、呕吐等消化系统症状；出现急性肺水肿和感染等表现；出现高血压、心力衰竭和肺水肿等表现；出现尿毒症脑病表现（意识障碍、躁动、谵妄、抽搐等）；出现水过多、代谢性酸中毒、高钾血症等表现，说明可能有急性肾损伤。

问题 6：中医部分。

中医四诊评估内容：患者眼睑及双下肢浮肿，乏力，时有胸闷、气短、口干，时有头晕，怕冷，24 小时尿量约为 850mL，大便不成形，舌淡红，苔薄白，脉沉。

中医诊断：水肿（脾肾阳虚）

证候分析：人体水液的正常输布与排泄，主要依靠肺、脾、肾的相互作用，并与三焦、膀胱的气化功能有密切的关系。肺主宣发肃降，脾主运化，有转输、布散水精的作用，肾主开阖，有蒸化水液、通利小便的职责，脾肾阳虚，气化失司，水液出入失衡，而形成水肿，患者表现为眼睑及双下肢浮肿，水聚皮下肌肉，水肿按之凹陷不易恢复；脾虚不能运化水谷精微，故乏力，精微物质不能上荣头面，故面色苍白头晕；脾肾阳虚，水饮不化，上凌心肺，则胸闷、气短；阳虚失于温煦，故患者怕冷；肾与膀胱相表里，肾阳不足，膀胱气化不利，故尿量减少；脾肾阳虚，水湿不行，流注胃肠，则大便不成形。舌淡红、苔薄白、脉沉，均为水肿病脾肾阳虚证特有的舌脉表现。

治疗原则：温补脾肾，化气行水。

方药：真武汤合五苓散加减。

中医辨证施护：①生活调摄：病室温暖干燥，适寒温，防外邪，避免冒雨涉水及皮肤感染，随季节交替增减衣物，下肢水肿明显者可适当抬高下肢，适当活动。②饮食调摄：以清淡、易消化、富营养、低盐或无盐为原则，少食多餐，戒烟限酒，本证患者饮食宜温热，宜食具有利尿作用的食物，如西瓜、冬瓜、赤小豆、薏苡仁等，也可用玉米须 15g 代水泡茶饮，亦可食用鲜鲤鱼汤（鲜鲤鱼 500g，生姜 15g，葱 15～30g，米醋 30～50mL，共炖，不放盐，喝汤吃鱼）、绿豆附子汤（绿豆 30g，制附子 30g，水煎，煮熟食豆，次日仍可再加绿豆 30g，煮熟食豆，第 3 日另煎煮如前），忌辛辣、刺激、肥甘厚味及生冷瓜果。③中医适宜技术：可用薏苡仁 20g，砂仁 6g，大戟 12g，芫花 12g，泽泻 10g，研末后加入樟脑粉 30g 混匀后外敷于双肾区，均以热水袋加温干药袋上，每次外敷 30 分钟，每日 2 次；艾灸，可选脾俞、肾俞、阴陵泉、水分、气海、关元、足三里、涌泉等穴；中药熏洗，可取麻黄、防风、羌活、苍术、土茯苓、红花、白鲜皮、地肤子等药物水煎取汁后进行全身熏洗，每次 30 分钟，以全身微出汗为宜，每日一次，头面部水肿甚者可用浮萍煎水熏蒸以促汗消肿；热熨，可采用药熨或热毛巾热敷脾俞、肾俞、三阴交、命门、阳陵泉、委中等穴，以温补肾阳；中药离子导入治疗，取大黄、桂枝、水蛭、川芎、当归、赤芍、桃仁、红花、细辛各 15g 浓煎，将浸透以上中药浓煎剂的衬垫置于背部两侧肾区进行离子导入，每次 30 分钟，每日 1 次。

（曲正平　刘向荣）

第四节 慢性肾衰竭

一、常见症状和体征评估

慢性肾衰竭（CRF）是指慢性肾脏病引起的肾小球滤过率（GFR）下降及与此相关的代谢紊乱和临床症状组成的综合征，是各种慢性肾脏病（CKD）持续进展至后期的共同结局，是以代谢产物潴留，水、电解质及酸碱平衡失调和全身各系统症状为表现的一种临床综合征。部分 CKD 在慢性疾病进展过程中 GFR 逐渐下降，进展至 CRF。CRF 代表 CKD 中 GFR 下降至失代偿期的那一部分群体。我国慢性肾脏病的患病率为 10.8%（患者数量约 1.2 亿），慢性肾衰竭发病率为 100/ 百万人口（患者数量约 100 多万），男性多于女性（男性 55%、女性 45%），高发年龄为 45 ～ 50 岁。慢性肾脏病已成为各国所面临的重要公共卫生问题。

慢性肾脏病的病因主要是糖尿病肾病、高血压肾小动脉硬化、原发性或继发性肾小球肾炎、肾小管间质性疾病（慢性间质性肾炎、慢性肾盂肾炎等）、肾血管疾病、遗传性肾病（多囊肾病、遗传性肾炎）等。我国慢性肾衰竭最常见病因是原发性肾小球肾炎，近年来糖尿病肾病导致的慢性肾衰竭明显增加。慢性肾衰竭渐进性发展的危险因素有高血糖、高血压、吸烟、蛋白尿、低蛋白血症等，慢性肾衰竭急性加重、恶化的危险因素有累及肾脏的疾病复发或加重、有效血容量不足、肾脏局部血供急剧减少、严重高血压未能控制、使用肾毒性药物等。

1. 症状评估 慢性肾衰竭病程长，起病隐匿，临床症状不尽相同。疾病早期可无异常症状，或仅仅表现为乏力、腰酸、夜尿增多等，部分患者出现食欲不振（或减退）、贫血等症状。进展为慢性肾衰竭时，上述症状会更加明显，出现水、电解质和酸碱平衡紊乱及各系统症状。

（1）水、电解质代谢紊乱 慢性肾衰竭常造成水、电解质和酸碱失衡，以代谢性酸中毒和水、钠代谢紊乱最常见。代谢性酸中毒临床表现为食欲不振、恶心呕吐、疲乏无力、呼吸深长等；水、钠代谢紊乱主要为水、钠潴留，表现为不同程度的皮下水肿和（或）体腔积液；GFR 降低到 20mL/min 或更低时，易出现高钾血症；当酸中毒、摄入钾过多或感染时，易出现高钾血症，表现心跳缓慢、四肢无力、感觉异常等。因使用排钾利尿剂、胃肠道钾丢失过多、摄入不足等原因，可导致低钾血症，主要表现为神经肌肉功能低下。此外，慢性肾衰竭中晚期患者会出现高磷血症、低钙血症的情况。

（2）蛋白质、糖类、脂类和维生素代谢紊乱 蛋白质代谢紊乱表现为蛋白质分解产物蓄积、低蛋白血症等；糖代谢异常表现为糖耐量减低和低血糖症；脂代谢异常表现为高脂血症，大多数表现为轻中度高甘油三酯血症，少数为轻度高胆固醇血症。维生素代谢紊乱常表现为各类维生素的缺乏。

（3）心血管系统 心血管病变是慢性肾脏病患者常见并发症和最主要死因，尤其疾病发展到终末阶段，表现为高血压，左心室肥厚，心力衰竭及其所引发的呼吸困难、不能平卧、肺水肿，尿毒症性心肌病，心包积液，血管钙化和动脉粥样硬化等。

（4）呼吸系统症状 体液过多和（或）酸中毒引起呼吸气短、气促、胸闷，严重者呼吸深长。尿毒症肺水肿时 X 线检查出现"蝴蝶翼"征。

（5）消化系统症状 胃肠道症状是 CKD 最早出现的表现，主要为食欲不振或减退、恶心、呕吐、消化道出血、口腔有尿味等。

（6）血液系统症状 主要为肾性贫血、出血倾向和血栓形成倾向。大多数患者会有轻、中度贫血，轻度出血倾向表现为皮下或黏膜有出血点、瘀点、瘀斑、紫癜等，严重者表现为消化道出血，脑出血等。

（7）神经肌肉系统症状 早期症状相对较轻，可能会出现疲乏、失眠、注意力不集中；晚期或严重者会出现判断力降低、记忆力减退、抑郁、性格改变等。

（8）内分泌功能紊乱症状 主要为肾脏本身内分泌功能紊乱表现（维生素 D_3 不足、促红细胞生成素缺乏表现）、性激素紊乱表现（闭经、不孕不育、阳痿等）和甲状腺素水平降低表现。

（9）肾性骨营养不良症状 肾性骨营养不良包括高转化性骨病、低转化性骨病和混合性骨病，其中高转化性骨病最为常见，主要是由骨矿化和代谢异常引起。肾性骨骼病变时临床症状出现很少，早期诊断要靠骨活检。

2. 体征评估 患者可表现为水肿、肾病面容、肤色改变，以及不同程度的高血压、肾脏叩击痛、尿液改变等。因该病累及多个系统，医护人员应加以仔细鉴别。

二、常用检查项目

慢性肾衰竭临床表现复杂多样，且各系统表现均可能成为首发症状，故应详细询问病史，重视肾功能检查，以尽早明确诊断，防止延误病情。

1. 尿常规 常见蛋白尿，尿沉渣中可见红细胞、白细胞、颗粒管型和蜡样管型等。

2. 血常规 红细胞、血红蛋白、血细胞比容明显下降，部分患者也会出现白细胞和血小板的减少。

3. 肾功能检查 尿素氮和血肌酐明显升高。尿素氮的升高程度与病情的严重程度成正比，肾功能代偿期 < 9mmol/L，肾功能失代偿期 > 9mmol/L，肾衰竭期 > 20mmol/L；内生肌酐清除率的灵敏度较高，可作为判断肾小球滤过功能损害的早期指标，评估肾功能所处阶段。肾功能代偿期 51 ~ 80mL/min，肾功能失代偿期 20 ~ 50mL/min，肾衰竭期 10 ~ 19mL/min，尿毒症期 < 10mL/min。β_2- 微球蛋白绝大多数在近端肾小管被重吸收，微量经尿液排出。当血液、尿液中 β_2- 微球蛋白增高（正常情况下，血液中 β_2- 微球蛋白 1 ~ 2mg/L、尿液中 β_2- 微球蛋白 < 0.3mg/L）时，提示肾小球与肾小管功能均受损伤。

4. 血生化检查 血浆白蛋白、血钙降低，血磷、甲状旁腺激素升高，血钾增高或降低，pH 值和碳酸氢盐降低。

5. 影像学检查 肾脏彩超显示肾脏大小和形态异常。

三、患者评估

患者，女，54 岁，因"乏力、双下肢水肿 1 个月，加重 3 天"，于 2020 年 03 月 22 日入院。

现病史：患者 1 个月前无明显诱因出现乏力，双下肢水肿，未予重视。20 天前，无明显诱因出现上述症状加重，伴恶心、呕吐，遂就诊于当地医院。肾功能检查发现肌酐达到 530μmol/L，诊断为"肾功能衰竭"住院治疗。对症治疗（具体药物及治疗措施不详）后，肾功能未见明显好转。3 天前，患者无明显诱因，出现乏力、双下肢水肿加重，遂于我院门诊就诊，肾功能检查肌酐达到 580μmol/L，经门诊收入我疗区进一步诊疗。发病以来时有恶心、呕吐、腹部胀痛，时有胸闷、气短，活动后加重，怕冷，腰痛，小便量少。

既往史：平素健康状况一般；血糖升高 20 余天；有冠心病史；有上消化道出血病史；否认高血压、脑梗死、脑出血等病史；10 年前曾行子宫肌瘤切除术及输卵管结扎术；有输血史。否认药物及食物过敏史；否认传染病病史。

体格检查：T36.8℃，P90 次 / 分，R18 次 / 分，BP175/105mmHg，身高 160cm，体重 56.8kg。神志清醒，发育正常，体型偏瘦，营养中等，步入病房，慢性病面容，自主体位，查体合作。双肺可闻及散在哮鸣音，下腹部膨隆，局部有压痛，下腹部可见约 5cm 大小的术后瘢痕，双下肢重度水肿，其余检查未见异常。

辅助检查：①肾功能检查：尿素氮 23.7mmol/L，肌酐 586μmol/L。②血常规：红细胞 $2.59×10^{12}$/L，血红蛋白 83.00g/L，血细胞比容 25.70%。③尿常规及血尿定位分析：白细胞计数 125.40/μL，白细胞 22.6/HP，红细胞计数 1389.30/μL，红细胞 250.1/HP，细菌计数 131.68/μL，结晶 31.02，未分类结晶 25.74，隐血 +++，蛋白 ++，白细胞 ++，葡萄糖 +，尿液外观淡红色。④血生化：葡萄糖 6.91mmol/L，糖化血红蛋白 383μmol/L，二氧化碳 17.3mmol/L，$β_2$ 微球蛋白 10.70mg/L，磷 1.73mmol/L，钙 1.96mmol/L，二氧化碳结合力 18.0mmol/L，甲状旁腺激素 628.80pg/mL。⑤CT 检查：肝实质内密度欠均匀，见多发囊样低密度影；双肾体积增大，实质密度均匀，双侧肾盂、肾盏、输尿管扩张，双侧输尿管下段显示不清；膀胱体积增大，壁厚；子宫显示欠清晰，盆腔见液体密度影。⑤泌尿系统彩超：右肾大小 13.1cm×6.3cm，左肾大小 12.4cm×5.8cm，双肾被膜欠光滑，左肾皮质变薄，最薄处约 4mm，双肾实质回声增强，皮髓质界限欠清晰，集合系统结构紊乱，右肾盂分离 3.5cm，右侧输尿管中上段扩张，较宽处宽 1.6cm，下段显示不清；左肾盂分离 3.7cm，左侧输尿管上段扩张，内径 1.3cm，双肾实质弥漫性病变。⑥心脏彩超：主动脉内径 20 ～ 30mm，升主动脉内径 29mm，左房内径 45mm，右室内径 24mm，室间隔厚度 12mm，左室舒张末内径 49mm，左室后壁厚度 12mm，右房内径 48×39mm，主肺动脉内径 20mm。⑦心功能：收缩功能 EF62%；舒张功能 二尖瓣血流 E/A<1，室间隔基底部及二尖瓣瓣环处 E/A<1。⑧ Doppler 检测：左房增大，左室各壁心肌增厚。⑨ M 型超声：左房增大，左室壁心肌增厚，主动脉弹性减退，心脏各瓣口微量返流；左室舒张功能减低，心包腔积液。⑩床头心电图：不正常

心电图。

问题1：写出该患者临床诊断及诊断依据。

临床诊断：慢性肾衰竭。

诊断依据：乏力、双下肢水肿1个月，加重3天，恶心、呕吐，下腹部胀痛，胸闷、气短，活动后加重，怕冷，腰痛，小便量少；肌酐升高约1个月；尿素氮23.7mmol/L，肌酐586μmol/L；肾脏CT、彩超检查异常等。

问题2 写出该患者可能出现的并发症的名称（结合辅助检查）。

综合分析辅助检查项目可考虑该患者有尿潴留，肾盂、输尿管积水，肾性贫血，继发性骨矿物质代谢紊乱，代谢性酸中毒，冠状动脉粥样硬化性心脏病，泌尿道感染等。肝囊肿和盆腔积液只是检查所见，并非慢性肾衰竭的并发症。

问题3：写出该患者问诊重点。

该患者诊断为慢性肾衰竭，以乏力、双下肢水肿为首发临床表现。在问诊时应详细询问有无慢性肾脏病病史，是否有家族史；重点评估有关水肿部位、性质、发生情况、程度、加重或缓解因素；详细询问诊断过程、用药经历及治疗经过；因为慢性肾衰竭，患者的心理状态发生很大变化，影响患者的生活质量、心理健康、工作及社会生活，对家庭会产生较大经济负担，应重点评估患者心理状态。

问题4：写出该患者现存或潜在的护理诊断。

（1）皮肤完整性受损的危险　与慢性肾衰竭所致的水、钠潴留，以及人体抵抗力下降等有关。

（2）活动无耐力　与贫血、酸碱平衡紊乱、呼吸功能减弱等有关。

（3）营养失调，低于机体需要量　与食欲减退、消化吸收功能紊乱等有关。

（4）有感染的危险　与免疫功能降低有关。

（5）潜在并发症　上消化道出血、心力衰竭、病理性骨折等。

问题5：写出针对护理诊断所采取的护理措施。

（1）皮肤护理

1）评估皮肤情况：评估皮肤的颜色、弹性、温湿度、有无水肿及瘙痒，检查受压部位有无发红、水疱、感染、脱屑等。

2）避免皮肤损伤：保持皮肤湿润，避免干燥（皮肤干燥可引起或加重瘙痒），清洁皮肤时用中性肥皂或沐浴液，清洗后涂润肤剂。指导患者修剪指甲，以防抓破皮肤，造成感染。必要时，按医嘱给予抗组胺类药物和止痒剂（如炉甘石洗剂）等。经常更换衣被，衣被应宽松、柔软、清洁、干燥。

（2）饮食护理　合理的营养膳食调配不仅能减少体内氮代谢产物的积聚和蛋白质的分解，利于维持氮平衡，还能在维持营养、增强抵抗力、延缓病情发展等方面发挥重要作用。饮食原则为优质低蛋白、充足热量、低盐、低钾、低磷饮食。根据患者检查结果及具体情况，制定个体化饮食营养方案。

1）蛋白质：慢性肾衰竭患者应限制蛋白质的摄入，且以优质蛋白质为主（如鸡蛋、牛奶、瘦肉、鱼等），由于植物蛋白含非必需氨基酸多，应尽量减少摄入，蛋白质摄入量应控制为 0.8g/ kg 体重。

2）热量：应供给足够的热量，以减少体内蛋白质的消耗，一般每天供应的热量 70% 由碳水化合物供给，可选用热量高蛋白质含量低的食物，如麦淀粉、藕粉、薯类、粉丝等。

3）液体入量：需要控制入量，强调"量入为出"的原则。

4）其他：钠的摄入量以每天（食盐）摄入不超过 6g 为宜；磷的摄入量每天应 < 600mg；补充铁、锌等矿物质；限制钾的摄入（蔬菜经沸水煮后沥出可有效减少钾的含量）；补充维生素 C、维生素 B、叶酸等。

5）促进食欲：餐前适当增加活动量，进餐前后清洁口腔，提供整洁、舒适的进食环境，提供色、香、味俱全的食物，以增强患者食欲。少量多餐。

6）监测营养状况：定期监测体重、血清蛋白和血红蛋白等，以了解其营养状况。

（3）活动无耐力护理

1）休息指导：应卧床休息，以增加肾血流量和尿量，缓解水钠潴留。卧床休息时可抬高下肢，以增加静脉回流，减轻水肿。水肿减轻后，患者可起床活动，但应避免劳累和受凉。活动时要有人陪伴，活动强度以不出现心慌、气喘、疲乏为宜。一旦出现不适症状，应暂停活动。贫血严重时注意卧床休息，并告诉患者变动体位时动作宜缓慢，以免发生头晕。

2）纠正贫血：患者出现活动无耐力的主要原因为贫血，应寻找贫血的原因（如失血过多、造血物质缺乏、药物、恶性肿瘤等），积极纠正贫血，按医嘱用药，观察用药后不良反应。

3）定期监测：监测与贫血相关的指标，如血红蛋白、血细胞比容、血清铁、转铁蛋白饱和度、铁蛋白等，以观察贫血是否缓解。

4）合理饮食：指导患者多吃富含铁的食物（动物肝脏、瘦肉、动物血、蛋黄等），以防贫血加重。

（4）预防感染

1）有条件患者住单间，注意室内空气清新，经常开窗通风，但避免对流风。

2）加强生活护理，避免劳累，做好防寒保暖。

3）各项检查应严格遵守无菌操作。

4）避免与呼吸道感染者接触，避免去公共场所。

问题 6：写出慢性肾衰竭患者血液透析的指征。

如出现以下情况，患者应进行透析。

（1）GFR < 10mL/min（非糖尿病肾病）。

（2）出现高钾血症、高磷血症、代谢性酸中毒、贫血等，可提前透析。

（3）在治疗过程中出现药物中毒或毒物中毒。

（4）常规治疗难以纠正严重的水、电解质、酸碱平衡紊乱。

问题 7：中医部分。

中医四诊评估内容：患者双下肢水肿，时有恶心呕吐，小腹部胀痛，乏力，气短，活动后加重，怕冷，腰痛，小便量少，大便正常，舌淡，苔薄白，脉沉细。

中医诊断：关格（脾肾阳虚，寒湿内蕴）

证候分析：肾病日久，下元亏损，命门火衰，肾阳衰微失于化气行水，水液代谢障碍，阳不化浊，泛溢肌肤而水肿；腰为肾之府，肾主骨生髓，命门火衰，腰膝失于温煦濡养，则腰膝酸软、怕冷；肾气亏虚，精关不固，大量蛋白精微物质下泄尿中，则见蛋白尿；精微遗泄日久，更耗肾之阴阳使其愈虚，肾关不开则少尿且有泡沫；命门火衰，不能温运脾土，脾胃气机升降失常，胃气失于和降，当降不降，则见恶心呕吐，脾气当升不升，清气在下则生膜胀，故患者小腹胀痛；脾土不运，气血生化乏源，则乏力、气短，活动后加重；舌淡、苔薄白、脉沉细，均为脾肾阳虚、寒湿内蕴的典型表现。

治疗原则：温补脾肾，化湿降浊。

方药：温脾汤合吴茱萸汤。

中医辨证施护：①生活调摄：病室要安静、整洁，空气要新鲜，温湿度适宜，适寒温、避风寒，注意消除外感、寒湿、劳顿等各种诱因。②饮食调摄：以高热量、优质蛋白为原则，注意补充维生素，低盐、低磷饮食，合理控制饮水量。本证患者饮食宜温热，宜食具有利尿作用的食物，如冬瓜、玉米须等，也可多食高钙低磷的食物，如白菜、芹菜、瓜类、甘蔗、苹果等，中药冬虫夏草、黄芪、山药、黄精、山茱萸肉、茯苓、丹参、田七等可与食物做成炖品、羹剂食用，高钾者忌食橘子、香蕉、香菇、木耳、榨菜等。③中医适宜技术：以生大黄、生牡蛎、六月雪各 30g 组成降浊灌肠方，浓煎 150mL，高位保留灌肠，以生大黄 30g，桂枝 30g 组成降氮汤，煎 200mL，保留灌肠，10 天为 1 疗程；中药熏蒸洗浴，将麻黄、桂枝、细辛、羌活、独活、白术、红花各 30g，纱布包裹后置于气疗仪内，每次蒸洗 30 ～ 40 分钟，每周 3 次，排泄毒素，纠正氮质血症；艾灸，取命门、肾俞、脾俞、中脘、足三里等隔药饼灸（以附子、肉桂、黄芪、当归、补骨脂、仙茅、生大黄、干地龙等研粉，取 2.5g 加黄精 3g 制成药饼），用以补益脾肾。

（孙秀杰　刘向荣）

第五节　肾与输尿管结石

一、常见症状和体征评估

肾结石与输尿管结石称为上尿路结石，膀胱结石与尿道结石称为下尿路结石，两者统称为尿路结石，为最常见的泌尿外科疾病之一。流行病学资料显示，我国尿路结石的发病率为 1% ～ 5%，男女发病比例为 3∶1，上尿路结石男女比例相近，下尿路结石男性明显多于女性。

尿路结石属于中医学"淋""石淋""砂淋"等范畴。其表示经尿道排出砂石，辨证施治方剂至今仍在临床使用。19 世纪中期，德国 Simon 首次成功地实施了肾切除术治疗肾结石。19 世纪末期，随着膀胱镜和 X 线诊断技术的发明和应用，尿路结石治疗手术能在诊断明确的基础上实施，随之出现了各种尿路取石的手术方法。20 世纪 70 ～ 80 年代，治疗尿路结石有了重大的突破。1976 年瑞典 Fernstorm 和 Johansson 首次采用经皮肾镜取石术（PCNL）去除肾结石；1980 年德国 Chaussy 采用体外冲击波碎石（ESWL）治疗尿路结石。20 世纪 80 年代，输尿管硬镜及软镜得以迅猛发展，其设计及制造工艺得到不断改进。目前 90% 以上的尿路结石可不再采用开放手术进行治疗，一些复杂难治的肾结石也可以通过微创技术治疗。

尿路结石的形成机制尚未完全清楚，肾钙化斑、结石基质、过饱和结晶、晶体抑制物质、异质促进成核学说是其形成的基本学说。影响结石形成的因素有很多，年龄、性别、种族、遗传、环境因素、饮食习惯和职业对结石的形成影响很大，以及身体代谢异常、尿路梗阻、尿路感染、尿路异物和药物使用也是结石形成的常见病因。重视和解决这些问题，能够减少结石的形成和复发。本节主要学习和探讨肾与输尿管结石。

1. 症状评估　肾与输尿管结石主要症状是疼痛和血尿，其程度与结石所在部位、大小、活动与否，以及有无损伤、感染、梗阻等有关。

（1）疼痛　肾结石可引起肾区疼痛伴肋脊角叩击痛。肾盂内大结石及肾盏结石可无明显临床症状，活动后可出现上腹或腰部钝痛或隐痛。肾内小结石和输尿管结石可引起肾绞痛或输尿管绞痛，典型表现为突发性剧烈疼痛，多在深夜至凌晨发作，疼痛位于腰部或上腹部，沿输尿管放射至同侧腹股沟，甚至涉及同侧睾丸或阴唇。疼痛持续数分钟至数小时不等，发作时患者精神恐惧，坐卧不安，疼痛严重时可伴恶心、呕吐、面色苍白、冷汗，甚至休克。

（2）血尿　多为镜下血尿，少数患者肉眼可见血尿。血尿的多少与结石对尿路黏膜损伤程度有关。

（3）膀胱刺激症状　结石伴感染或输尿管膀胱壁段结石时，可有尿频、尿急、尿痛。

（4）排石　少数患者可自行排出细小结石，是尿石症的有力证据。

（5）感染和梗阻　结石继发急性肾盂肾炎或肾积脓时，可出现发热、畏寒等全身症状。

2. 体征评估　患侧肾区可有轻度叩击痛。结石所致梗阻引起肾积水时，可在上腹部触到增大的肾脏。

二、常用检查项目

1. 实验室检查

（1）尿液分析　可见肉眼血尿或镜下血尿，伴感染时有脓尿。持续性酸性尿（尿 pH < 6）提示尿酸结石，持续性碱性尿（尿 pH > 7.2）提示磷酸铵镁结石，还可测定尿钙、钠、镁、磷、尿酸、草酸盐、胱氨酸等的水平。

（2）血液检查　检测血钙、磷、尿酸、尿素氮和肌酸水平。

（3）结石成分分析　确定结石性质，也是制定结石预防措施和选用溶石疗法的重要依据。

2. 影像学检查

（1）超声检查　是肾结石重要的筛查手段，能显示结石的特殊声影，可发现平片不能显示的小结石和透 X 线结石，还能显示肾积水和肾实质萎缩情况。

（2）X 线检查　①尿路平片（KUB）：能发现 90% 以上的 X 线阳性结石，但结石过小、钙化程度不高或纯尿酸结石常不显示。②静脉尿路造影（IVU）：又称排泄性尿路造影，可显示结石所致的尿路形态和肾功能改变，透 X 线的尿酸结石可显示充盈缺损。③逆行或经皮肾穿刺造影：属于有创性检查，一般用于其他方法不能确定结石的部位或结石以下尿路系统病情不明需要鉴别诊断时，不作为初始检查手段。

（3）CT 和磁共振尿路成像（MRU）　平扫 CT 能发现较小的结石，有利于鉴别 X 线透光结石、肿瘤、凝血块等，以及了解有无肾畸形。增强 CT 可显示肾积水的程度和肾实质的厚度，间接反映肾功能的改变情况。磁共振尿路成像能够了解结石梗阻后肾输尿管积水的情况，不适合做静脉尿路造影者可考虑采用。

3. 内镜检查　包括经皮肾镜、输尿管镜和膀胱镜检查。通常用于泌尿系统平片未显示结石，排泄性尿路造影有充盈缺损而不能确诊时，借助于内镜可明确诊断和进行治疗。

三、患者评估

患者，男，66 岁。因"双侧腰部疼痛两个月，加重 3 天"，于 2019 年 9 月 9 日入院。

现病史：两个月前，患者无明显诱因出现双侧腰部疼痛，疼痛为间断性胀痛，无发热，无恶心呕吐，无尿频、尿急等尿路刺激症状，就诊于吉林省九台区某医院，给予抗炎对症治疗，效果有所好转。两个月来，上述症状间断出现，未见加重趋势。3 天前，患者右腰部疼痛症状加重，就诊于我院门诊，经门诊诊断为"双肾结石"，建议住院治疗，患者拒绝。3 天来，右腰部疼痛症状持续存在。今日患者为系统诊治前来我院，经门诊以"双肾结石"收入疗区住院治疗。

既往史：平素身体健康状况良好；否认冠心病、高血压病病史；否认血脂异常；否认糖尿病；否认脑梗死、脑出血病史；否认肺结核、肝炎等传染病病史；否认外伤手术史；否认输血史；无食物过敏史及无药物过敏史。

个人史：出生并生长于吉林省长春市九台区。吸烟史 20 年（平均每天 10 支）；饮酒史 30 年（现已戒酒）；否认药物嗜好；无疫区居住史及传染病接触史；否认吸毒史。

婚育史：已婚，24 岁结婚，育 1 子，配偶及儿子健康。

家族史：父母已故，家族中否认类似患者。否认家族遗传性病史。

体格检查：T36℃，P76 次 / 分，R20 次 / 分，BP166/85mmHg。神志清醒，发育正常，体型中等，营养良好。步入病房，表情痛苦，自主体位，查体合作，精神尚可，呼吸平顺，言语流利，语声有力。皮肤弹性良好，皮肤黏膜未见异常。全身浅表淋巴结无肿大。颈软，颈静脉无怒张，气管居中，肝颈静脉反流征阴性，双侧甲状腺无肿大。胸廓正常，肺呼吸正常，呼吸规整，深度均匀，双侧呼吸运动对称，肋间隙正常，呼吸活动度对称，无胸膜摩擦感，无皮下捻发感，肺部听诊清音，无干湿啰音。心尖搏动及位置正常，无剑突下搏动，心前区无隆起，相对浊音界正常，心率 76 次 / 分，心律齐，心音正常，未闻及杂音，如心包摩擦音，未触及心脏震颤。周围血管未见异常。腹部外形正常，未见腹壁静脉曲张，未见肠型及蠕动波。腹部柔软，无液波震颤，无振水音，无压痛，无肿块。肝脏、脾脏、胆囊未触及，Murphy 征阴性。肝浊音界存在，肝上界位于右锁骨中线第 6 肋间，移动性浊音阴性，肠鸣音正常，无气过水声，闻及 4 次 / 分。脊柱正常，脊柱活动正常，无压痛，无叩击痛，四肢无水肿，双侧足背动脉搏动正常，四肢无畸形，无杵状指、趾，关节无变形，关节正常，肌张力正常。神经系统检查膝腱反射正常，跟腱反射正常，肱二头肌反射正常，肱三头肌反射正常，腹壁反射正常，巴氏征阴性，奥本海姆征阴性，霍夫曼征阴性，克尼格征阴性。

专科情况：双肾区对称，无压痛。双肾区叩痛（＋），沿双侧输尿管走行方向压痛（－）。

膀胱区无隆起，无压痛及叩痛。阴毛呈男性分布，直肠肛门及外生殖器未见异常。

辅助检查：泌尿系 CT 示右侧肾盂及输尿管交界处可见一大小约 1.5cm×1.0cm 结石影，伴右肾盂积水，左肾结石。

问题 1：写出该患者临床诊断及诊断依据。

临床诊断：双肾结石、右肾积水。

诊断依据：双侧腰部疼痛两个月，加重 3 天，双侧腰部疼痛，右侧腰部胀痛明显；双肾区叩痛（＋）；泌尿系 CT 示右侧肾盂及输尿管交界处可见一大小约 1.5cm×1.0cm 结石影，伴右肾盂积水，左肾结石。

问题 2：写出该患者的鉴别诊断及依据。

（1）急性胆囊炎　表现为右上腹部疼痛，有暴饮暴食，饮酒等诱因。体格检查时右上腹压痛，Murphy 征阳性。血常规白细胞增高，胆囊彩超提示胆囊壁增厚，胆囊增大。

（2）急性阑尾炎　表现为转移性右下腹痛，伴恶心及呕吐，可有发热，右下腹麦氏点压痛、反跳痛，无腰痛，无肾区压痛及叩痛。血常规白细胞增高，中性粒细胞比例增高，泌尿系 CT 检查可以鉴别。

【补充病历】患者右侧腰部疼痛明显，泌尿系 CT 可见右侧肾盂积水较重，说明右侧感染严重。应向患者及家属详细交代病情，根据患者目前症状、体征及检查结果，目前最佳手术方案为经尿道输尿管软镜碎石取石术。尿道输尿管软镜碎石取石术需要良好的输尿管条件，加之患者右肾积水及感染较重，需即刻在局麻下行"经尿道双侧输尿管支架置入术"，签署知情同意书 1 份。手术麻醉效果满意，术中双侧输尿管安置 F6 输尿管支架，安置 F18 弗留氏导尿管，手术结束。

问题 3：说出该患者手术后护理要点。

（1）做好导尿管护理，尤其注意观察引流尿液颜色情况。

（2）遵医嘱给予抗生素（0.9% 氯化钠溶液 100mL ＋头孢他唑 2g 静脉滴注）抗感染治疗，预防感染。

（3）嘱患者术后注意休息，适当运动，避免大幅度弯腰活动。

（4）多饮水，勤排尿，预防尿路感染。

问题 4：写出该患者的现存或潜在的护理诊断。

（1）疼痛　与结石刺激引起的炎症、损伤及平滑肌痉挛有关。

（2）知识缺乏　缺乏预防尿路结石的知识。

（3）潜在并发症　感染、出血、输尿管撕脱或断裂、输尿管狭窄或闭塞等。

问题 5：说出经尿道输尿管软镜碎石取石术后双 J 管作用及护理措施。

（1）作用　碎石术后在输尿管内放置双 J 管，一是可起到内引流、内支架的作用，二是可扩张输尿管，有助于小结石的排出，防止输尿管内"石街"形成。

（2）护理措施　①指导患者尽早取半卧位，多饮水、勤排尿，勿使膀胱过度充盈而引起尿液反流。②鼓励患者早期下床活动，但避免活动不当（如剧烈活动、过度弯腰、突然下蹲等）。③防止咳嗽、便秘等使腹压增加的动作，以防引起双 J 管滑脱或上下移位。④双 J 管一般留置 4～6 周，经复查腹部超声或 X 线确定无结石残留后，在膀胱镜下取出双 J 管。

问题 6：写出该患者术后可能出现的并发症及护理措施。

（1）血尿　碎石术后多数患者出现暂时性肉眼血尿，一般 1～3 日内尿液颜色转清，无需特殊处理。若术后短时间内引流出大量鲜红色血性液体，应警惕为出血。应嘱患者卧床休息，及时报告医生给予处理。

（2）感染　术后密切观察患者体温情况。遵医嘱应用抗生素，高热者采用降温措施。嘱患者多饮水，保持引流管通畅，做好留置尿管护理及会阴部清洁。

（3）输尿管损伤　术后观察有无腹膜炎及尿漏征象。

问题 7：说出尿石症的健康教育。

（1）调整饮食习惯　嘱患者多饮水、不要憋尿。根据结石成分调节饮食，如钙结石患者应合理摄入钙量；草酸盐结石患者应限制浓茶、菠菜、巧克力、草莓、麦麸、芦笋和各种坚果；尿酸结石者不宜食用含嘌呤高的食物（动物内脏、各种肉类、鱼虾等）；胱氨酸结石患者，限制富含蛋氨酸的食物（蛋、奶、花生等）。

（2）口服药物预防　根据结石成分、血尿钙磷浓度、尿酸、胱氨酸和尿 pH 值，应用药物预防结石发生。尿酸结石患者可口服别嘌醇和碳酸氢钠，以抑制结石形成；草酸盐结石患者可口服维生素 B_6 以减少草酸盐的排出；口服氧化镁可增加尿中草酸盐的溶解度。

（3）特殊性预防　伴甲状旁腺功能亢进者，应摘除腺瘤或增生组织。长期卧床者需多活动，防止骨脱钙，减少尿钙排出。尽早去除尿路梗阻、感染、异物等因素。

问题 8：写出带双 J 管出院患者的自我观察与护理。

（1）自我观察　密切观察有无膀胱刺激症状，观察尿中有无血块、有无发热等症状，如果症状严重无法缓解应及时就诊。

（2）自我护理　嘱患者术后 4 周回院复查并拔出双 J 管，日常生活中避免强体力活动，日常生活活动不受限制。若出现排尿疼痛、尿频、血尿等症状，多为双 J 管膀胱端刺激所致，一般经多饮水、减少活动等均能缓解。

问题 9：中医部分。

中医四诊评估内容：患者尿液中有砂石，腰痛明显，舌质红，苔黄腻，脉弦滑。

中医诊断：石淋病（湿热下注证）。

证候分析：肾者，水脏，主开阖，统五液，膀胱与肾相表里，肾虚而膀胱气化不利。嗜食辛热肥甘，嗜酒太过，伤脾生湿，湿浊下注膀胱；或下阴不洁，秽浊内侵，酿成湿热，邪毒侵犯尿道、膀胱，均可导致湿热蕴结膀胱，膀胱气化不利，发为诸淋。若湿热蕴积，尿受其煎熬，日积月累，尿中杂质结为砂石，则为石淋。淋证初起为邪实之证，久病则由实转虚，亦可出现虚实夹杂的证候。患者平素嗜食肥甘厚味，日久困脾，且脾主升清，脾失健运，脾虚中气下陷，则小便淋沥不已，肥甘厚味易化生湿热，致使湿热之邪内蕴，注于下焦，日久煎熬尿液形成砂石，发为本病；砂石停于下焦，阻滞局部气机、经络，不通则痛，故见少腹拘急，腰腹疼痛难忍，尿中带血；舌质红、苔黄腻、脉弦滑，皆为湿热下注之外在表现。

治疗原则：清热利湿，通淋排石。

方药：石韦散。

中医辨证施护：①生活调摄：急性期患者应注意卧床休息，慢性期一般不宜从事重体力劳动和剧烈活动，应选择适当的锻炼方式，循序渐进增强体质，防止情志内伤，消除各种外邪入侵和湿热内生的有关因素，如忍尿、过食肥甘、纵欲过劳、外阴不洁、湿热丹毒等。②饮食调摄：食疗方一：金钱草饮，取金钱草 200g，冰糖适量，金钱草洗净，切碎，入煲，加水 300mL，煎至 100mL，放入冰糖频饮，5 日为 1 个疗程，可清热利尿，利胆排石；食疗方二：胡桃粥，取胡桃仁 120g，粳米 100g，胡桃仁、粳米同入锅，加水 500mL，煮成稀粥，粥熟加糖食用，每日 2 次，5 日为 1 个疗程，可清热利湿，排石通淋。③中医适宜技术：艾灸法，以中封、蠡沟为主穴，天枢、水道、关元、三阴交、水泉为配穴，主穴必用，配穴根据辨证酌情选取 2～3 个。

（吕静　张听烨）

第六节　良性前列腺增生

一、常见症状和体征评估

良性前列腺增生（BPH）简称前列腺增生，病理学表现为细胞增生，是导致老年男性排尿障碍原因中最常见的一种良性疾病。随着年龄的逐渐增加，前列腺也随之发生增生，男性在 45 岁左右前列腺可有不同程度的增生，临床症状多在 50 岁以后出现。至今病因尚不清楚，目前公认的两个重要致病因素是与老年和有功能的睾丸有关，两者缺一不可。前列腺增生主要发生在前列腺尿道周围移行带，增生组织呈多发结节，并逐渐增大。增生的腺体将外周的腺体挤压萎缩形成前列腺外科包膜，与增生腺体有明显界限，手术中易于分离。增生的腺体突向后尿道，使尿道前列腺部伸长、弯曲、受压变窄，尿道阻力增加，引起排尿困难。

1. 症状评估 前列腺增生多在 50 岁以后出现症状，60 岁左右症状更明显。症状与前列腺体积大小之间并不一致，主要与梗阻的程度、病变发展速度及是否合并感染等有关。

（1）尿频 是前列腺增生最常见的早期症状，夜间更明显。

（2）进行性排尿困难 是前列腺增生最典型、最重要的症状，病情发展缓慢，主要表现为排尿迟缓、断续、尿流变细无力、射程短、终末滴沥、排尿时间延长。如梗阻严重残余尿量较多时，常需要用力增加腹内压以帮助排尿，常有排尿不尽感。

（3）尿失禁、尿潴留 当梗阻严重到一定程度时，膀胱逼尿肌受损，膀胱收缩力减弱，残余尿量逐渐增加导致慢性尿潴留。膀胱过度充盈时，少量尿液从尿道口溢出，称为充溢性尿失禁。在前列腺增生的任何阶段，可因气候变化、劳累、饮酒、便秘、久坐等诱发因素，使前列腺突然充血、水肿导致急性尿潴留。

（4）并发症表现 ①前列腺增生合并感染或结石：可有尿频、尿急、尿痛症状。②增生的腺体表面黏膜血管破裂：可发生不同程度的无痛性肉眼血尿。③长期梗阻可引起严重肾积水、肾功能损害。④长期排尿困难导致腹压增高，引起腹股沟疝、内痔或脱肛等。

2. 体征评估 直肠指诊可触及增大的前列腺，腺体表面光滑、质韧、有弹性，边缘清楚，中间沟变浅或消失。

二、常用检查项目

1. 直肠指检 是重要的检查方法，前列腺增生患者均需做此项检查。多数患者可触到增大的前列腺，表面光滑、质韧、有弹性、边缘清楚，中间沟变浅或消失，即可做出初步诊断。直肠指检时要注意肛门括约肌张力是否正常，前列腺有无硬结，这是鉴别神经性膀胱功能障碍及前列腺癌的重要体征。

2. 超声检查 经腹壁超声检查时膀胱需要充盈，可清晰地显示前列腺体积的大小，增生腺体是否凸入膀胱，还可以测定膀胱残余尿量；经直肠超声检查时对前列腺内部结构分辨度更为精确。超声检查还可以了解膀胱有无结石，以及上尿路有无继发积水等病变。

3. 尿流率检查 可确定前列腺增生患者排尿的梗阻程度。检查时要求膀胱内尿量在 150mL 以上，如最大尿流率 < 15mL/s 表明排尿不畅；如最大尿流率 < 10mL/s 表明梗阻较为严重，是手术指征之一。如需进一步了解逼尿肌功能，明确排尿困难是否由于其他膀胱神经源性病变所致，应行尿流动力学检查。

4. 血清前列腺特异性抗原（PSA）测定 对排除前列腺癌，尤其前列腺有结节或质地较硬时十分必要。

此外，膀胱镜检查、静脉尿路造影（IVU）、CT 尿路成像（CTU）等，可以除外合并有泌尿系统肿瘤的可能。放射性核素肾图有助于了解上尿路有无梗阻及肾功能损害。

三、患者评估

患者，男，70岁。因"尿频、尿急、尿等待5年，间断肉眼血尿1个月"，于2019年9月11日入院。

现病史： 患者5年前无诱因出现尿等待、尿频、尿急、尿滴沥、尿线细，未系统治疗，后上述症状进行性加重。近1个月无诱因出现间断肉眼血尿伴血块，2周前就诊于我院，行膀胱镜检查提示前列腺增生、膀胱内血块。患者今日为了系统治疗，再次就诊于我院，门诊详查患者后以"前列腺增生"收入院。

既往史： 平时健康状况良好；否认冠心病、脑出血等病史，否认伤寒、肝炎、肺结核等传染病史；否认手术、外伤史；否认输血史；脑梗死病史2年，现口服银杏叶片；高血压史5年，规律口服替米沙坦40mg，每日1片，血压维持在（130～150）/（80～90）mmHg。

个人史： 出生并生长于吉林省白山市。否认吸烟史；否认饮酒史；否认药物嗜好。否认疫区居住史及传染病接触史；否认吸毒史。

婚育史： 离异，结婚年龄：26岁，配偶健康状况良好，已育有两子一女，健康状况良好。

家族史： 父母已故。家族中否认类似患者。否认家族遗传性病史。

体格检查： T36.2℃，P70次/分，R20次/分，BP131/72mmHg。神志清醒，发育正常，营养良好，表情自然，自主体位，查体合作，精神尚可，呼吸平顺，言语流利，语声有力。

专科情况： 直肠指诊见前列腺体积增大，质地韧，中央沟消失，未触及结节，退指指套无染血，肛门括约肌收缩力可。

辅助检查： 膀胱镜检查进镜顺利，前列腺两侧叶体积增大，压迫尿道，表面血管怒张。两侧输尿管开口可见喷尿，未见喷血，膀胱右侧壁可见血凝块，因血块体积较大，无法探及血块下右侧壁，余各膀胱壁未见异常。

问题1：写出该患者临床诊断及诊断依据。

临床诊断：前列腺增生

诊断依据：患者尿频、尿急、尿等待5年，间断肉眼血尿1个月，尿等待、尿频、尿急、尿线细、尿滴沥、尿不尽；直肠指诊见前列腺体积增大，质地韧，中央沟消失；膀胱镜检查进镜顺利，前列腺两侧叶体积增大，压迫尿道，表面血管怒张，两侧输尿管开口可见喷尿，膀胱右侧壁可见血凝块。

问题2：写出该患者的鉴别诊断及依据。

（1）与前列腺癌鉴别　两者发病年龄相似，且同时存在。但前列腺癌有早期发生骨骼与肺转移的特点。直肠指诊前列腺多不对称，表面不光滑，可触及不规则、无弹性的硬结。前列腺特异性抗原和酸性磷酸酶增高。盆腔部CT或前列腺穿刺活检可确定诊断。

（2）与神经源性膀胱功能障碍鉴别　部分脑神经系统疾病、糖尿病患者可发生排尿困难、尿潴留或尿失禁等，且多见于老年人，需注意与前列腺增生症相鉴别。神经系统检查常有会阴部感觉异常或肛门括约肌松弛等。尿动力学、膀胱镜检查可协助鉴别。

（3）与膀胱颈纤维化鉴别　多为慢性炎症所致，发病年龄较轻，多在 40～50 岁出现排尿不畅症状，但患者前列腺体积不增大，膀胱镜检查可以确诊。

（4）与尿道狭窄鉴别　尿道狭窄多有尿道损伤及感染病史，通过尿道膀胱造影与尿道镜检查可协助鉴别。

【补充病历】因患者反复出现血尿病史、口服 5α 还原酶抑制剂治疗排尿困难未见明显好转、排尿困难严重影响患者生活质量。该患者在全麻下行"经尿道前列腺激光汽化切除术"（TURP）。

问题 3：写出该患者的现存或潜在的护理诊断。

（1）排尿形态改变　与膀胱出口梗阻有关。

（2）疼痛　与导尿管刺激、膀胱痉挛、逼尿肌功能不稳定有关。

（3）潜在并发症　TUR 综合征、尿失禁、尿道狭窄等。

问题 4：写出"经尿道前列腺激光汽化切除术（TURP）"后冲洗膀胱的护理措施。

术后用 0.9% 氯化钠溶液持续冲洗膀胱 3～5 日，防止血凝块形成致尿管堵塞，主要护理措施：①冲洗液温度：控制在 25～30℃，预防发生膀胱痉挛。②冲洗速度：可根据尿色而定，色深则快、色浅则慢。③确保引流通畅：若血凝块堵塞管道致引流不畅可采取挤捏尿管、加快冲洗速度、调整导管位置、施行高压冲洗等方法，如仍无效可用无菌注射器吸取生理盐水反复抽吸冲洗，直至引流通畅。④观察并记录：准确记录尿量、冲洗量和排出量，尿量＝排出量－冲洗量，同时观察并记录引流液的颜色和性状，TURP 术后均有肉眼血尿，随冲洗持续时间的延长，血尿颜色逐渐变淡，若尿液颜色逐渐加深，应警惕有活动性出血，需及时通知医师处理。

问题 5：写出术后利用导尿管水囊压迫前列腺窝与膀胱颈的目的及护理措施。

（1）目的　局部压迫止血。

（2）护理措施　①妥善固定：取粗细合适的无菌小纱布条缠绕导尿管并打一活结，置于尿道外口，将纱布结向尿道口轻推，直至压迫尿道外口，注意保持松紧度合适，牵拉导尿管并固定于大腿内侧，稍加牵引以利于止血，防止因坐起或肢体活动致气囊移位，影响压迫止血效果。②保持导尿管通畅：防止导尿管折叠、扭曲、受压、堵塞。③保持会阴部清洁：用苯扎溴铵棉球消毒尿道外口，每日 2 次。④术后 5～7 日尿液颜色清澈，即可拔除导尿管。

问题 6：写出该患者术后可能出现的并发症及护理措施。

（1）膀胱痉挛　前列腺切除术后逼尿肌不稳定、导管刺激、血块堵塞冲洗管等可引起膀胱痉挛，主要表现为患者自觉尿道烧灼感、疼痛，强烈的便意或排尿不尽感，常伴有尿道血液或尿液渗出，引流液多为血性，持续膀胱冲洗液逆流，如不及时处理，可能加重前列腺窝出血。护理措施：①安慰患者，缓解其紧张焦虑情绪。②保持膀胱冲洗液温度适宜，可用温热毛巾湿热敷会阴部。③减少气囊或尿管囊内液体。④保持尿管引流通畅。⑤遵医嘱给予解痉镇痛药，必要时给予镇静药。

（2）经尿道电切综合征　经尿道前列腺切除术者因术中大量的冲洗液被吸收，可致血容量急剧增加，出现稀释性低钠血症，主要表现为患者出现烦躁不安、血压下降、脉搏缓慢等，严重者出现肺水肿、脑水肿、心力衰竭等症状。护理措施：①术后加强病情观察，及时监测电解质变化情况。②一旦出现上述临床征象，立即吸氧，遵医嘱给予利尿药、脱水剂，减慢输液速度，静脉滴注3%氯化钠溶液纠正低钠，注意保护患者安全，避免坠床及意外拔管等情况。有脑水肿征象者遵医嘱降低颅内压。

（3）尿失禁　与尿道括约肌功能受损、膀胱逼尿肌不稳定和膀胱出口梗阻等因素有关，主要表现为拔除导尿管后尿液不自主流出。护理措施：术后尿失禁多为暂时性，一般无需药物治疗，可指导患者行盆底肌及膀胱功能训练，必要时行电刺激、生物反馈等治疗。

（4）出血　保持排便通畅，避免用力排便致腹压增高引起出血，术后早期禁止灌肠或肛管排气，避免刺激前列腺窝引起出血。护理措施：①对于非凝血功能障碍造成的出血，采用气囊尿管牵拉压迫前列腺窝止血，同时持续膀胱冲洗或配合间断人工冲洗，避免血块形成堵塞尿管，因尿管引流不畅可致膀胱腔及前列腺窝过度扩张，加重出血。②对于凝血功能障碍的出血，根据不同原因给予止血药物治疗或输血。

（5）尿道狭窄　与尿道瘢痕形成有关，属于远期并发症。定期监测残余尿量、尿流率，必要时行尿道扩张术。

问题7：写出该患者的出院健康指导。

（1）前列腺切除术后1～2个月内避免久坐、提重物，避免剧烈活动，如跑步、骑自行车等，防止继发性出血。

（2）若患者有溢尿现象，指导患者坚持做肛提肌训练，以尽快恢复尿道括约肌功能。

（3）术后若尿线逐渐变细，甚至出现排尿困难者，可能发生尿道狭窄，应及时到医院检查和处理。

（4）附睾炎常在术后1～4周发生，出院后若出现阴囊肿大、疼痛、发热等症状，应及时去医院就诊。

（5）前列腺经尿道切除术后1个月，原则上可恢复性生活，少数患者可出现阳痿，应先采取心理治疗，同时查明原因，再进行针对性治疗。

（6）嘱患者定期复查尿流率及残余尿量，必要时查尿常规、PSA、前列腺超声等。

问题8：中医部分。

中医四诊评估内容：患者老年男性，尿频、排尿困难至不能自主排尿，纳差，舌质淡红，苔薄白，脉细弱。

中医诊断：癃闭病（肾阳虚衰证）。

证候分析：膀胱与三焦、肺、脾、肾、肝关系密切，因小便的通畅有赖肾、膀胱、三焦的气化作用，但从脏腑之间的整体关系来看，水液的吸收、运行、排泄还有赖于三焦的气化和肺脾肾的通调、转输、蒸化。上焦之气不化，下输膀胱；中焦之气不化，当责于脾，脾气虚弱则不能升清降浊；下焦之气不化，当责于肾，肾阳亏虚，气不化水，肾阴不足，水府枯竭，均可导致尿闭。患者老年男性，肾阳虚衰，膀胱气化不利，而见尿频、尿急、尿等待，迁延不愈。久病体虚，肾阳不足，不能温煦膀胱，命门火衰，气化达不到膀胱，发为癃闭，症见尿频、排尿困难，至不能自主排尿。患者久病，肾阳虚衰至脾肾阳虚，运化失司，损伤脾胃，脾伤不能升清，胃伤不能降浊，中气不足，故见纳差；舌质淡红、苔薄白、脉细弱，为肾阳虚衰之外在表现。

治疗原则：温补肾阳，化气利水。

方药：济生肾气丸。

中医辨证施护：①生活调摄：患者适当卧床休息，经常改变体位。卧床患者排尿时可视情况略抬高上身，尽量以其习惯的姿势排尿，以免因排尿姿势不舒适而导致尿潴留。消除各种外邪入侵和温热内生的有关因素，如忍尿、压迫会阴部、过食肥甘辛辣及饮酒、贪凉、纵欲过劳等。②饮食调摄：饮食有节，勿过饥饱，宜清淡、富营养、易消化饮食，忌辛辣肥甘助火生湿之物。食疗方之橘皮滑石粥，取橘皮 10g，滑石 30g，粳米 100g，滑石用布包扎，与橘皮同入砂锅，加水 400mL，煎煮 30 分钟，取汁去渣，再加水 500mL，与粳米煮粥，每日 2 次，5 日为 1 个疗程，可理气疏导利尿。③中医适宜技术：艾灸法，脾肾虚弱者可艾灸关元、气海、肾俞等穴；外敷法，用葱白 50g，捣碎，入麝香少许拌匀，分 2 包，先置脐 1 包，热熨约 15 分钟，再取 1 包，以冰水熨 15 分钟，交替使用，以通为度。

（吕静　张昕烨）

第六章 血液系统疾病患者评估 ▷▷▷▷

第一节 概 述

血液系统主要由造血组织和血液组成。造血组织是指生成血细胞的组织（包括骨髓、胸腺、淋巴结、肝脏、脾脏、胚胎及胎儿的造血组织），各种血细胞与免疫细胞均起源于共同的骨髓造血干细胞（HSC）。血细胞生成除 HSC 之外还需要正常的造血微环境及正、负造血调控因子。造血微环境包括微血管系统、神经成分、网状细胞、基质及其他结缔组织，正调控因子包括促红细胞生成素（EPO）、集落刺激因子（CSF）、白细胞介素 –3（IL–3）等，负调控因子包括肿瘤坏死因子 –α（TNF–α）及干扰素 –γ（IFN–γ）等，两者互相制约，维持体内造血功能的稳定。

血液系统疾病是指原发或主要累及血液和造血器官的疾病，分类：①红细胞疾病：各类贫血和红细胞增多症等。②粒细胞疾病：粒细胞缺乏症、中性粒细胞分叶功能不全等。③单核细胞和巨噬细胞疾病：炎症性组织细胞增多症等。④淋巴细胞和浆细胞疾病：各类淋巴瘤、急慢性淋巴细胞白血病、多发性骨髓瘤等。⑤造血干细胞疾病：再生障碍性贫血、急性髓系白血病等。⑥脾功能亢进。⑦出血性及血栓性疾病：血小板减少性紫癜、凝血障碍性疾病、弥散性血管内凝血、血栓性疾病等。

血液系统疾病的常用检查有一般血液检查、骨髓检查（骨髓涂片、骨髓组织、骨髓细胞电镜）、血液生化检查（有关红细胞、白细胞、出凝血性疾病的生化检查）、组织病理学检查（骨髓活检、淋巴结活检、脾脏活检）、免疫学检查（白血病的免疫分型、抗血细胞抗体检测、免疫球蛋白含量及免疫电泳、造血细胞调节因子及其受体测定）、细胞遗传学及分子生物学检查（染色体检查、基因诊断）、造血细胞的培养和测试技术（协助诊断各种血液病、测定血清、研究药物对造血细胞的作用）、放射性核素检查（血容量测定、红细胞寿命测定、铁代谢检查、脾扫描、骨髓显像）等。

血液系统疾病的常见症状和体征：①贫血：最常见的症状，一般表现为皮肤黏膜苍白（面色苍白最常见），见于指（趾）甲、口唇黏膜和睑结膜等处。②出血倾向：多为周身性，出血程度和引起出血的创伤极不成比例。③发热：多数属于感染性，因为白细胞数量与质量异常易合并感染。④黄疸：主要是溶血性黄疸，以间接胆红素升高为主。⑤骨痛：应重视骨痛，尤其是胸骨、脊柱骨、骨盆、四肢骨的疼痛。胸骨压痛是白血病的典型症状；骨骼疼痛通常是骨髓瘤患者最早期的主要症状。⑥脾大：见于各种急慢性白血病、淋巴瘤、脾功能亢进、溶血性贫血等疾病。⑦淋巴结肿大：造血系统的疾病一般有不同程度的淋巴结肿大。⑧皮肤表现：皮肤瘙痒、脱屑性红皮症、皮肤浸润结节、发绀等。

血液系统疾病的病史部分要注意询问病变的初发时间、特点、起病缓急及诱因等。重点询问主要症状及伴随症状的特点，如发热程度、热型及持续时间；出血的部位、颜色、性质及量；骨及关节疼痛的部位、发作频率、持续时间、加重或缓解因素等。重视伴随症状的动态评估和病情，评估发病以来有无头晕、乏力、淋巴结肿大和脾肿大等情况出现，询问发病以来病情的发展与演变，了解血象和骨髓检查结果。评估患者既往检查项目及结果、治疗情况及效果、用药情况（包括药名、剂量、用法、时间、效果、不良反应等）。围绕血液系统疾病情况和特点询问既往史、家族史、个人史，针对血液系统疾病患者心理特点，重点询问与现病史有关的既往史（以往有无肝脏疾病、结缔组织病、慢性肾脏疾病等）、遗传史（家属中有无白血病、血友病等）和心理社会状况（如恐惧、角色适应不良、应对无效等），了解患者的日常饮食习惯、工作环境、对疾病的认识和自我管理行为；体格检查部分注意生命体征和意识状态、营养状况、体位、皮肤与黏膜情况、淋巴结情况、骨和关节情况等，包括有无发热、脉搏增快、意识障碍，有无体重下降、皮下脂肪减少或消失、是否消瘦（甚至恶病质），有无贫血貌、女性患者男性化特征，有无皮肤黏膜苍白、黄疸、压疮，有无无痛性淋巴结肿大、肝脾肿大、骨和关节疼痛等。详细的病史加仔细而全面的体格检查有助于了解病情和诊断。

本章选取血液系统疾病中的缺铁性贫血和急性白血病编写案例，通过病史采集、入院评估及相关知识的运用，使学生掌握血液系统疾病的常见原因、临床特点、药物使用注意事项、化疗药物方案及整体护理。

（周秀玲）

第二节　缺铁性贫血

一、常见症状和体征评估

缺铁性贫血（IDA）是体内铁缺乏导致血红蛋白合成减少，临床上以小细胞低色素性贫血、血清铁减少和铁剂治疗有效为特点的贫血症。当人体对铁的需求与供给失衡，导致体内储存铁耗尽，继之红细胞内铁缺乏，最终引起缺铁性贫血。人体的铁缺乏可分为贮存铁耗尽、缺铁性红细胞生成和缺铁性贫血的三个阶段。缺铁性贫血是铁缺乏症的最终表现，是最常见的贫血。缺铁和铁利用障碍影响血红素合成，有学者称该类贫血为血红素合成异常性贫血。全球有 6 ～ 7 亿人患有缺铁性贫血。本病多发生于发展中国家和经济不发达地区，婴幼儿和育龄妇女发病率明显增高。而在发达国家中，也有约 1/5 的育龄妇女及 2/5 的孕妇患有本病，儿童的发病率高达 50%，尤其 6 个月至 2 岁的婴幼儿的发病率最高，成年男性仅为 10%。缺铁性贫血的病因主要与铁摄入不足（婴幼儿辅食添加不足、青少年偏食）、需求量增加（孕妇）、吸收障碍（胃肠道疾病）、转运障碍（无转铁蛋白血症、肝病等）、丢失过多（慢性失血是成人缺铁性贫血最常见和最重要的病因）等有关。

1. 症状评估 本病多为慢性病程，临床表现主要包括原发病和贫血两个方面。

（1）贫血共有表现 乏力、疲倦、头晕、头痛、心悸、气促、眼花、耳鸣，是贫血导致缺氧而引发的症状。

（2）缺铁原发病表现 黑便、血便或腹部不适（消化性溃疡、肿瘤或痔疮引起），腹痛或大便性状改变（肠道寄生虫感染导致），妇女月经过多等。

（3）组织缺铁表现 食欲下降，精神行为异常，易感染，口腔黏膜改变，吞咽困难，毛发、皮肤及指甲改变等。

2. 体征评估

（1）视诊 面色苍白，皮肤干燥、角化、萎缩、无光泽，毛发干枯易脱落，指（趾）甲扁平、缺乏光泽、脆薄易裂，甚至会出现反甲或匙状甲；黏膜损害多表现为口角皲裂、舌乳头萎缩。

（2）听诊 心率增快，贫血会导致人体缺氧，为缓解缺氧会出现心率加快的情况。

二、常用检查项目

1. 血象 典型血象呈小细胞低色素性贫血。平均红细胞体积（MCV）＜ 80fl，平均红细胞血红蛋白量（MCH）＜ 27pg，平均红细胞血红蛋白浓度（MCHC）＜ 32%，血红蛋白浓度的降低较之红细胞数量的减少更为明显。血片中可见红细胞体积小、中央淡染区扩大。网织红细胞计数多正常或轻度增高。白细胞和血小板计数可正常或减低，也有部分患者血小板计数增高。

2. 骨髓象 骨髓增生活跃或明显活跃。以红系增生为主，常大于 30%，以中、晚幼红细胞为主，其体积小、核染色质致密、细胞质少偏蓝色、边缘不整齐，有血红蛋白形成不良的现象，即"核老浆幼"现象；粒系细胞无明显变化，各阶段细胞比例及形态、染色大致正常；巨核细胞系无明显变化，血小板形态一般正常。

3. 铁代谢 血清铁（ST）＜ 8.95μmol/L，总铁结合力（TBC）升高并大于 64.44μmol/L。血清铁蛋白（SF）＜ 12μg/L，是早期诊断贮存铁缺乏的一个常用指标；转铁蛋白饱和度（TS）降低，小于 15%；骨髓涂片用亚铁氰化钾染色（普鲁士蓝反应）后，在骨髓小粒中无深蓝色的含铁血黄素颗粒；幼红细胞内铁小粒减少或消失，铁粒幼红细胞＜ 15%。骨髓铁染色反映单核 - 吞噬细胞系统中的贮存铁，可作为诊断缺铁的金指标。

4. 红细胞内卟啉代谢 游离原卟啉（FEP）＞ 0.9μmol/L（全血），锌原卟啉（ZPP）＞ 0.96μmol/L（全血），FEP/Hb ＞ 4.5μg/L。

5. 血清转铁蛋白受体测定 血清转铁蛋白受体（sTfR）测定是至今反映缺铁性红细胞生成的最佳指标。一般 sTfR 浓度＞ 26.5nmol/L（＞ 2.25μg/mL）可诊断为缺铁。

6. 其他 主要是缺铁性贫血的原因或是原发病诊断的相关检查。

三、患者评估

患者，女，23岁，因"乏力半个月"，于 2019 年 3 月 29 日入院。

现病史：患者于半个月前无明显诱因出现乏力，未予重视，未予任何治疗，上述症状逐渐加重，伴头晕，胸闷，心悸，遂于今日来我院就诊，经门诊收入住院。

既往史：平素健康状况良好；否认高血压、糖尿病、冠心病等病史，否认脑梗死、脑出血等病史，否认伤寒、肝炎、肺结核传染病史；否认手术外伤史；否认输血史；无药物过敏史；否认食物过敏史。

体格检查：T36.4℃，P92次/分，R20次/分，BP108/65mmHg。神志清楚，发育正常，体型中等，营养良好，步入病房，贫血面容，自主体位，查体合作。皮肤无皮疹、无水肿。未触及浅表淋巴结，扁桃体无肿大。巩膜正常，口唇苍白，咽部无充血。心律齐，心音减弱，未闻及病理性杂音。腹部平坦，肝脏未触及，关节正常，活动正常，四肢正常，病理反射未引出。舌质淡，苔薄白，脉沉细无力。

辅助检查：血常规示 RBC $2.23×10^{12}$/L，血红蛋白 42g/L，血细胞比容 15.2%，平均红细胞体积 68.2fl，平均血红蛋白量 18.8pg，平均血红蛋白浓度 276g/L；铁代谢示血清铁 7.58μmol/L，TIBC 82.78μmol/L，铁蛋白 4ng/L，血糖、电解质大致正常。心电图：窦性心动过速，ST-T段改变。

问题1：写出该患者临床诊断及诊断依据。

临床诊断：缺铁性贫血。

诊断依据：乏力半个月，气短，胸闷，心悸，头晕，头痛，活动后加重；贫血貌；RBC $2.23×10^{12}$/L，血红蛋白 42g/L，血细胞比容 15.2%，平均红细胞体积 68.2fl，平均血红蛋白量 18.8pg，平均血红蛋白浓度 276g/L；血清铁 7.58μmol/L，TIBC 82.78μmol/L，铁蛋白 4μg/L。

问题2：补充该患者的问诊内容。

健康评估的问诊与医生的问诊结构有不同之处，其不同之处在于健康评估增加了日常生活状况和心理社会状况两部分，补充问诊内容时应予以重视。

（1）基本资料 除了病历中性别和年龄外，补充姓名、职业、民族、籍贯、婚姻状况、文化程度、宗教信仰、家庭住址及电话号码、医疗费用支付方式、入院时间、入院诊断、入院类型、入院方式、资料来源的可靠性及收集资料的时间等内容。

（2）主诉 乏力半个月。

（3）现病史 缺铁性贫血的成人患者多继发于其他原发疾病，最常见和最重要的原因是慢性失血，为了更有效地收集相关信息，询问以下几点：①原发病情况：有无原发病，原发病相关治疗过程、用药情况。②自觉症状：有无缺铁性贫血的特殊表现，有无组织缺铁的表现，有无精神、神经系统表现。③静息状态下呼吸与心率变化，能否平卧，有无水肿及尿量变化等。

本病例患者乏力，气短，胸闷，心悸，头晕，头痛，活动后加重；贫血貌；入院后，无其他原发病症状，检查血常规和铁代谢情况。

（4）日常生活状况 补充饮食情况（了解患者有无饮食习惯改变，食欲不振，营养不良等）、排泄形态（了解大小便次数、量、性状、颜色等）、休息与睡眠形态（发病后睡眠有无变化等）、日常生活活动与自理能力等内容。

（5）**既往史** 参考上述既往史。

（6）**个人史** 补充月经史及婚育史。患者为 23 岁女性，根据现病史及既往史，无引起缺铁性贫血的原发性疾病，缺铁性贫血成人患者的最主要和最重要的原因是慢性失血，月经史是评估中需要明确询问的内容。妊娠期和哺乳期妇女对铁的需求量增多，若不及时补充，容易发生缺铁性贫血，也是缺铁性贫血女性成人患者需要收集的信息。

本例患者，未婚，月经初潮 12 岁，月经周期 28～30 天，经期 6～7 天，有痛经，有血块，经量多，末次月经 2019 年 3 月 21 日。

（7）**家族史** 补充有无与遗传有关的疾病。

（8）**心理社会状况** 对于疾病预后不清楚，会出现焦虑紧张的情绪。

问题 3：写出该患者的现存或潜在的护理诊断。

（1）**活动无耐力** 与疾病引起全身组织缺氧有关。

（2）**焦虑** 与预后不佳有关。

（3）**知识缺乏** 缺乏疾病有关的防护知识。

（4）**有受伤的危险** 与疾病导致头晕、乏力有关。

问题 4：写出该患者的饮食指导措施。

（1）**纠正不良饮食习惯** 食物是人体铁的重要来源。营养均衡、荤素搭配的合理饮食，有利于预防本病。动物类食物铁吸收率远高于植物类食物铁，故应纠正偏食或挑食的饮食习惯，尽量减少刺激性过强的食物的摄入，因刺激性过强的食物易损伤胃肠黏膜，不利于铁的吸收。

（2）**增加含铁丰富食物的摄入** 患者应多食用含铁丰富且吸收率较高的食物（如肝脏、血、肉类、蛋类、海带等）或铁强化食物。为了增加铁的吸收，可以在进食含铁丰富食物的同时，多吃富含维生素 C 的食物（也可服用维生素 C）。避免与抑制铁吸收的食物、饮品或药物（牛奶、浓茶、咖啡、碳酸钙、硫酸镁等）同服。烹饪食物时，可使用铁制炊事用具，在一定程度上能得到一定量的无机铁。

问题 5：写出该患者现阶段评估的重点内容。

（1）**输血患者评估重点** 对于需要输血的患者，应重点评估：①输血前，评估患者的输血史、过敏史，以便于预测其可能的不良反应，并采取相应的护理措施。该患者既往无输血史及过敏史，在输血过程中及输血结束后，应做好相应反应的观察。②输血时，注意调节输血速度（开始输血 10 分钟之内速度宜慢，每分钟 20 滴），观察患者 15 分钟，如果患者没有不适，可根据患者的年龄及病情适当调节速度。③输血后，注意观察患者有无过敏反应，以及患者输血后的效果，注意观察患者的口唇、眼睑、甲床的颜色等。

（2）**观察药物疗效及不良反应** 纠正贫血需要补充铁剂。在用铁剂治疗过程中：①应密切观察不良反应，告知患者服用铁剂时可能出现的不良反应，如恶心、呕吐、胃部不适等。②为了预防或减轻胃肠道反应，可在饭后或餐中服用铁剂，反应过于强烈者遵医嘱减量或从小剂量开始服用。③口服铁剂容易导致牙齿染黑，服用时须使用吸管；服用铁剂期间，患者粪便会呈黑色，应该向患者解释此种现象为铁剂与肠道内硫化氢作用而生成黑色的硫化铁所致，以消除患者顾虑。④需要向患者强调要按剂量、按疗程服药，定期复查相关指标，以保证治疗效果，避免药物过量引起中毒或不良反应。

问题 6：中医部分。

中医四诊评估内容：患者乏力，心悸，胸闷，气短，头晕，头痛，活动后加重，舌质淡，苔薄白，脉沉细无力。

中医诊断：萎黄病（心脾两虚证）。

证候分析：脾胃为后天之本，气血生化之源，患者平素脾胃虚弱，日久导致气血亏虚，五脏六腑、四肢百骸失于濡养则乏力，活动后明显加重；气血亏虚头目失养，则见头晕；心失所养则见心悸；胸中宗气由肺吸入的自然界清气和水谷精微之气构成，脾胃虚弱，水谷精微之气匮乏，故宗气不足，运转无力，失于"贯心脉，行气血，走息道，司呼吸"，则见胸闷。舌质淡、苔薄白、脉沉细无力，均为萎黄病心脾两虚证典型的舌脉表现。

治疗原则：益气健脾，养心安神。

方药：归脾汤。

中医辨证施护：①生活调摄：患者适当活动，若脉搏 ≥ 100 次 / 分，应停止活动，重度患者应卧床休息。②饮食调摄：指导患者均衡膳食，养成定时、定量、细嚼慢咽的饮食习惯，纠正不良进食习惯，给予高蛋白、高维生素及含铁丰富的食物，如动物肝脏、动物血、香菇、木耳等。③中医适宜技术：温和灸心俞、脾俞、三阴交、足三里、气海等，以皮肤红润充血为度。

（崔森　刘向荣）

第三节　急性白血病

一、常见症状和体征评估

急性白血病（AL）是造血干祖细胞恶性克隆性疾病，发病时骨髓中异常的原始细胞及幼稚细胞（白血病细胞）大量增殖并抑制正常造血，可广泛浸润器官和组织。临床表现为贫血、发热、出血和各器官浸润征象。急性白血病未经治疗者平均生存期仅 3 个月左右，近年来白血病治疗进展快，疗效显著提高，患者生存期大大延长。决定预后的因素除治疗方法外，还与患者年龄、白血病分型及染色体异常有关。1 ～ 9 岁患者预后较好，1 岁以下及 9 岁以上儿童、中青年、成年患者预后较差，60 岁以上老年人更差。

目前临床并行使用 FAB 分型和 WHO 分型。FAB 分型将急性白血病分为急性淋巴细胞白血病（ALL）和急性非淋巴细胞白血病（ANLL）或急性髓系白血病（AML）。成人以 AML 多见，儿童以 ALL 多见。急性淋巴细胞白血病又分为 3 个亚型，分别为 L_1 型（原始和幼淋巴细胞以小细胞为主）、L_2 型（原始和幼淋巴细胞以大细胞为主）、L_3 型（原始和幼淋巴细胞以大细胞为主，大小较一致，细胞内有明显空泡，胞质嗜碱性，染色深）；急性非淋巴细胞白血病又分为 8 个亚型，分别为急性髓细胞白血病未分化型（M_0，骨髓原始细胞＞30%，无嗜天青颗粒及 Auer 小体，核仁明显，光镜下髓过氧化物酶及苏丹黑 B 阳性细胞＜3%），急性粒细胞白血病未分化型（M_1，原粒细胞占骨髓非红系有核细胞的 90% 以上，其中至少 3% 以上细胞为 MPO 阳性），急性粒细胞白血病部分分化型（M_2，原粒细胞占骨髓非红系有核细胞的 30%～89%，其他粒细胞 ≥ 10%，单核细胞＜20%），急性早幼粒细胞白血病（APL，M_3，骨髓中以颗粒增多的早幼粒细胞为主，此类细胞在非红系有核细胞中 ≥ 30%），急性粒 - 单核细胞白血病（M_4，骨髓中原始细胞占非红系有核细胞的 30% 以上，各阶段粒细胞 ≥ 20%，各阶段单核细胞 ≥ 20%），急性单核细胞白血病（M_5，骨髓中非红系有核细胞中原单核、幼单核 ≥ 30%，且原单核、幼单核及单核细胞 ≥ 80%），急性红白血病（M_6，骨髓中幼红细胞 ≥ 50%，非红系有核细胞中原始细胞 ≥ 30%），急性巨核细胞白血病（M_7，骨髓中原始巨核细胞 ≥ 30%，血小板抗原阳性，血小板过氧化酶阳性）。FAB 分型是最基本的诊断学依据，WHO 分型为患者治疗方案的选择及预后判断提供依据。

1. 症状评估 本病起病急缓不一。急性起病者可以是突然高热，也可以是严重的出血。起病缓慢者常为面色苍白、皮肤紫癜，月经过多或拔牙后出血难止而就医时被发现。

（1）贫血 常为首发症状，呈进行性加重，半数患者就诊时已为重度贫血，尤其是继发于骨髓增生异常综合征者，原因主要是无效红细胞生成、溶血、出血及某些阻碍 DNA 代谢的抗白血病药物应用等。

（2）发热 为半数患者早期常见症状，可高热也可低热。高热常提示有继发感染，感染部位以口腔炎、牙龈炎、咽峡炎最常见，致病菌以革兰阴性杆菌最为多见。肺部感染、肛周炎、肛周脓肿亦常见。严重时可致菌血症或败血症。继发感染是导致急性白血病患者死亡最常见的原因之一，主要表现为持续低热或高热甚至超高热，可伴畏寒或寒战及出汗等。

（3）出血 以出血为早期表现者约占 40%。出血部位可遍及全身，常见有皮肤瘀点、瘀斑、鼻出血、牙龈出血、口腔血肿、月经过多等。颅内出血最为严重，可导致昏迷，甚至死亡。急性早幼粒细胞白血病易合并凝血异常而出现全身广泛性出血。出血主要原因是血小板减少、凝血异常及感染。

（4）骨、关节痛 常有胸骨下端局部压痛，提示骨髓腔内白血病细胞过度增生，也可出现四肢骨骼、关节疼痛，常以儿童多见。

（5）中枢神经系统白血病（central nervous system leukemia，CNSL） 中枢神经系统是白血病最常见的髓外浸润部位，多数化疗药物难以通过血脑屏障，不能有效杀灭隐藏在中枢神经系统的白血病细胞，因而引起 CNSL。轻者表现为头痛、头晕，重者还有呕吐、颈强直，甚至抽搐、昏迷等表现。CNSL 多发生在治疗后缓解期，以 ALL 最常见，儿童尤甚。

2. 体征评估

（1）视诊 皮肤黏膜苍白；活动后呼吸加快加深；颅内出血时双侧瞳孔大小不对称；皮肤浸润表现为蓝灰色斑丘疹或皮肤粒细胞肉瘤，局部皮肤隆起、变硬，呈紫蓝色结节；急性粒－单核细胞白血病和急性单核细胞白血病，可有牙龈增生、肿胀；部分AML 可伴粒细胞肉瘤（绿色瘤），常累及鼓膜，以眼眶部位常见，可引起眼球突出；睾丸浸润表现多为一侧睾丸无痛性肿大，另一侧虽无肿大，但在活检时往往发现有白血病细胞浸润，睾丸白血病多见于 ALL 化疗缓解后的幼儿和青年，是仅次于 CNSL 的白血病髓外复发部位。

（2）触诊　肝、脾轻度至中度肿大。ALL 较多见淋巴结肿大；纵隔淋巴结肿大大多见于 T–ALL。

二、常用检查项目

1. 血象　大多数患者白细胞增多，白细胞计数多为（10 ～ 50）×10^9/L，低于 1.0×10^9/L 时，称为白细胞不增多性白血病；大于 10×10^9/L 者，称为白细胞增多性白血病。血涂片分类检查中可见数量不等的原始细胞及幼稚细胞。贫血轻重不同，一般属于正细胞性贫血。早期血小板轻度减少或正常，晚期明显减少，可伴出血时间延长，约 50% 的患者血小板低于 60×10^9/L，晚期血小板往往极度减少。

2. 骨髓象　是诊断 AL 的主要依据和必做检查。FAB 分型将原始细胞≥骨髓有核细胞（ANC）的 30% 定义为 AL 诊断标准，WHO 分型则将这一比例下降至≥ 20%，并提出原始细胞比例＜ 20%。多数 AL 骨髓象有核细胞显著增生，以原始细胞为主；少数 AL 骨髓象增生低下，称为低增生性 AL。

3. 其他　白血病患者血清尿酸浓度及尿液中尿酸排泄量均增加，特别在化疗期间，这是由于大量白血病细胞被破坏所致。此外，白血病患者还可进行细胞化学、免疫学、染色体和基因检查，对确定 AL 的诊断、分型、治疗方案和预后有密切关系。

三、患者评估

患者，女，73 岁。因"乏力 1 年半，加重 2 个月"于 2019 年 2 月 28 日入院。

现病史：患者于 1 年半前无明显诱因出现乏力，就诊于某医院，经血常规、贫血三项及骨穿等检查，提示"贫血"，给予补充造血原料治疗（具体不详），症状未见明显好转。两个半月前患者乏力加重，出现气短、心悸，未诊治。1 天前于某大学一院查血常规，并行骨穿、活检及流式细胞检测等，病程中偶有头晕，无头痛，无咳嗽、咳痰，无恶心、呕吐，无腹胀、腹泻及腹痛，无呕血、便血，体重下降 5kg。治疗效果不佳，为采取中医药系统治疗，现由门诊收入我院。

既往史：平时健康状况一般；否认高血压、糖尿病、冠心病等病史；脑梗死病史 20 年；否认脑出血；否认伤寒、肝炎、肺结核传染病史；有输血史，否认药物过敏史，否认食物过敏史。

体格检查：T36.4℃,P84 次 / 分,R21 次 / 分,BP96/55mmHg。神志清楚，体型偏瘦，营养不良，步入病房，慢性病面容，自主体位，查体合作，贫血貌，皮肤未见异常，未触及浅表淋巴结，头颅大小正常。睑结膜苍白，巩膜正常，双侧眼球活动自如，瞳孔等大、等圆，对光反射灵敏，耳郭正常，口唇苍白，咽部无充血，扁桃体无肿大，颈软，颈部无抵抗感，颈静脉充盈，肝颈静脉回流征阴性，气管居中，甲状腺无肿大，胸骨无压痛，呼吸正常，未闻及干湿啰音，心尖搏动正常，心律齐，未闻及病理性杂音，无心包摩擦感，未触及心脏震颤，腹部平坦，腹部可见手术瘢痕，愈合良好，肝脾脏未触及，胆囊未触及，Murphy 征阴性。双侧肾区无叩痛，四肢关节未见异常，生理反射存在，病理反射未引出。

辅助检查：血常规示白细胞 $1.53×10^9$/L，中性粒细胞百分比 0.11，中性粒细胞计数 $0.17×10^9$/L，红细胞 $1.30×10^{12}$/L，血红蛋白 50g/L，红细胞比容 0.154L/L，平均红细胞体积 118.5fL，平均红细胞血红蛋白量 38.5pg，血小板 $40×10^9$/L；骨髓象示骨髓有核细胞增生明显活跃，粒细胞系增生减低，占 3.5%，各阶段粒细胞均减少，形态无明显异常，红细胞系比例增高，占 41%，成熟红细胞大小不等，原单＋幼单占 46.5%，胞浆中颗粒细小，核质纤细网状，淋巴细胞比例降低，形态正常，原、幼单核细胞占 40%，淋巴细胞比例增高，成熟红细胞大小不等，血小板少见。

问题 1：写出该患者临床诊断及诊断依据。

临床诊断：急性白血病。

诊断依据：乏力 1 年半，加重 2 个月。患者出现乏力、气短、心悸、间断头晕、睡眠欠佳、贫血貌、睑结膜苍白、口唇苍白。检查：白细胞 $1.53×10^9$/L，中性粒细胞百分比 0.11，中性粒细胞计数 $0.17×10^9$/L，红细胞 $1.30×10^{12}$/L，血红蛋白 50g/L，红细胞比容 0.154L/L，平均红细胞体积 118.5fL，平均红细胞血红蛋白量 38.5pg，血小板 $40×10^9$/L；骨髓有核细胞增生明显活跃；粒细胞系增生减低；红细胞系比例增高；原单＋幼单占 46.5%，胞浆中颗粒细小，核质纤细网状，淋巴细胞比例降低，原、幼单核细胞占 40%，淋巴细胞比例增高，成熟红细胞大小不等，血小板少见。

问题 2：补充该患者的问诊内容。

健康评估的问诊与医生的问诊结构有不同之处，其不同之处在于健康评估增加了日常生活状况和心理社会状况两部分，补充问诊内容时应予以重视。

（1）基本资料　除了病历中性别和年龄外，补充姓名、职业、民族、籍贯、婚姻状况、文化程度、宗教信仰、家庭住址及电话号码、医疗费用支付方式、入院时间、入院诊断、入院类型、入院方式、资料来源的可靠性及收集资料的时间等内容。

（2）主诉　乏力 1 年半，加重 2 个月。

（3）现病史　急性白血病为恶性克隆性疾病，为难治性疾病，为了更有效地收集相关信息，需询问几点：①起病情况及发病时间：询问起病开始时间，起病缓急情况等。②主要症状及其特点：询问皮肤黏膜情况，如有无皮肤苍白、毛发枯燥等症状；询问出血情况，如有无出血点、瘀点、瘀斑等；询问感染情况，如有无发热、口腔炎、牙龈炎等；询问全身浸润情况，如有无皮肤紫蓝色结节、牙龈增生或肿胀等。③伴随症状：询问有无食欲不振、恶心、呕吐、腹泻、腹胀等情况。④诊疗经过与病情演变：询问首次起病后所采取的措施、病情变化情况（有无诱因、严重程度等）、每次就医情况（医院等级、诊断、主要治疗措施及其效果等）、用药情况（化疗药物使用情况、输血情况、营养支持情况等）及遵医行为。

本病例患者无明显诱因，本次病程约两个半月，用药效果不佳，为中医药系统治疗而入院，主要症状为乏力、气短、心悸，伴随症状为间断头晕，入院后病情较稳定，无新的症状出现，检查过血常规等，给予过补充造血原料治疗（具体不详）等。

（4）日常生活状况 补充饮食情况（了解患者饮食习惯及规律，了解患病后有无食欲减退，每次进餐情况等），排泄形态（了解大小便的次数、量、性状、颜色等）、休息与睡眠形态（入睡情况、睡眠质量等），日常生活活动与自理能力、手术及输血史（了解手术时间、术式、术后恢复情况，输血时间、输血反应、输血种类和量）等内容。

（5）既往史 参考上述既往史。

（6）个人史 补充婚育史。

（7）家族史 补充患者兄弟姐妹及子女有无急性白血病，有无与遗传有关的疾病。

（8）心理社会状况 由于急性白血病为恶性疾病，患者对疾病治疗效果及预后感到担心，易出现悲伤、恐惧等负面情绪，长期情绪低落、焦虑及抑郁等可致食欲减退、失眠及免疫功能下降使病情加重。

问题3：分析体格检查与辅助检查的临床意义。

乏力、气短、心悸、间断头晕、贫血貌、睑结膜苍白、口唇苍白符合贫血体征特点；白细胞 $1.53×10^9$/L，中性粒细胞百分比 0.11，中性粒细胞计数 $0.17×10^9$/L，红细胞 $1.30×10^{12}$/L，血红蛋白 50g/L，红细胞比容 0.154L/L，平均红细胞体积 118.5fL，平均红细胞血红蛋白量 38.5pg，血小板 $40×10^9$/L；血涂片分类显示单核细胞、幼单核细胞占 40%，淋巴细胞比例增高，成熟红细胞大小不等，血小板少见。以上体征、血常规及分类符合急性白血病的特点。

问题4：写出该患者骨髓穿刺结果的临床意义。

该患者骨髓穿刺结果显示骨髓有核细胞增生明显活跃；粒细胞系增生减低，占3.5%，各阶段粒细胞均少；红细胞系比例增高，占 41%，部分有核红细胞巨幼样变，成熟红细胞大小不等；单核细胞中单核细胞＋幼单核细胞占 46.5%，胞体较大，不规则，浆灰蓝色，胞浆中颗粒细小，核质纤细网状，核仁清晰；淋巴细胞比例减低，形态正常。通过上述骨髓穿刺检查结果，该患者诊断为急性白血病，并可确定分型为 AML，为后续的治疗和护理提供依据。

问题5：写出该患者的现存或潜在的护理诊断。

（1）活动无耐力 与白血病引起贫血有关。

（2）有感染的危险 与正常粒细胞减少、免疫功能低下有关。

（3）有组织完整性受损出血的危险 与血小板过低、凝血功能障碍等有关。

（4）恐惧 与急性白血病治疗效果差、死亡率高有关。

（5）有受伤的危险 与贫血引起的头晕有关。

问题6：写出该患者住院期间的评估重点。

（1）病情观察 ①观察乏力、皮肤黏膜苍白等贫血症状有无改善。②观察有无出现发热等感染征象。③观察是否出现牙龈出血、消化道出血的表现。④观察有无突然头痛、意识改变等颅内出血表现。⑤观察双下肢瘀斑、瘀点有无变化，肌力、肌张力有无变化，皮肤黏膜苍白程度有无变化，神经反射有无异常等情况。⑥血常规等辅助检查结果。

（2）观察治疗效果及药物不良反应　治疗白血病主要采取化学药物治疗、成分输血、对症及支持治疗等。患者使用化学药物较多，不良反应亦多见，故在治疗过程中注意观察化疗效果及药物不良反应。成分输血患者还要观察有无输血反应等。

（3）注意观察患者的心理社会状况　评估患者情绪变化，及时发现患者负性心态的出现（过度焦虑、紧张、恐惧等），如若出现及时给予疏导；评估患者及家属疾病相关知识的掌握情况，指导预防复发及化疗药物的相关知识，以取得患者及家属的配合；评估患者家庭情况，如家属支持情况、家庭经济情况及可能导致家属态度变化的影响因素。

问题 7：中医部分。

中医四诊评估内容：患者乏力，气短，心悸，间断头晕，饮食睡眠欠佳，舌质淡，苔薄白，脉细弱。

中医诊断：虚劳（气血两虚）。

证候分析：患者为老年女性，平素脾胃虚弱，气血化源不足，内不能和调五脏，外不能营养经脉，由虚致损，因病成劳，发为本病。气血亏虚，周身失于濡养则乏力，活动后加重；肺脾气虚，宗气生成不足，不能贯心脉行气血则心悸气短；血不养心，心神失养则睡眠不佳；气血亏虚，清窍失养则头晕；脾胃虚弱，运化失司，则饮食欠佳。舌质淡、苔薄白、脉细弱，为本病证典型的舌脉表现。

治疗原则：益气养血，养心安神。

方药：十全大补汤。

中医辨证施护：①生活调摄：保持病室安静，光线柔和，减少探视，根据病情轻重程度适当休息。②饮食调摄：以高热量、高蛋白、富含维生素、适量纤维素、清淡易消化饮食为原则，少食多餐，尽量满足患者饮食习惯或对食物的要求，避免进食高脂、产气过多和辛辣的食物。③中医适宜技术：温和灸脾俞、胃俞、中脘、足三里等穴，以皮肤红润充血为度。

（崔淼　刘向荣）

第七章 内分泌和代谢性疾病患者评估 ▷▷▷▷

第一节 概 述

内分泌系统由内分泌腺和分布在各器官、组织的内分泌组织与细胞组成。内分泌、神经和免疫三个系统相互协调，共同担负生命持续的重要责任。激素则是内分泌系统实现这种协调作用的物质基础。激素由内分泌器官和内分泌组织细胞产生，释放进入血液循环，转运至靶器官或靶组织，实现其生物效应。

内分泌和代谢性疾病主要包括以下几种：①内分泌疾病：根据腺体功能分为功能亢进性和功能减退性，如甲状腺功能亢进症、甲状腺功能减退症等；按病变部位分为原发性（靶腺病变）和继发性（下丘脑或垂体病变），如甲状腺功能亢进症、垂体瘤等。②代谢性疾病：包括代谢疾病和营养疾病。代谢疾病是指中间代谢的某个环节障碍引起的疾病，一般按中间代谢的主要途径分类，如蛋白质代谢障碍、糖代谢障碍等；营养疾病分为原发性和继发性，原发性营养失调为摄取营养物质不足、过多或比例不当引起，继发性营养失调为器质性或功能性疾病所致，一般按某一营养物质不足或过多分类，如脂类营养障碍、维生素营养障碍等。

影响内分泌和代谢性疾病的因素有感染和炎症（脑炎、脑膜炎等）、遗传因素（甲状腺功能亢进症有明显的遗传因素）、腺体病变（腺体增生、肿瘤等）、自身免疫功能紊乱、精神创伤应激（遭受重大创伤）和激素敏感性缺陷（2型糖尿病）等。

内分泌疾病和代谢性疾病的常用检查有血尿粪常规检查、激素相关生化检查（K^+、血糖、Ca^{2+} 等）、激素测定、激素代谢产物测定、激素功能试验、影像学检查、放射性核素检查、自身抗体检测（胰岛细胞抗体、胰岛素抗体等）、溶血及凝血检查、血氨基酸分析和基因检查等。

内分泌和代谢性疾病有特异的临床表现和体征，如垂体性侏儒症患者身材矮小，Graves 眼病患者有浸润性突眼，Cushing 综合征患者有满月脸、向心性肥胖和紫纹等。①血压改变：血压升高见于糖尿病、Cushing 综合征患者，血压降低见于肾上腺功能减低患者。②神经精神症状：神经过敏、多言好动、焦躁易怒等，见于甲状腺功能亢进症患者。③皮肤黏膜改变：皮肤潮湿、色素沉着、黏液性水肿等，见于甲状腺功能亢进症、肾上腺皮质疾病等患者。④头颈部改变：眼球运动障碍、甲状腺肿大、唇肥厚、头痛伴视力减退等，见于甲状腺功能亢进症、肢端肥大症、垂体瘤等患者。⑤毛发改变：体毛增加或毛发脱落，见于 Cushing 综合征、甲状腺功能减退症患者。⑥脊柱、骨关节变形：见于骨质疏松症。

内分泌和代谢性疾病的病史部分要注意询问起病时间、主要症状及伴随症状等。评估目前最突出的表现及就诊原因，排泄情况及有无体力减退等，评估症状持续时间、程度以及加重或缓解因素。重点评估主要症状及伴随症状的特点，如患者有无食欲、体重、水摄入量、尿量的改变，有无消瘦、体力下降，有无失眠、嗜睡、记忆力减退、注意力不集中、四肢感觉异常或麻痹等伴随症状。加强对主要症状和伴随症状的动态评估，以了解病情变化，为治疗和护理提供依据。评估患者患病以来的就医过程，包括初始诊断、检查项目及结果、用药情况（药名、剂量、用法、时间、效果、不良反应等）。围绕内分泌和代谢性疾病情况和特点询问既往史、家族史、个人史，针对内分泌和代谢性疾病患者的心理特点，重点询问与现病史有关的既往史、遗传史（糖尿病有明显的家族遗传史）和心理社会状况，了解患者对疾病的认识和自我管理行为；体格检查部分注意生命体征、皮肤黏膜情况、营养状况、体重、水肿和毛发情况，包括有无血压改变、皮肤黏膜潮湿或色素沉着、体重下降、黏液性水肿、体毛增生或毛发脱落等。

本章选取内分泌和代谢性疾病中常见的糖尿病、甲状腺功能亢进症、骨质疏松症等疾病编写案例，通过病史采集、入院评估及相关知识的运用，使学生掌握内分泌及代谢性疾病的临床特点、诊疗过程及整体护理（包括中医辨证施护）。

（周秀玲）

第二节　糖尿病

一、常见症状和体征评估

糖尿病（DM）是一组由多病因引起以慢性高血糖为特征的代谢性疾病，是由于胰岛素分泌和（或）利用缺陷所引起。长期碳水化合物以及脂肪、蛋白质代谢紊乱可引起多系统损害，导致眼、肾、神经、心脏、血管等组织器官病变、功能减退及衰竭；病情严重或应激时可发生急性严重代谢紊乱，如糖尿病酮症酸中毒（DKA）、高渗高血糖综合征。

糖尿病是常见病、多发病，是严重威胁人类健康的世界性公共卫生问题。目前在世界范围内，糖尿病患病率、发病率急剧上升，据统计 2015 年全球糖尿病患者数已达 4.15 亿，预计到 2040 年全球糖尿病患者数将达到 6.42 亿；2015 年全球因糖尿病死亡人数达 500 万。近 30 多年来，随着我国经济的高速发展、生活方式西化和人口老龄化、肥胖率上升，我国糖尿病患病率也呈快速增长趋势。2015 年我国成人糖尿病患者数量为 1.096 亿，居世界第一位。根据目前国际上通用的 WHO 糖尿病专家委员会提出的分型标准，将糖尿病分为 1 型糖尿病、2 型糖尿病、其他类型糖尿病和妊娠糖尿病。其中 2 型糖尿病最多见，占 90% ～ 95%。糖尿病的综合管理有 5 个要点：糖尿病教育、医学营养治疗、运动治疗、血糖监测和药物治疗。

（一）代谢紊乱症状群评估

血糖升高后因渗透性利尿引起多尿，继而口渴多饮。外周组织对葡萄糖利用障碍，脂肪分解增多，蛋白质代谢负平衡，渐见乏力、消瘦，儿童生长发育受阻。糖尿病的临床表现常被描述为"三多一少"，即多尿、多饮、多食和体重减轻，可伴皮肤瘙痒，尤其外阴瘙痒。血糖升高较快时亦可使眼房水、晶状体渗透压改变而引起屈光改变致视物模糊。有些患者常无任何症状，仅于健康检查或因各种疾病就诊化验时发现血糖高。

（二）并发症和（或）伴发病评估

1. 急性严重代谢紊乱

（1）糖尿病酮症酸中毒（DKA）　是最常见的糖尿病急症。以高血糖、酮症和酸中毒为主要表现，是胰岛素不足和拮抗胰岛素过多共同作用所致的严重代谢紊乱综合征。早期三多一少症状加重；而后出现疲乏、食欲减退、恶心呕吐、多尿、口干、头痛、嗜睡，呼吸深快，呼气中有烂苹果味（丙酮）等酸中毒表现；后期严重失水，出现尿量减少、眼眶下陷、皮肤黏膜干燥、血压下降、心率加快、四肢厥冷等表现；晚期出现不同程度意识障碍，甚至昏迷。

（2）高渗高血糖综合征（HHS）　主要见于老年 2 型糖尿病患者。以严重高血糖、高血浆渗透压、脱水为特点，超过 2/3 的患者无糖尿病病史。起病缓慢，最初表现为多尿、多饮、食欲减退。逐渐出现严重脱水和神经精神症状，患者反应迟钝、烦躁或淡漠、嗜睡，逐渐陷入昏迷，晚期尿少甚至尿闭。

2. 感染性疾病　糖尿病容易并发各种感染，血糖控制差者更易发生，而且表现更严重。女性患者多见肾盂肾炎和膀胱炎，容易反复发作，严重者可发生肾及肾周脓肿、肾乳头坏死。疖、痈等皮肤化脓性感染可反复发生，有时可引起脓毒血症。皮肤真菌感染也常见（如足癣、体癣）。真菌性阴道炎和巴氏腺炎是女性患者常见并发症，多为白色念珠菌感染所致。糖尿病合并肺结核的发生率显著增高，易扩散传播。

3. 慢性并发症

（1）糖尿病肾病　慢性肾脏病变的一种重要类型，是终末期肾衰竭的主要原因，常见于肾病史超过 10 年的患者。糖尿病所致肾损害的发生、发展可分五期：①Ⅰ期：为糖尿病肾病初期，肾小球超滤过是此期最突出特征。②Ⅱ期：肾小球毛细血管基底膜增厚及系膜基质轻度增宽，尿白蛋白排泄率多数正常。③Ⅲ期：早期糖尿病肾病期，肾小球毛细血管基底膜增厚及系膜基质增宽明显，小动脉壁出现玻璃样变，出现持续微量白蛋白尿。④Ⅳ期：临床糖尿病肾病期，肾功能逐渐减退，尿白蛋白逐渐增多，部分患者可出现肾病综合征表现。⑤Ⅴ期：尿毒症期，多数肾单位闭锁，血肌酐、血压升高。

（2）糖尿病视网膜病变　病程超过 10 年的糖尿病患者常合并程度不等的视网膜病变，是失明的主要原因之一，糖尿病视网膜病变可分：①Ⅰ期：微血管瘤，小出血点。②Ⅱ期：出现硬性渗出。③Ⅲ期：出现棉絮状软性渗出。④Ⅳ期：新生血管形成，玻璃体积血。⑤Ⅴ期：维血管增殖、玻璃体机化。⑥Ⅵ期：牵拉性视网膜脱离、失明。

（3）动脉粥样硬化性心血管疾病　动脉粥样硬化主要侵犯主动脉、冠状动脉、脑动脉、肾动脉和肢体动脉等，引起冠心病、缺血性或出血性脑血管病、肾动脉硬化、肢体动脉硬化等。

（4）糖尿病神经病变　以周围神经病变最常见，通常为对称性，下肢较上肢严重，病情进展缓慢。典型者呈手套或袜套式分布，先出现肢端感觉异常，可伴痛觉过敏、疼痛；后期累及运动神经，可有肌力减弱以至肌萎缩和瘫痪。糖尿病自主神经损害也较常见，多影响胃肠、心血管、泌尿生殖系统等，临床表现为瞳孔改变、排汗异常、胃排空延迟、腹泻或便秘等胃肠功能紊乱症状。

（5）糖尿病足　指与下肢远端神经异常和不同程度周围血管病变相关的足部溃疡、感染和（或）深层组织破坏，是糖尿病最严重和治疗费用最多的慢性并发症之一，是糖尿病非外伤性截肢的最主要原因。轻者表现为足部畸形、皮肤干燥和发凉、胼胝（高危足）；重者可出现足部溃疡、坏疽。

二、常用检查项目

（一）糖代谢异常严重程度或控制程度的检查

1. 尿糖测定　尿糖阳性是诊断糖尿病的重要线索，但尿糖阳性只是提示血糖值超过肾糖阈（约 10mmol/L），因而尿糖阴性不能排除糖尿病可能。

2. 血糖测定和口服葡萄糖耐量试验（OGTT）　血糖升高是诊断糖尿病的主要依据，也是判断糖尿病病情和控制情况的主要指标。血糖值反应的是瞬间血糖状态，诊断糖尿病必须用静脉血浆测定血糖，治疗过程中随访血糖控制情况可用便携式血糖计测定末梢血糖。空腹血糖正常范围为 3.9 ～ 6.0mmol/L；6.1 ～ 6.9mmol/L 为空腹血糖受损；≥ 7.0mmol/L 应考虑糖尿病。

当血糖高于正常范围而又未达到糖尿病诊断标准时，须进行 OGTT。OGTT 应在未摄入任何热量 8 小时后，清晨空腹进行，成人口服 75g 无水葡萄糖，溶于 250 ～ 300mL 水中，5 ～ 10 分钟内饮完，测定空腹及开始饮葡萄糖水后 2 小时静脉血浆葡萄糖。儿童服糖量按 1.75g/kg 计算，总量不超过 75g。OGTT2 小时血糖值 < 7.7mmol/L 为正常糖耐量；7.8 ～ 11.0mmol/L 为糖耐量减低；≥ 11.1mmol/L 应考虑糖尿病。

3. 糖化血红蛋白（HbA1c）和糖化血浆白蛋白测定　HbA1c 是葡萄糖或其他糖与血红蛋白的氨基发生非酶催化反应的产物，其量与血糖浓度呈正相关。正常人 HbA1c 占血红蛋白总量的 3% ～ 6%，反映患者近 8 ～ 12 周平均血糖水平。血浆白蛋白同样也可与葡萄糖发生非酶催化的糖化反应而形成果糖胺，正常值为 1.7 ～ 2.8mmol/L，反映患者近 2 ～ 3 周内平均血糖水平。

（二）胰岛 β 细胞功能检查

1. 胰岛素释放试验　本试验反映基础和葡萄糖介导的胰岛素释放功能。胰岛素测定受血清中胰岛素抗体和外源性胰岛素干扰。正常人空腹基础血浆胰岛素为

35 ～ 145pmol/L。

2. C 肽释放试验 也反映基础和葡萄糖介导的胰岛素释放功能。C 肽测定不受血清中的胰岛素抗体和外源性胰岛素影响。正常人空腹基础值≥ 400pmol/L。

3. 其他检测 β 细胞功能的方法 如静脉注射葡萄糖 – 胰岛素释放试验可了解胰岛素释放第一时相；胰高血糖素 –C 肽刺激试验可了解胰岛素分泌功能等，可根据患者的具体情况和检查目的而选用。

三、患者评估

患者，男，65 岁。因"间断多饮、多尿 10 年，加重伴乏力 1 个月"，于 2020 年 8 月 11 日入院。

现病史：患者缘于 10 年前无明显诱因出现多饮、多尿症状，未予重视，同年单位体检，查空腹血糖 7.8mmol/L，诊断为"2 型糖尿病"，未应用药物治疗。8 年前血糖控制不达标，于我院住院治疗，给予门冬胰岛素 30 注射液皮下注射（具体用量不详）治疗，出院后应用此治疗方案至今。现门冬胰岛素 30 注射液剂量为早 15U、晚 10U，餐前皮下注射。1 个月前，无明显诱因上述症状加重，并伴有乏力症状，持续无缓解，6 天前就诊于我院门诊，查空腹静脉血糖 19.38mmol/L，糖化血清蛋白 586μmol/L，糖化血红蛋白 11.2%。现为了中西医系统治疗，经门诊以 2 型糖尿病收入院。

既往史：平素健康状况一般；前列腺增生病史 5 年；冠心病史 2 年；否认高血压等病史；否认脑梗死、脑出血等病史；否认伤寒、肝炎、肺结核等传染病史；否认手术外伤史；否认输血史。有造影剂过敏史；否认食物过敏史。

体格检查：T36℃，P67 次 / 分，R18 次 / 分，BP137/72mmHg，身高 185cm，体重 86kg。神志清楚，发育正常，体型中等，营养良好，步入病房，表情自然，自主体位，查体合作，精神尚可，呼吸平顺，言语流利，语声有力。全身皮肤黏膜未见异常，浅表淋巴结无肿大。颈软，颈动脉搏动正常，肝颈静脉回流征阴性，气管居中，双侧甲状腺无肿大。双肺呼吸正常，节律规整，深度均匀，双侧呼吸运动对称，呼吸音正常，无干湿啰音，语音传导正常。心尖搏动正常，心前区无隆起，各瓣膜听诊区未闻及杂音。腹软，无压痛及反跳痛，肝、脾肋下未触及，Murphy 征阴性。双下肢无水肿、无静脉曲张，肌肉无萎缩，肌张力正常，深、浅反射对称引出，无亢进及减弱，病理反射未引出，脑膜刺激征阴性。体重指数（BMI）25.13kg/m²。

辅助检查：空腹血糖 19.38mmol/L，糖化血清蛋白 586μmol/L，糖化血红蛋白 11.2%；尿常规检查：尿糖（++），尿酮体（+），尿蛋白（+）。

问题 1：写出该患者临床诊断及诊断依据。

临床诊断：2 型糖尿病。

诊断依据：间断多饮、多尿 10 年，加重伴乏力 1 个月。口干渴，多饮，多尿，倦怠乏力。BMI 25.13kg/m²。空腹血糖 19.38mmol/L，糖化血清蛋白 586μmol/L，糖化血红蛋白 11.2%。

问题 2：写出该患者的健康史内容。

（1）一般资料　包括患者姓名、性别、年龄、职业、民族、籍贯、婚姻状况、文化程度、宗教信仰、医疗费支付形式、家庭地址、电话号码、入院日期、入院诊断、资料的来源及可靠程度、收集资料的时间等。

（2）主诉　间断多饮、多尿 10 余年，加重伴乏力 1 个月。

（3）现病史　患者起病缓慢，无明显诱因发作，病程约 1 个月，用药效果欠佳而寻求住院治疗。患者主要症状为口干渴、多饮、多尿，伴有倦怠乏力、心慌、汗出、胸闷、气短、视物模糊等；做血糖、糖化血红蛋白、糖化血清蛋白等检查；给予胰岛素治疗。患者入院后病情平稳，情绪稳定，无新症状出现；饮食、睡眠尚可，大便次数、大便量正常。

（4）既往史　该患者平素健康状况一般，有前列腺增生、冠心病史；无高血压、脑梗死、脑出血等慢性病史；无传染病史、手术外伤史、输血史。有造影剂过敏史，否认食物过敏史。

（5）用药史　该患者用药主要以皮下注射胰岛素为主，用药时间 8 年，药物用量根据血糖控制情况调整，未出现胰岛素过敏反应。

（6）个人史　该患者出生地、居住地均在本地，无疫源地和地方病流行区居住史；经济收入中等，业余爱好较少；具有良好的生活起居、饮食规律与卫生习惯等生活方式；无吸烟、酗酒及其他不良嗜好；无性病史。

（7）家族史　双亲均已过世，父亲死于心脏病，母亲死于糖尿病慢性并发症糖尿病肾病；姐姐健在，患有糖尿病；育有一子，身体健康。该患者家族有糖尿病遗传倾向。

（8）心理社会状况　因该患者长期患病，对其日常生活、社会活动有较大影响，加上治疗费用高，家庭经济负担加重，患者的心理、情绪产生负面影响，导致患者出现消极、急躁易怒、不愿与人交流等心理问题。

问题 3：写出糖尿病患者的健康指导内容。

（1）知识宣教　采取义诊、培训、发放宣传资料等形式，让患者和家属了解糖尿病的病因、临床表现、诊断与治疗方法，使其认识到糖尿病是一种慢性终身疾病，其预后取决于血糖控制状况及有无并发症发生，使患者重视血糖控制情况，提高对治疗的依从性。指导患者外出时携带识别卡，以便紧急情况及时处理。

（2）用药指导　指导患者掌握控制血糖药物的名称、剂量、给药时间和应用方法，学会观察药物疗效和不良反应。患者和家属应掌握胰岛素正确的注射方式和保存方法。

（3）生活指导　保持生活规律，情绪稳定，注意保持清洁卫生，防止皮肤损伤及感染，特别应注意足部护理。随身携带疾病卡和糖果，以备低血糖时快速使用。掌握饮食治疗的具体内容并长期坚持。保持作息规律，戒烟酒。

（4）活动指导　适当运动，降低体重。避免过度运动，如感到头晕、无力、出汗等症状，应立即停止运动，以防诱发低血糖。

（5）心理指导　调整情绪，尽力做到开朗、豁达、乐观、劳逸结合，避免过度紧张、焦虑。

问题 4：写出该患者糖尿病教育和管理的关键点。

糖尿病治疗的近期目标是通过控制高血糖和代谢紊乱来消除糖尿病症状和防止出现急性代谢并发症，糖尿病治疗的远期目标是通过良好的代谢控制达到预防慢性并发症、提高患者生活质量和延长寿命的目的，为了达到这一目标，针对该患者应建立完善的糖尿病教育和管理体系，具体内容如下。

（1）患者已确诊糖尿病 10 年，但对糖尿病防控知识掌握不熟悉，应对其进行系统的糖尿病自我管理教育，使其掌握糖尿病控制相关知识和技能，并且不断更新学习。

（2）糖尿病自我管理教育和支持应以患者为中心，尊重和响应患者的个人爱好、需求和价值观，以此指导临床决策。

（3）让患者理解和接受，糖尿病自我管理教育是每一个患者的必修课，其中包含延迟和预防 2 型糖尿病及其并发症等内容，对每一个个体制定针对性教育管理内容。

（4）通过教育使患者充分理解，良好的糖尿病自我管理教育和支持，可有效改善临床结局，降低并发症的发生率，并显著减少医疗花费。

（5）针对该患者的糖尿病自我管理教育和支持，我们应该考虑到患者的经济负担、自我管理的效能和家庭支持程度等因素。

（6）医护人员应在治疗效果较为显著或患者心理受干扰较小等情况下，挑选最佳时机为患者提供尽可能全面的糖尿病自我管理教育。

（7）在规范化的专科糖尿病教育护士培养基础上，为患者提供糖尿病自我管理教育。

问题 5：写出该患者现存或潜在的护理诊断。

（1）营养失调 低于或高于人体需要量，与胰岛素分泌或作用缺陷有关。

（2）有感染的危险 与血糖增高、脂肪代谢紊乱、营养不良、微循环障碍等因素有关。

（3）焦虑 与糖尿病慢性并发症，长期治疗导致经济负担加重有关。

（4）知识缺乏 缺乏糖尿病预防和自我管理知识。

（5）活动无耐力 与严重代谢紊乱、蛋白质分解增加有关。

（6）潜在并发症 低血糖反应、糖尿病急、慢性并发症。

问题 6：说出糖尿病患者的饮食护理措施。

（1）制定总热量 按照患者的性别、年龄和身高计算出理想体重（理想体重 = 身高 — 105）；然后根据理想体重和工作性质、参考原来生活习惯等因素，计算每日所需总热量。成人卧床状态下所需热量为 105 ～ 125.5kJ/（kg·d），轻体力劳动为 125.5 ～ 146kJ/kg·d，中体力劳动为 146 ～ 167kJ/kg.d，重体力劳动为 167kJ/kg.d 以上，总体上控制热量摄入。

（2）食物的组成和分配 保证碳水化合物的摄入，选择低 GI（食物血糖生成指数，反映食物引起血糖应答特性的生理学指标）食物，有利于控制血糖和控制体重。碳水化合物摄入量通常应占总热量的 50% ～ 60%，提倡使用粗制米、面和一定量的杂粮。每日蛋白质摄入量应占总热量的 15% ～ 20%，至少应有 1/3 来源于动物蛋白质，以保证必需氨基酸的供给。脂肪占总热量的 25%～30%，每日胆固醇摄入量应在 300mg 以下。食用纤维素有助于大肠埃希菌合成多种维生素，加速食物通过肠道，抑制糖类食物在肠道吸收，有利于餐后血糖下降，增加肠蠕动，有利于大便通畅。含纤维素高的食物有豆类、蔬菜、粗谷物、含糖低的水果等。建议每日膳食纤维的摄入量为 25～30g。

（3）饮食注意事项　忌食蔗糖、葡萄糖、蜜糖及其制品，每日摄入食盐应限制在 6g 以下，限制饮酒。

问题 7：写出应用胰岛素的注意事项。

因该患者长期应用胰岛素治疗，应用过程中应注意以下事项。

（1）准确用药　掌握胰岛素的名称、剂型及作用特点，准确执行医嘱，按时注射。定期更换胰岛素泵导管，每次更换注射部位，以避免感染和针头堵塞。应用胰岛素笔时要注意笔与笔芯相互匹配，注射前更换针头，并确认剂量准确。

（2）胰岛素的保存　未开封的胰岛素置于温度 4～8℃ 的冰箱冷藏保存，正在使用的胰岛素在常温下（不超过 28℃）可使用 28 天，无须放入冰箱，应避免过热、过冷、太阳直晒、剧烈晃动等，否则会因蛋白质凝固变性而失效。

（3）注射部位的选择与更换　胰岛素采用皮下注射时，宜选择皮肤疏松部位，如上臂三角肌、腹部、臀大肌及大腿前侧等。腹部吸收最快，其次分别为上臂、大腿和臀部。如参加运动锻炼，不要选择大腿、臀部等活动的部位。注射部位要经常更换，长期注射同一部位可引起注射部位皮下脂肪萎缩或增生、局部硬结，可致胰岛素吸收不良。注射胰岛素时应严格无菌操作，防止发生感染。

（4）注意监测血糖　注射胰岛素应每天常规监测血糖 2～4 次，如发现血糖波动过大或持续高血糖，应及时调整胰岛素剂量。

（5）不良反应观察与处理　①低血糖：主要表现为出汗、饥饿、感觉异常、颤抖、心悸、乏力、四肢冰冷，严重时可出现脑功能障碍甚至昏迷等，应尽快补充糖分，可口服糖水或含糖饮料，或食用含糖饼干、面包等，病情危重时可静脉注射葡萄糖。②过敏反应：主要表现为注射部位皮肤瘙痒、荨麻疹，应更换胰岛素，使用抗组胺药、糖皮质激素等。③水肿：胰岛素治疗期间可因水钠潴留而发生轻度水肿，可自行缓解。④注射部位皮肤脂肪萎缩或增生：采用多点、多部位皮下注射并及时更换针头可预防。⑤视力模糊：多为晶状体屈光改变，常于数周内自然恢复。

问题 8：说出该患者心理护理的主要内容。

（1）提高对糖尿病的认识　通过知识宣教使患者明白糖尿病虽不能根治，但是通过饮食控制、有规律的生活、适当的体育锻炼、合理的药物治疗等综合措施，能最大限度避免并发症的出现，从而达到控制疾病的目的。

（2）注意观察患者的心理变化　患者因长期患病，存在一定程度的焦虑、抑郁、悲哀等情绪，尤其因病情特殊和体态、外貌的变化，更易产生困扰和悲观情绪，应有针对性地做好患者的心理护理，耐心倾听患者的倾诉，安慰患者，鼓励家属多给予关心和支持。

（3）避免各种不良刺激　该患者有明显的心理症状，应特别注意不能对患者做出一些刺激性言行，尽量避免患者出现情绪波动，多给予关心、帮助和照顾，以防意外事故发生。

问题 9：中医部分。

中医四诊评估内容：患者口干渴，多饮，多尿，倦怠乏力，心慌，汗出，胸闷，气短，视物模糊，双下肢麻木，肢端疼痛、入夜痛甚，偶有头晕，腰痛，尿频，尿急，尿等待，尿无力，饮食尚可，睡眠尚可，大便可，舌质暗红，苔薄白，脉沉细无力。

中医诊断：消渴病（气阴两虚夹瘀证）。

证候分析：患者因先天禀赋不足或后天过食肥甘、五志过极等，导致食、郁、湿、热、瘀交织为患，基本病机演变分为郁、热、虚、损四个阶段发展。发病初期以"六郁"为主，肝失疏泄，脾胃运化失司，气血生化乏源，则头晕、倦怠乏力；心失所养，则心慌、胸闷、气短；气虚腠理开阖失司，则汗出；水液代谢障碍，则多尿、尿频、尿急、尿等待、尿无力；六郁日久，郁久化热，以肝热、胃热为主，则见口干渴、多饮；燥热既久，壮火食气，燥热伤阴，气阴两伤，肾气肾阴亏虚，则腰痛；阴虚血脉运行涩滞，加之气虚鼓动无力，瘀血阻滞，瘀血不去新血不生，则视物模糊、双下肢麻木；络脉阻滞不通，则肢端疼痛，入夜后气血运行减慢，故而夜间痛甚。舌质暗红、苔薄白、脉沉细无力为气阴两虚挟瘀证典型的舌脉表现。

治疗原则：益气养阴，活血化瘀。

方药：生脉散合六味地黄汤。

中医辨证施护：①生活调摄：病室清洁，空气流通，防寒保暖，劳逸适度，注意保持皮肤和足部清洁，适当运动，起居有常，按时作息，节制房事，调畅情志。②饮食调摄：节制饮食，合理控制总热量，定时、定量进食，主食提倡粗制米面和适量杂粮，如豆类、小米等，多食新鲜蔬菜，合理分配三餐总热量，忌烟酒、浓茶、咖啡等刺激性食品。中医认为糖尿病主要是由于患者本身阴液不足，或虚劳过度，损伤阴液所导致的，可以多进食一些滋补阴津的食品，如乌梅、番茄、菠菜、银耳、枸杞、桑椹等，亦可给予蘑菇瘦肉汤、百合山药粥等补气养阴，辅助患者的康复；适当食用具有降糖作用的食物，如荞麦、玉米须、桑叶、百合、葛根等。③中医适宜技术：取皮质下、内分泌、糖尿病点、脾、肾、胰、三焦等耳穴压籽，每日按压数次，3～5 日更换一次；温和灸肾俞、关元、气海、三阴交等，每日 2 次，每次 10～15 分钟；穴位按摩足少阴肾经、足厥阴肝经及任督二脉，取肾俞、太白、太溪、关元、三阴交等。

（王国强　刘向荣）

第三节　甲状腺功能亢进症

一、常见症状和体征评估

甲状腺功能亢进症（简称甲亢）是指甲状腺腺体本身产生甲状腺激素过多而引起的甲状腺毒症，其病因包括弥漫性毒性甲状腺肿（Graves disease）、结节性毒性甲状腺肿和甲状腺自主高功能腺瘤等。本章主要讨论 Graves 病。我国临床甲状腺功能亢进症的患病率为 0.8%，其中 80% 以上是由 Graves 病引起。

1. 症状评估 甲状腺功能亢进症的临床表现主要由血液循环中甲状腺激素过多引起，其症状和体征的严重程度与病史长短、激素升高的程度和患者年龄等因素相关。主要症状有易激动、烦躁、失眠、心悸、乏力、怕热、多汗、消瘦、食欲亢进、大便次数增多或腹泻、女性月经稀少。可伴发周期性瘫痪（亚洲、青壮年男性多见）和近端肌肉进行性无力、萎缩，后者称为甲状腺功能亢进症性肌病，以肩胛带和骨盆带肌群受累为主。Graves 病有 1% 患者伴发重症肌无力。

2. 体征评估 Graves 病大多数患者有程度不等的甲状腺肿大。甲状腺肿为弥漫性，质地中等（病史较久或食用含碘食物较多者可坚韧），无压痛。甲状腺上、下极可以触及震颤，闻及血管杂音。也有少数病例甲状腺不肿大（特别是老年患者）。结节性甲状腺肿伴甲状腺功能亢进症可触及结节性肿大的甲状腺。甲状腺自主性高功能腺瘤可扪及孤立结节。累及心血管时有心率增快、心脏扩大、心力衰竭、心律失常、心房颤动、脉压增大等体征。少数病例下肢胫骨前皮肤可见黏液性水肿。

3. 眼部表现 眼部表现分为两类：一类为单纯性突眼，病因与甲状腺毒症所致的交感神经兴奋性增高有关，另一类为浸润性突眼，即 Graves 眼病。单纯性突眼包括眼球轻度突出、眼裂增宽、瞬目减少。浸润性突眼眼球明显突出，超过眼球突度参考值上限的 3mm 以上（中国人群突眼度女性 16mm；男性 18.6mm）。

二、常用检查项目

1. 促甲状腺激素（TSH）测定 血清 TSH 浓度变化是反映甲状腺功能最敏感的指标。尤其对亚临床甲状腺功能亢进症和亚临床甲状腺功能减退症的诊断有重要意义。甲状腺功能亢进症 TSH 通常 < 0.1mU/L。

2. 血清甲状腺激素测定

（1）血清总甲状腺激素（TT_4） 是诊断甲状腺功能亢进症的主要指标之一。T_4 全部由甲状腺产生，血清中 99% 以上的 T_4 以与蛋白结合的形式存在，TT_4 测定的是这部分结合激素，所以血清甲状腺激素结合球蛋白量和蛋白与激素结合力的变化都会影响测定的结果。

（2）血清总三碘甲状腺原氨酸（TT_3） 为早期 Graves 病治疗中疗效观察及停药后复发的敏感指标，也是诊断 T_3 型甲状腺功能亢进症的特异指标。老年淡漠型甲状腺功能亢进症或久病者 TT_3 可正常。

（3）血清游离甲状腺激素 包括游离甲状腺激素（FT_4）、游离三碘甲状腺原氨酸（FT_3）。游离甲状腺激素是实现该激素生物效应的主要部分，不受血清甲状腺结合球蛋白影响，直接反映甲状腺功能状态，是临床诊断甲状腺功能亢进症的首选指标。

3. [131]I 摄取率测定 主要用于甲状腺毒症病因的鉴别。甲状腺功能亢进类型的甲状腺毒症血清甲状腺激素水平增高，同时 [131]I 摄取率也增高。甲状腺炎症所致甲状腺毒症虽然血清甲状腺激素水平增高，但是 [131]I 摄取率减低。

4.TSH 受体抗体（TRAb）和甲状腺刺激抗体（TSAb）测定　TRAb 又称为 TSH 结合抑制免疫球蛋白，是诊断 Graves 病的第一线指标，未治疗的 Graves 病患者的阳性率达 98%。与 TRAb 相比，TSAb 反映了这种抗体不仅与 TSH 受体结合，而且产生了对甲状腺细胞的刺激功能。85% ～ 100% 的 Graves 病新诊断患者 TSAb 阳性。

5. 彩色多普勒（CFD）　甲状腺血流的半定量测定，可以区别于甲状腺炎症破坏引起甲状腺毒症的影像。

6. 电子计算机 X 线体层显像（CT）和磁共振显像（MRI）　眼部 CT 和 MRI 可以排除其他原因所致的突眼，评估眼外肌受累的情况。

三、患者评估

患者，女，42 岁，因"间断心慌、乏力 5 年，加重 10 天"，于 2020 年 7 月 30 日入院。

现病史：患者 5 年前无明显诱因间断出现心慌、乏力，就诊于我院门诊，查甲状腺功能后诊断为甲状腺功能亢进症，予甲巯咪唑片 5mg，每日 1 次，口服治疗。3 年前于医院体检时查甲状腺功能未见异常，自行停用甲巯咪唑片。10 天前无明显诱因上述症状加重，昨日就诊于我院门诊，甲状腺功能五项检查结果为促甲状腺激素 < 0.005μIU/mL，血清游离甲状腺素 25.25pmol/L，抗甲状腺过氧化物酶抗体 527.1IU/mL，抗甲状腺球蛋白抗体 942.7IU/mL。现为中西医系统治疗，今日由门诊收入院。

既往史：平素健康状况一般；既往子宫肌瘤病史 8 年；2 型糖尿病病史 5 年；高血压病病史 5 年；否认冠心病、脑梗死等病史；否认手术外伤史；否认输血史；否认药物、食物过敏史；否认传染病病史。

体格检查：T36.2℃，P98 次 / 分，R18 次 / 分，BP162/88mmHg。神志清楚，发育正常，体型中等，营养良好，步入病房，表情自然，自主体位，查体合作，精神尚可，呼吸平顺，言语流利，语声有力。全身皮肤黏膜未见异常，浅表淋巴结无肿大。颈软，颈动脉搏动正常，肝颈静脉回流征阴性，气管居中，甲状腺Ⅱ度肿大，触诊质韧，无压痛。双肺呼吸正常，节律规整，深度均匀，双侧呼吸运动对称，呼吸音正常，无干湿啰音，语音传导正常。心尖搏动正常，心前区无隆起，各瓣膜听诊区未闻及杂音。腹软，无压痛及反跳痛，肝、脾肋下未触及，Murphy 征阴性。双手细颤，双下肢无水肿、无静脉曲张，肌肉无萎缩，肌张力正常，深、浅反射对称引出，无亢进及减弱，病理反射未引出，脑膜刺激征阴性。

辅助检查：促甲状腺激素 < 0.005μIU/mL，血清游离甲状腺素 25.25pmol/L，抗甲状腺过氧化物酶抗体 527.1IU/mL，抗甲状腺球蛋白抗体 942.7IU/mL。

问题 1：写出该患者临床诊断及诊断依据。

临床诊断：甲状腺功能亢进症。

诊断依据：间断心慌、乏力 5 年，加重 10 天；心慌，乏力，口干渴，消瘦，手抖，情绪急躁；查双手细颤，甲状腺Ⅱ度肿大，触诊质韧，无压痛；甲状腺功能检查显示促甲状腺激素 < 0.005μIU/mL，血清游离甲状腺素 25.25pmol/L，抗甲状腺过氧化物酶抗

体 527.1IU/mL，抗甲状腺球蛋白抗体 942.7IU/mL。

问题 2：写出该患者随访和评估的关键点。

（1）抗甲状腺药物治疗总疗程一般为 1 ～ 2 年。停药后建议随访初期每月复查甲状腺功能，每 3 个月复查 TRAb，如病情稳定，则可将随访间隔逐步延长至 3 ～ 12 个月。

（2）建议 ^{131}I 治疗后 1 ～ 2 个月内复查甲状腺功能，之后 6 个月内每 4 ～ 6 周复查甲状腺功能，及早发现甲状腺功能减退并予治疗，病情稳定后随访间隔可逐渐延长至 6 ～ 12 个月。建议手术治疗后每 6 ～ 8 周复查甲状腺功能，直至病情平稳后逐渐延长随访间隔。

问题 3：写出该患者现存或潜在的护理诊断。

（1）营养失调　低于人体需要量，与基础代谢率增高、消化不良性腹泻有关。

（2）活动无耐力　与基础代谢率增高、蛋白质代谢呈负平衡有关。

（3）自我形象紊乱　与甲状腺肿大、突眼等有关。

（4）有组织完整性受损的危险　与浸润性突眼有关。

（5）潜在并发症　甲状腺危象。

问题 4：写出该患者饮食注意事项。

因患者能量消耗大，应给予高热量、高蛋白、高维生素、易消化饮食，以保证人体热量需要。主食应足量，可增加奶类、蛋类、瘦肉等优质蛋白质以纠正体内负氮平衡，满足人体高代谢的需要。禁止摄入咖啡、浓茶等刺激性饮料，以免引起患者精神兴奋。多摄入新鲜蔬菜和水果，给予充足的水分，每日 2000 ～ 3000mL，以补充出汗、腹泻、呼吸加快等丢失的水分。减少食物中粗纤维的摄入，以减少排便次数。避免摄入含碘丰富的食物和药物，如海带、紫菜、海藻等。

问题 5：说出甲状腺术前护理要点。

（1）心理护理　多与患者交谈，消除患者的焦虑和恐惧心理，保持情绪稳定。对精神过度紧张或失眠者，适当应用镇静和安眠药物。

（2）药物准备　术前通过药物降低基础代谢率是甲状腺功能亢进症患者手术前准备的重要环节，可选择口服碘剂或硫脲类药物降低基础代谢率。心率快者给予口服利血平或普萘洛尔。

（3）饮食护理　给予患者高热量、高蛋白和富含维生素的食物，并保证足够的液体摄入量。增加营养，少食多餐，保证术前营养状态良好。禁用对中枢神经有兴奋作用的浓茶、咖啡等刺激性饮料，戒烟、酒。

（4）其他　指导患者练习头颈过伸位。指导突眼患者注意保护眼睛，避免角膜过度暴露后干燥受损，发生溃疡。安排通风良好、安静的休息环境，指导患者减少活动，适当卧床，以免体力消耗。减少探视，避免过多外来刺激影响患者情绪。

问题 6：说出术后护理要点。

（1）体位和引流　术后采取平卧位；待麻醉清醒、血压平稳后取半卧位，以利呼吸和引流。保持呼吸道通畅，预防肺部并发症。

（2）特殊药物的应用　甲状腺功能亢进症患者术后继续服用复方碘化钾溶液，直至病情平稳。遵医嘱术后口服甲状腺素，以抑制促甲状腺素的分泌和预防复发。

（3）并发症的护理 术后12～36小时内出现高热、心率增快、烦躁不安、谵妄，甚至昏迷，也可表现为神志淡漠、嗜睡、呕吐、腹泻，以及全身红斑及低血压。预防的关键在于术前准备充分、完善，使血清甲状腺激素水平及基础代谢率降至正常范围后再手术。术后加强巡视和病情观察，一旦发现患者出现甲状腺危象，立即通知医生予以处理，可予口服碘剂，静脉滴注氢化可的松、肾上腺素能受体阻滞，肌内注射镇静剂，降温，静脉输注葡萄糖等处理。

问题7：说出甲状腺功能亢进症患者健康教育主要内容。

（1）知识宣教 指导患者和家属了解甲状腺功能亢进症的发病原因和诱因，避免过度劳累和精神刺激，指导患者学会保护眼睛的方法。上衣领口要宽松，避免压迫甲状腺，严禁用手挤压甲状腺，以免甲状腺激素分泌过多加重病情。指导患者每日清晨起床前自测脉搏，定期测量体重，监测病情变化，如出现高热、恶心、呕吐、腹泻、突眼加重等，需警惕甲状腺危象发生，及时就医。

（2）用药指导 指导患者坚持遵医嘱规律用药，注意监测药物不良反应。按疗程服药，不可随意减量和停药，定期复查血常规、肝功能和甲状腺功能，评估治疗方案的安全性和疗效性。

（3）生活指导 指导患者合理安排休息和活动，适当增加休息时间，保证充足的睡眠时间，以防病情加重。指导患者摄入高热量、高蛋白、高维生素饮食，避免摄入刺激性食物及饮料。

（4）生育指导 告知女性患者甲状腺功能亢进症未得到控制不能怀孕。患者正在接受抗甲状腺药物治疗，但血清 TT_3、TT_4 达到正常范围，停用抗甲状腺药物或应用抗甲状腺药物最小剂量，可以怀孕。

问题8：说出甲状腺危象处理措施。

（1）避免诱因 控制感染，减少精神刺激、创伤等引起甲状腺危象的因素。

（2）指导休息 绝对卧床休息，呼吸困难时取半卧位，给予吸氧，建立静脉通路。

（3）用药护理 及时准确按医嘱应用丙硫氧嘧啶、复方碘溶液、氢化可的松等药物，严格掌握药物剂量，注意观察中毒或过敏反应。

（4）抢救准备 准备好镇静剂、血管活性药物、强心剂等，一旦发生甲状腺危象及时救治。

（5）对症护理 体温过高时，给予物理降温；躁动不安时，注意防止坠床；昏迷时加强皮肤护理、口腔护理，预防压疮及肺炎的发生。监测生命体征，准确记录24小时出入量，观察神志变化。

问题9：中医部分。

中医四诊评估内容：患者颈前肿大，质柔软或偏硬韧，烦热易出汗，性情急躁易怒，眼球突出，手指颤抖，心悸不宁，眠差，食纳亢进，消瘦，口咽干燥，月经不调，舌质红，苔薄黄或少苔，脉弦数。

中医诊断：瘿病（阴虚阳亢证）。

证候分析：肝为风木之脏，内寄相火，以血为体，以气为用。情志不遂，肝失条达柔顺之性而致气机郁滞，津凝痰聚，痰气搏结于颈前，日久引起血脉瘀阻，气、痰、瘀三者合而为患。肝郁日久，痰气郁结化火，火热耗伤阴津，出现阴虚火旺的病理变化。火热伤及心阴，心失所养，心神受扰，则心悸不宁、眠差；心与小肠相表里，火热循经下移小肠，则小便色深；阴津不足，形体肢窍失养，则消瘦、口咽干燥；肝失疏泄日久化火，则情绪急躁；肝阴不足，不能制阳，肝阳化风，则手指颤抖；肝火犯胃，胃火炽盛，消谷善饥，则食纳亢进；阴虚火旺迫津外泄，则烦热易汗；肝郁气滞则冲任不调，肝阴不足，则血海不能按时充盈，见月经不调。舌质红、苔薄黄或少苔、脉弦数，为瘿病阴虚阳亢之证。

治疗原则：滋阴柔肝。

方药：一贯煎。

中医辨证施护：①生活调摄：病室环境安静，空气新鲜，通风良好，注意休息，适当活动，外出戴深色眼镜以防强光及灰尘刺激，眼睑不能闭合者睡觉时用油纱布或眼罩覆盖双眼，少看书和电视，经常做眼球运动，必要时遵医嘱滴眼药水。②饮食调摄：宜进食高蛋白、高热量、高维生素及矿物质丰富的食物，适当食用动物内脏，多吃新鲜绿叶蔬菜，忌食紫菜、海带及其他含碘丰富的食物，忌暴饮暴食。本证以服用滋阴降火、宁心柔肝之品为宜，如莲子、酸枣仁、银耳、桂圆等。③中医适宜技术：取神门、内分泌、交感、皮质下、甲状腺、心等，每次选取 2～3 个，每日按压数次，3～5 日更换1 次；用道光散（当归、海藻、昆布等）10g，加少量淡盐水调匀至湿润，加鲜鸡肝 1个，捣成糊状，每晚浴后敷于颈部气瘿穴或阿是穴（或肿块中心点），次晨除去，温水洗净，连用 6 日。

（王国强　刘向荣）

第四节　骨质疏松症

一、常见症状和体征评估

骨质疏松症（OP）是一种以骨量降低和骨组织微结构破坏为特征，导致骨骼脆性增加和易于骨折的代谢性疾病。OP 是一种多因素所致的慢性疾病，按病因可分为原发性和继发性两类：原发性 OP 又分为 I 型（绝经后骨质疏松症）和 II 型（老年性骨质疏松症）两种亚型；继发性 OP 病因明确，常由内分泌代谢疾病和全身性疾病引起。本病可见于各年龄段，但常见于老年人，尤其是绝经后女性。随着我国老年人口的增加，骨质疏松症发病率呈上升趋势。2018 年发布的我国骨质疏松症流行病学调查结果显示，OP 目前已成为困扰 50 岁以上中老年人的主要健康问题，50 岁以上人群骨质疏松症患病率为 19.2%，65 岁以上的患病率是 32%，尤其是中老年女性，50 岁以上女性骨质疏松症患病率为 32.1%，远高于同龄男性的 6%，65 岁以上女性骨质疏松症的患病率高达51.6%。导致骨质疏松症的危险因素有很多，其中高龄、性激素缺乏、不平衡饮食、制动、体力活动减少、光照减少、吸烟、酗酒、长期使用糖皮质激素等是骨质疏松症的重要原因。

1.症状评估　本病初期可无明显症状，随着病情的发展，骨量不断损伤，骨组织微结构的变化，可出现疼痛、身材缩短、驼背、骨折、呼吸功能下降等。其中，疼痛是常见、主要的临床症状。

（1）疼痛　是骨质疏松最常见的症状，以腰背痛多见，疼痛沿脊柱向两侧扩散，也可以出现全身骨痛。疼痛多为弥漫性、无固定部位，检查不能发现压痛区（点）。初起疼痛为间歇性疼痛，随着 OP 的加重发展为持续性疼痛，疼痛有昼轻夜重的特点，即深夜及清晨醒来时身体肌肉僵硬，骨骼疼痛感加剧，而白天则常常缓解。疼痛通常在姿势改变时，长时间行走后，夜间或者负重活动时加重，甚至可以出现活动受限。

（2）骨折　为脆性骨折，即在轻微外伤或日常活动时（如弯腰）容易出现骨折，是骨质疏松症最常见和最严重的并发症。骨折可以发生在身体的各个部位，但最常发生的部位为脊柱（主要是胸椎和腰椎），其次是髋部（多在股骨颈部）和前臂。骨折发生后再次发生骨折的概率明显提高。

（3）身材缩短、驼背　是老年性骨质疏松症重要的临床表现，多在突发性腰背疼痛后出现。

（4）呼吸功能异常　骨质疏松所致胸廓畸形致使患者可出现胸闷、气短、呼吸困难等症状。

2.体征评估

（1）视诊　发生脊髓压缩性骨折可出现身材缩短或驼背，脊柱变形。四肢骨折和髋部骨折局部有肿胀、畸形或骨折阳性体征。

（2）触诊　骨折局部有压痛和骨擦感。

（3）叩诊　骨折部位有叩击痛。

二、常用检查项目

1.骨量测定　骨矿含量（BMC）和骨矿密度（BMD）测量是判断低骨量、确定骨质疏松的重要手段。骨密度的测量方法有单光子吸收测定法（SPA）、双能 X 线吸收测定法（DXA）、定量 CT（QCT）等，其中 DXA 用于测定骨密度的常用方法，对 OP 诊断、预测骨折风险、评估药物治疗效果等有重要意义，是诊断骨质疏松的"金标准"。这项检查往往会针对骨折最常发生的部位即腰椎、髋部和手腕。基于 DXA 的测量结果，对于不同人群判断标准有两类。

（1）绝经后女性、50 岁及以上男性　骨密度判断用 T 值。T 值 =（实测值－同种族同性别正常青年人峰值骨密度）/ 同种族同性别正常青年人峰值骨密度的标准差，T 值 < － 2.5 可确定为骨质疏松；骨质疏松伴一处或多处自发性骨折，可确定为严重骨质疏松。

（2）儿童、绝经前女性、50 岁以下男性　骨密度判断用 Z 值。Z 值 =（实测值－同种族同性别同龄人骨密度平均值）/ 同种族同性别同龄人骨密度标准差，Z 值 < － 2.0，

视为低于同年龄段预期范围或低骨量。

2. X 线检查 用于判断是否发生骨折及骨折的部位、类型、移位方向和程度。

3. CT 和磁共振成像（简称 MRI） 对确定微细骨折和锥体骨折有较大诊断价值，CT 能清晰显示关节内和关节周围骨折，MRI 对鉴别新鲜和陈旧性锥体骨折有重要意义。

4. 骨转换的生化测定 有助于鉴别原发性骨质疏松症和继发性骨质疏松症，了解病情进展和检测药物疗效等。生化指标测定包括骨形成指标和骨吸收指标两类，反应骨形成的主要指标有血清碱性磷酸酶（ALP）、骨钙素、Ⅰ型胶原羧基前肽等，反应骨吸收主要指标有空腹尿钙、吡啶啉和脱氧吡啶啉和抗酒石酸酸性磷酸酶（TRAP）等。多数情况下绝经后 OP 属于高转换型，骨吸收指标明显上升，而老年性 OP 以低转换型多见，骨吸收指标和骨形成指标均降低。

三、患者评估

患者，女，60 岁。因"间断性腰痛 3 年，加重 3 个月"，于 2020 年 5 月 21 日入院。

现病史：患者于 5 年前受凉后出现双手近端指间关节、掌指关节、双腕关节肿痛，双手握拳困难，不能正常穿衣、持物，双腕关节屈伸不利，双肘、双膝、双踝关节疼痛，晨僵时间大于 1 小时，就诊于某医院风湿科门诊，给予"止痛药"对症治疗，症状缓解后出院。3 年前无明显原因出现腰背疼痛，无固定部位。2 年前因拎水桶后腰疼加重，在某医院做胸腰椎磁共振成像（MRI）显示第 12 胸椎（T_{12}）压缩性骨折，在家卧床 4 个月，服用骨化三醇等药物进行治疗，经锻炼后勉强能进行活动，期间活动后出现腰痛症状加重，未去医院，在家卧床休息，服用骨化三醇等药物进行治疗，腰痛缓解。3 个月前无明显诱因出现腰背疼痛症状加重，于我院门诊就诊，经门诊收入住院。

既往史：平时健康状况良好；否认高血压、糖尿病、冠心病等病史，否认脑梗死、脑出血等病史，否认伤寒、肝炎、肺结核等传染病史；否认手术、外伤史；否认输血史；否认药物过敏史；否认食物过敏史。

体格检查：T36.4℃，P108 次 / 分，R18 次 / 分，BP 96/70mmHg。神志清醒，发育正常，身高 165cm（3 年前入院时测量身高为 170cm），体重 50kg，体型偏瘦，营养中等，扶入病房，表情自然，自主体位，查体合作。全身皮肤检查无异常。全身淋巴结无肿大。头颈部检查无异常。胸、腹部检查无异常。脊柱可见后突畸形，胸腰椎段棘突上压痛、叩击痛（+），胸腰椎活动受限，无法弯腰及侧身。四肢无水肿，双侧足背动脉搏动正常，四肢无畸形，无杵状指、趾，肌张力正常，深、浅反射对称引出，无亢进及减弱，病理反射未引出。双手近端指间关节、掌指关节、双腕、双肘肿胀，压痛阳性，双手、双腕、双肘关节活动受限，双肩关节、双膝、双踝关节压痛阳性，双手、双足趾挤压痛。

辅助检查：血常规显示白细胞 $16.49×10^9$/L，中性粒细胞百分比 87.3%，淋巴细胞百分比 8.1%，血红蛋白 89g/L，血小板 $759×10^9$/L；肝功能检查显示白蛋白 28.7g/L；C 反应蛋白（CRP）23.45mg/dL，磷 1.67mmol/L，钾 5.42mmol/L；类风湿因子 135.2IU/mL，抗环瓜氨酸肽抗体 200.1RU/mL，血沉（ESR）60mm/h；腰椎 DXA 检测结果显示

$L_1 \sim L_4$ 的 T 值为 -4.2；胸腰椎 MRI 显示 T_{12}，以及第 2、3 腰椎（$L_{2 \sim 3}$）狭窄，形状不规则，已压缩变形。

问题 1：写出该患者此次入院的主要临床诊断及诊断依据。

临床诊断：骨质疏松（重度）。

诊断依据：间断性腰痛 3 年，加重 3 个月，腰背酸痛，疼痛沿脊柱向两侧扩散，负荷增加时疼痛加重，翻身、起坐及行走有困难，乏力。身高 165cm（3 年前入院时测量身高为 170cm），脊柱可见后突畸形，胸腰椎段棘突上压痛、叩击痛（+），胸腰椎活动受限，无法弯腰及侧身。腰椎 DXA 检测：$L_1 \sim L_4$ 的 T 值为 -4.2；胸腰椎 MRI 检查可见 T_{12} 及 $L_{2 \sim 3}$ 狭窄，形状不规则，已压缩变形。

问题 2：补充该患者的问诊内容。

（1）基本资料 除了病历中性别和年龄外，补充姓名、职业、民族、籍贯、婚姻状况、文化程度、宗教信仰、家庭住址及电话号码、医疗费用支付方式、入院时间、入院诊断、入院类型、入院方式、资料来源的可靠性及收集资料的时间等内容。

（2）主诉 间断性腰痛 3 年，加重 3 个月。

（3）现病史 为了更有效地收集相关信息，询问几点：①起病情况及发病时间：询问起病开始时间，注意每次发作时的起病缓急，有无诱因等。②主要症状及其特点：询问疼痛的部位、性质、持续的时间、什么情况下疼痛加重等；了解骨折发生的时间及原因。③伴随症状：询问有无乏力、胸闷、气促、呼吸困难等。④诊疗经过与病情演变：询问首次起病后所采取的措施、病情变化情况（发作频率、发作诱因、严重程度、有无新情况等）、每次就医情况（医院等级、诊断、主要治疗措施及其效果等）、用药情况及遵医行为。

该患者 3 年前无明显原因出现腰背疼痛，无固定部位。2 年前发生胸椎脆性骨折，卧床 4 个月，服用骨化三醇等药物进行治疗，3 个月前无明显诱因腰背疼痛加重，疼痛沿脊柱向两侧扩散，为弥漫性、无固定部位，昼轻夜重，负荷增加时疼痛加重，翻身、起坐及行走有困难，腰背疼痛初起为间歇性，3 个月前开始腰背疼痛为持续性。入院后病情较稳定，无新的症状出现。检查过血常规、肝功、腰椎 DXA 检测、腰椎 MRI 等，用过止痛药（具体药物不详）和骨化三醇等药物。

（4）日常生活状况 补充饮食情况（了解患者的饮食特点、有无偏食）、排泄形态（了解大小便的次数、量、性状、颜色）、休息与睡眠形态、日常生活活动与自理能力、个人嗜好（是否吸烟、饮酒，烟龄及每日吸烟量）等内容。

（5）既往史 参考上述既往史。

（6）个人史 14 岁初潮，50 岁绝经。26 岁结婚，婚后育有一子一女。

（7）家族史 父母健在，母亲曾有过 2 次脆性骨折史。

（8）心理社会状况 由于骨折影响患者的日常生活，担心再次骨折，不敢有过多活动，患者长期情绪低落，经常处于焦虑状态，爱发脾气。

问题 3：分析体格检查与辅助检查的临床意义。

在突发腰背疼痛后出现身高变矮（身高 165cm，3 年前入院时测量身高为 170cm），驼背（脊柱可见后突畸形），符合骨质疏松的脆性骨折特点。

腰椎 DXA 检测结果 $L_1 \sim L_4$ 的 T 值为 -4.2 符合骨质疏松诊断标准。胸腰椎 MRI 检查可见 T_{12}，以及 $L_{2\sim3}$ 狭窄，形状不规则，已压缩变形，结合病史患者腰椎骨折为自发性骨折，骨质疏松伴有自发性骨折，符合重度骨质疏松诊断标准。

问题 4：写出该患者的现存或潜在的护理诊断。

（1）疼痛　与关节炎症反应和骨质疏松有关。

（2）有受伤的危险　与骨质疏松导致的骨骼脆性增加有关。

（3）躯体活动障碍　与关节炎症引起关节活动受限有关。

（4）知识缺乏　缺乏骨质疏松症预防和治疗的相关知识。

（5）潜在并发症　脆性骨折、上呼吸道和肺部感染。

问题 5：说出缓解该患者骨痛的主要护理措施。

（1）休息　硬板床卧床休息 1 周。

（2）物理疗法　疼痛部位使用热敷、按摩、超短波理疗等。

（3）用药护理　按医嘱使用止痛药。

问题 6：写出该患者可能出现的并发症及评估依据。

（1）脆性骨折　观察患者原有症状、体征是否加重；观察患者四肢是否有肿胀、疼痛、麻木等症状发生，肿胀疼痛部位是否有畸形、活动障碍、骨擦音或骨擦感；是否有突发性腰背疼痛的发生，观察患者的脊柱是否出现畸形；是否有胸部疼痛、呼吸变浅、咳嗽无力、胸廓畸形、骨摩擦音等症状发生。

（2）上呼吸道和肺部感染　注意观察患者是否出现发热、乏力、精神不佳、咳嗽、胸闷、气促、呼吸困难等症状。

问题 7：说出出院健康指导的主要内容。

（1）减轻心理压力　多与人沟通，保持心情舒畅、情绪稳定。

（2）健康饮食　高钙、高蛋白质、高维生素饮食，动物蛋白不宜过多，减少咖啡、浓茶、碳酸饮料，少吃糖和食盐。

（3）加强运动　多进行户外运动，运动时应根据自身情况选择力所能及的运动方式如散步、太极拳、游泳等，避免剧烈、有危险的运动。运动要循序渐进，持之以恒。活动时应做好防护，防止跌倒，必要时可辅以手杖、助行器以增加活动的稳定性。活动时选择合适衣裤，鞋大小适中、

（4）其他　充分接受日光浴；指导患者正确服用各种药物，学会自我监测药物不良反应。避免使用有可能加重病情的药物。

问题 8：中医部分。

中医四诊评估内容：患者双手近端指间关节、掌指关节、双腕、双肘肿痛，双手、双腕、双肘关节活动受限，双肩关节、双膝、双踝关节疼痛，双足趾疼痛，晨僵大于 1 小时。舌红，无苔，脉滑数。

中医诊断：痹病（湿热痹阻证）。

证候分析：痹病特点为肢体关节疼痛。风邪盛者为行痹，行痹多游走不定而痛；湿

邪盛者为着痹，着痹多重着而痛，麻木不仁；久治不愈，肝肾亏虚；痰郁阻络者为尪痹，尪痹多疼痛剧烈伴关节肿大变形。患者 4 年前感受湿热之邪，痹阻经络，不通则痛，出现腕、掌、指关节肿痛，病因蓄积日久，且病情加重 3 个月后入院，湿热痹阻，经脉不通，双手近端指间关节、掌指关节、双腕、双肘、双肩关节、双膝、双踝、双足趾等部位关节疼痛且肿大，晨僵大于 1 小时，符合尪痹的诊断标准。湿邪缠绵人体过久，郁而化热，热邪流注经络关节，脉络失养，绌急而痛，关节更觉重滞难忍，故活动受限，肿痛加剧，反复发作者多属慢性之痰瘀互结、气血俱虚之证。舌红、无苔、脉滑数，均为湿热痹阻证典型的舌脉表现。

治疗原则：清热利湿，通络止痛。

方药：治尪汤加减。

中医辨证施护：①生活调摄：如房事有节、饮食有常、劳逸结合、起居作息规律，加强体育锻炼。注意防寒防湿，久处潮湿工作者，更应经常注意预防外邪侵袭，患者居住的房间应当通风、干燥、向阳，保持空气新鲜。②饮食调摄：由于痹病多因风、湿之邪痹阻脉络，故药食多选祛风、化湿之品。邪阻气血，不通则痛，故痹病宜服温通活血之品。正气内虚是痹病之本，可服羊肉、蛇肉、鳝鱼等具有补气血、益肝肾、祛风湿之功的食品为常用药膳。③药酒方：取金银花、乌梅、制草乌、制川乌、甘草、红花各 9g，白酒 500mL，泡 12 天取服，每次 5～10mL，每日 3 次。④外治法：艾叶 200g，煎汤热浴，忌风；食盐 500g，小茴香 200g，炒热布包外敷患处。

（迟晓华　张昕烨）

第八章 风湿性疾病患者评估 ▷▷▷▷

第一节 概　述

风湿性疾病是一组累及骨与关节及其周围软组织及其他相关组织和器官的慢性疾病。风湿性疾病包括 10 大类 100 多种疾病，病因多种多样，发病多数与自身免疫反应密切相关。风湿性疾病既可以是某一局部病理损伤，也可以是全身性疾病。大多数风湿性疾病如果不及时诊治，都有致残或致死的风险，给社会和家庭带来沉重的负担。随着社会发展、卫生水平的提高和生活方式的改变，风湿性疾病的疾病谱发生了显著的改变，感染相关的风湿性疾病明显减少，骨关节炎、痛风性关节炎的发病率呈上升趋势。

风湿性疾病根据 1983 年美国风湿病协会所制定的分类方法分为：①弥漫性结缔组织病：包括类风湿关节炎、系统性红斑狼疮等。②脊柱关节炎：包括强直性脊柱炎、反应性关节炎等。③退行性变：包括原发性和继发性骨关节炎。④遗传、代谢和内分泌疾病相关的风湿病：包括 Marfan 综合征、痛风、肢端肥大症等。⑤感染相关风湿病：包括反应性关节炎、风湿热等。⑥肿瘤相关风湿病：包括滑膜瘤、多发性骨髓瘤等。⑦神经血管疾病：包括神经性关节病、压迫性神经病变等。⑧骨与软骨病变：包括骨质疏松、肥大性骨关节病等。⑨非关节性风湿病：包括关节周围病变、腰椎间盘病变等；⑩其他有关节症状的疾病：包括周期性风湿病、间歇性关节积液等。

风湿性疾病的实验室检查分为常规检查和特异性检查。常规检查有血尿便常规及肝肾功能检查，血沉、C 反应蛋白、补体检查等；特异性检查有自身抗体测定、人类白细胞抗原（HLA）检测、关节液检查、病理检查等。此外影像学检查（X 线、CT、MRI）也是重要的辅助检测手段。

风湿性疾病的常见症状和体征：①皮肤受损：常见的皮损有红斑、皮疹、水肿、溃疡等。②关节疼痛与肿胀：关节受累的首发症状，风湿病患者就诊的主要原因，不同疾病的疼痛起病形式、部位、性质不同。③关节僵硬与活动受限：不同疾病的僵硬程度与持续时间不同。

风湿性疾病的病史部分要注意询问起病时间、主要症状及伴随症状及诊治经过等。评估疾病初发时间、起病特点、起病缓急、诱因等。重点评估主要症状及伴随症状的特点，如关节疼痛性质、发作频率、持续时间、程度以及加重或缓解因素；皮疹部位、颜色、性质、分布、变化等。加强对主要症状和伴随症状的动态评估，以了解病情变化，为治疗和护理提供依据。评估患者患病以来的就医过程，包括初始诊断、检查项目及结果、用药情况（药名、剂量、用法、时间、效果、不良反应等）。围绕风湿性疾病特点询问既往史、家族史、个人史，发病年龄、性别、家族史对诊断有参考意义，如系统性红斑狼疮多见于育龄女性，强直性脊柱炎多见于青年男性（部分有家族史），骨关节炎多见于中老年人。针对风湿性疾病患者心理特点，询问既往史、遗传史和心理社会状况，了解患者对疾病的认识和自我管理行为；体格检查部分注意骨与关节痛、皮疹的特点等，进行认真而详细的病史采集对确诊、实施护理措施有重要意义。

本章选取风湿性疾病中常见的系统性红斑狼疮和痛风编写案例，通过病史采集、入院评估以及相关知识的运用，使学生掌握风湿性疾病的临床特点、诊疗过程及整体护理（包括中医辨证施护）。

（周秀玲）

第二节　系统性红斑狼疮

一、常见症状和体征评估

系统性红斑狼疮（systemic lupus erythematosus，SLE）是一种具有多系统损害及多种自身抗体的自身免疫性疾病，其主要表现为发热、皮疹、脱发、关节痛或关节炎、肾炎、浆膜炎、溶血性贫血、白细胞减少、血小板减少及中枢神经系统损害等。病因尚不明确，可能与遗传、环境、免疫及性激素等多种因素相互作用造成人体免疫功能紊乱有关。系统性红斑狼疮多见于育龄期妇女，也见于老人和儿童。发病高峰为 15～40 岁。在世界各地均有发病，在我国患病率较高，近年来其发病率有增高的趋势。

1. 症状评估　临床症状多样，早期症状不典型。

（1）全身症状　主要包括发热（90% 的患者出现发热，以低中度多见）、疲倦、乏力、肌痛、体重下降等。

（2）皮肤黏膜　80% 患者出现各种形态皮疹，口腔及鼻黏膜无痛性溃疡和脱发较常见，常提示疾病活动。各种皮疹多无明显瘙痒（出现明显瘙痒常提示局部过敏）。

（3）浆膜炎　半数以上患者在急性发作期出现多发性浆膜炎，狼疮肾炎或合并并发症时可出现心包积液（并非狼疮浆膜炎）。

（4）肌肉关节症状　关节痛是常见症状之一，10% 的患者出现 Jaccoud 关节病，其特点为可复位的非侵蚀性关节半脱位，维持正常功能。可出现肌痛和肌无力，5%～10% 患者出现肌炎。

（5）肾脏表现　肾脏病变是 SLE 发病及住院的主要原因，肾脏受累主要表现为水肿、蛋白尿、血尿、管型尿、高血压等，严重者可出现肾衰竭。

（6）心血管表现　以心包炎最为常见，患者出现发热、呼吸困难、心动过速以及充血性心力衰竭。约 10% 的患者出现心肌损害，也可有冠状动脉受累。

（7）肺部表现　SLE 主要引起肺间质病变，表现为活动后气促、干咳、低氧血症，肺弥散功能下降。如合并弥漫性肺泡出血，病死率高达 50% 以上。SLE 所致肺动脉高压是预后不良的因素之一。

（8）神经系统表现　SLE可累及中枢和周围神经系统。中枢神经系统病变包括癫痫、狼疮性头痛、脑血管病变等；周围神经病变包括吉兰-巴雷综合征、重症肌无力、自主神经病等。

（9）消化系统表现　可表现为食欲下降、腹痛、呕吐、腹泻等。早期出现肝损伤与预后不良相关。少数患者可出现急腹症。

（10）血液系统表现　活动期患者中血红蛋白下降、白细胞和（或）血小板减少较常见。

（11）抗磷脂综合征　可出现在活动期，表现为动脉和（或）静脉血栓形成、反复的自发流产、血小板减少等。

（12）干燥综合征　约30%的患者有继发性干燥综合征，有唾液腺和泪腺功能不全。

（13）眼部表现　约15%的患者有眼部病变，如视网膜出血、视网膜渗出等。

2.体征评估

（1）皮肤黏膜损害　表现为皮疹，多见于日晒部位。鼻梁和双颧颊部分布的红斑是SLE特征性的改变。典型的狼疮蝶形红斑常急性起病，高于皮肤表面，伴有瘙痒或疼痛，呈颊部分布，常发生于光照后。其他皮疹有盘状红斑、指掌部和甲周红斑、指端缺血、面部及躯干皮疹等。口腔黏膜病变可为SLE患者的首发表现。

（2）肌肉关节　常出现对称性多关节肿胀。

（3）心血管　冠状动脉受累时可出现ST-T段改变和心绞痛。

（4）淋巴结　颈部、腋窝和腹股沟处可触及肿大的大小不等淋巴结，质韧，无压痛，活动度好。

二、常用检查项目

1.一般检查　根据不同受累部位可做相应的血、尿常规，肝、肾功能与影像学检查等。

2.自身抗体检查　常见的自身抗体有抗核抗体谱、抗磷脂抗体和抗组织细胞抗体。

（1）抗核抗体谱　包括抗核抗体（ANA）、抗双链DNA（dsDNA）抗体、抗可提取核抗原抗体（ENA）。

1）ANA：见于几乎所有SLE患者。因特异性低（65%），单纯的ANA阳性不能作为与其他结缔组织病的鉴别指标。

2）抗dsDNA抗体：是诊断SLE的特异性抗体，为SLE的标志性抗体，多出现在活动期，抗dsDNA抗体的滴度与疾病活动性密切相关，稳定期患者滴度增高，提示复发风险较高。

3）抗ENA抗体谱：是一组临床意义不同的抗体。①抗Sm抗体：是诊断SLE的标记抗体，特异性达99%，但敏感性低（25%），有助于早期和不典型患者的诊断或回顾性诊断。②抗RNP抗体：对SLE诊断特异性不高，与SLE的雷诺现象与肺动脉高压相关。③抗 SSA（Ro）抗体：与 SLE 患者出现光过敏、血管炎、皮损、白细胞减低等有关。④抗 SSB（La）抗体：与 SSA 抗体相关联，与继发干燥综合征有关，但阳性率低于 SSA。⑤抗 rRNP 抗体：阳性者多提示有 NP-SLE 或重要脏器官损害。

（2）抗磷脂抗体　与继发性抗磷脂抗体综合征有关。

（3）抗组织细胞抗体　ANAS 是一组自身抗体，其中 SLE 抗双链 DNA 抗体特异性 95%，与疾病活动性和预后有关，抗 Sm 抗体特异性高达 99%；抗组蛋白、抗 RNP、抗 SSA 和抗 SSB 等抗体也可出现于 SLE 的血清中，但特异性低，也见于其他自身免疫性疾病。

3. 免疫球蛋白及补体 C_3、C_4　与 SLE 活动度呈负相关，常可作为病情活动性和治疗反应的检测指标之一。SLE 常出现高免疫球蛋白血症。

三、患者评估

患者，男，24 岁。因"发热、关节痛 5 年伴周身皮疹 4 年，加重 10 个月"，于 2014 年 12 月 6 日收入院。

现病史：患者 5 年前无明确诱因出现发热、关节痛，体温最高达 40℃，发热夜间尤明显，使用解热药（具体不详）后可短时间退热，患者未予重视，于当地医院反复使用解热药、抗感染药、糖皮质激素（具体不详）等治疗。4 年前患者症状加重伴周身红色皮疹，略突出皮面，曾先后就诊于当地多家三甲级医院，均考虑"系统性红斑狼疮"，经治疗 7 个月后因感冒病情再次加重，就诊于北京某医院，诊断为"系统性红斑狼疮、狼疮性脑病、药物性肝炎"，先后注射甲泼尼龙、环磷酰胺等，病情好转后患者停药。17 个月前患者行双髋关节置换术后病情反复，使用激素（具体不详）治疗，无发热后停药。10 个月前患者感冒后病情再次反复，就诊于某个体医院，使用"中药汤剂及胶囊剂"等治疗，病情一直控制不理想仍发热，现为明确诊断及系统治疗而入我院。

既往史：平素健康状况一般，否认心脏病史、肾脏疾病史，做过双髋关节置换术；否认输血史，否认食物、药物过敏史。

体格检查：T36.5℃，P120 次 / 分，R20 次 / 分，BP90/75mmHg。营养不良，扶入病房，慢性面容，颜面、四肢皮肤密集红色皮疹，部分融合成片，略突出于皮面，触痛阳性，局部皮温增高，皮疹间散在小溃疡、结痂、瘢痕，瘢痕处皮肤色素脱失，头发稀疏，口腔黏膜见多处豆粒大小的溃疡，右腋下、双腹股沟可触及多枚花生粒大小肿大淋巴结，质韧，活动度可，无压痛，心率 120 次 / 分，律齐，双侧足背动脉搏动减弱，舌质红，苔黄干，脉滑数。

辅助检查：尿常规示蛋白（++）；血常规示白细胞 $2.87 \times 10^9/L$，血小板 $62 \times 10^9/L$；免疫球蛋白 G18.7g/L；补体 C_3 0.208g/L；抗核抗体系列检查示抗核抗体 1∶160 颗粒型，抗 sm 抗体 29KD（+），抗 sm 抗体 28KD（+），抗 sm 抗体 13.5KD（+），抗 RNP 抗体 73KD（+），抗 RNP 抗体 32KD（+），抗 RNP 抗体 29KD（+），抗 RNP 抗体 28KD（+），抗 RNP 抗体 17.5KD（+）；彩超显示：右侧股总静脉瓣轻微返流，右侧腹股沟淋巴结显示：右小腿下段内侧皮下淋巴水肿。

问题 1：写出该患者临床诊断及诊断依据。

临床诊断：系统性红斑狼疮、狼疮性肾炎

诊断依据：该患发热、关节痛 5 年伴周身皮疹 4 年，加重 10 个月；现发热，周身关节、肌肉疼痛，颜面、四肢皮疹，口腔溃疡，脱发；慢性面容，颜面、四肢皮肤密集红色皮疹，部分融合成片，略突出于皮面，触痛阳性，局部皮温增高，皮疹间散在小溃疡、结痂、瘢痕，瘢痕处皮肤色素脱失，头发稀疏，口腔黏膜见多处豆粒大小的溃疡，右腋下、双腹股沟可触及多枚花生粒大小肿大淋巴结，质韧，心率 120 次 / 分，双侧足背动脉搏动减弱。尿蛋白（++），血常规示白细胞 2.87×10^9/L，血小板 62×10^9/L；免疫球蛋白 G 18.7g/L，补体 C3：0.208g/L，抗核抗体系列示抗核抗体 1:160 颗粒型，抗 sm 抗体 29KD（+），抗 sm 抗体 28KD（+），抗 sm 抗体 13.5KD（+），抗 RNP 抗体 73KD（+），抗 RNP 抗体 32KD（+），抗 RNP 抗体 29KD（+），抗 RNP 抗体 28KD（+），抗 RNP 抗体 17.5KD（+）；彩超显示：右侧股总静脉瓣轻微返流，右侧腹股沟淋巴结显示：右小腿下段内侧皮下淋巴水肿。

问题 2：补充患者的问诊内容。

健康评估的问诊与医生的问诊结构有不同之处。其不同之处在于健康评估增加了日常生活状况和心理社会状况两部分，补充问诊内容时应给予重视。

（1）**基本资料**　除了病历中的信息外，还要补充患者姓名、职业、民族、籍贯、婚姻状况、文化程度、宗教信仰、医疗费用支付方式、资料来源的可靠性及收集资料的时间等内容。

（2）**主诉**　发热、关节痛 5 年伴周身皮疹 4 年，加重 10 个月。

（3）**现病史**　SLE 患者临床表现个体差异较大，除面部盘状红斑和蝴蝶状红斑外，在掌握患者起病情况、发病时间、主要症状及特点、伴随症状、诊治经过等主诉基础上，还要询问以下几点：①患者有无日光照射引起皮肤过敏。②是否有关节肿胀、压痛及活动受限。③是否有咳嗽、咳痰、胸憋闷、气喘。④是否有劳力性呼吸困难。⑤是否有尿中泡沫增多等。

本例患者为男性，不同于以往我们熟悉的流行病学特点。该患者起病的临床表现为发热，容易误诊。

（4）**日常生活状况**　补充饮食情况、排泄形态、休息与睡眠形态、日常生活活动与自理能力、个人嗜好等内容。了解饮食可以帮助我们明确患者营养不良可能的原因，了解排泄情况（排尿次数、尿量、性质、颜色）如尿的颜色深浅、泡沫多少可以帮助判断血尿、蛋白尿的轻重程度。了解日常生活能否自理、逻辑思维是否清晰等，有助于我们分析判断患者能否正确执行医护人员的要求，是否存在错服、漏服药物等可能。

（5）**个人史**　患者未婚，健康指导时可以告知将来病情稳定后是否影响患者生育、本病是否遗传。

（6）**家族史**　否认家族中有类似疾病患者，否认遗传病史。

（7）**心理社会状况**　由于长期患病影响患者的日常生活，患者自诉对本病的认识来源于网络等媒体，认为本病是不治之症，片面的理解使患者产生不良情绪，如焦虑、恐惧，甚至绝望情绪。

问题 3：分析患者体格检查与辅助检查的临床意义。

（1）患者以上体征符合系统性红斑狼疮多系统损害体征特点。

（2）尿蛋白阳性，提示肾脏受累。白细胞、血小板减少，提示患者血液系统受累。免疫球蛋白升高、补体下降，提示病情处于活动期，仍可能在治疗的同时还会进行性加重。ANAS 中抗 sm 抗体阳性，是诊断本病的特异性标志物。

问题 4：写出该患者的现存或潜在的护理诊断。

（1）体温过高　与免疫性炎症反应有关。

（2）疼痛　慢性关节疼痛与自身免疫反应有关。

（3）营养失调　低于人体需要量，与长期发热致人体消耗增加及营养物质摄入不足有关。

（4）皮肤完整性受损　与疾病所致的血管炎性反应等因素有关。

（5）口腔黏膜受损　与自身免疫反应等因素有关。

（6）睡眠形态紊乱　与发热、疼痛等所致的不适有关。

（7）焦虑　与病情反复发作、脏器功能受损等因素有关。

问题 5：写出如何减轻患者关节疼痛。

（1）休息与体位　病室要安静，鼓励患者多卧床休息，避免固定不动。平时应维持正确的姿势，每天应有适当的活动，以保持正常的关节活动度。关节疼痛加重时注意关节的护理，季节交替时关节要防寒保暖。

（2）合理应用非药物止痛措施　如松弛术、蜡疗、磁疗、红外线灯缓解疼痛。

（3）遵医嘱给予药物止痛措施　常用的非甾体抗炎药有塞来昔布、依托考昔等，并注意患者服药后的不良反应。

（4）降低体温，减轻发热的不适感　对于发热患者，调整室温，以促进散热。如果患者没有水肿，适量补充水分，给予物理降温等相应的护理措施以减轻患者关节的不适感。

问题 6：写出该患者如何进行饮食指导。

（1）给予低盐、低脂、低糖、优质蛋白、高维生素及含钙丰富的饮食。

（2）避免辛辣、烟熏食物，禁烟酒。

（3）蛋白补充以动物类蛋白为主，如牛奶、鸡蛋、瘦肉及鱼类，增加高维生素的食物，如水果蔬菜等的摄入。

（4）应注意不食或少食具有增强光敏感作用的食物，如无花果、芹菜、油菜等，若已食用则避免阳光照射；蘑菇、香菇等蕈类食物，以及牛、羊、狗肉等温性食物也可诱导病情活动，应尽量少食或不食。

（5）适当补充钙剂及维生素 D，防治骨质疏松。

（6）肾功能受损者应限制蛋白质摄入，及时补充各种维生素和微量元素。

问题 7：写出该患者皮肤黏膜的护理重点。

（1）保持皮肤清洁干燥，禁止使用碱性的肥皂、各种化妆品、油膏、染发剂等，防止对局部皮肤刺激或引起过敏。

（2）面部蝶形红斑及其他皮疹者，避免阳光照射。用清水洗脸，保持皮肤清洁，并用30℃左右的清水将毛巾或纱布湿敷于患处，局部使用皮质类固醇软膏，以抑制炎症反应。

（3）肢体末梢的颜色改变和温度异常，如皮肤有无苍白、发绀者。指导患者选择柔软、宽松无弹性的衣物，避免过紧影响四肢血液循环。睡眠时穿着长袖衣裤、袜子，戴手套。日常生活中应避免接触冷水和低温物体。

（4）口腔溃疡患者，每日用漱口液漱口，必要时给予口腔护理；可选用养阴生肌散、西瓜霜等外搽；感染者，可用1:5000呋喃西林液漱口，局部涂以锡类散或冰硼散等；预防真菌感染，漱口液用碳酸氢钠溶液、制霉菌素混悬液含漱。

问题8：写出防止患者发生并发症的重点评估内容。

（1）评估患者生命体征 ①评估患者的发热程度、病程、性质（持续性或间断性）、发热规律（稽留热或弛张热）、持续时间、加重或缓解因素等。②有无受凉、劳累、创伤、是否病毒感染等诱发因素。③有无寒战、结膜充血、淋巴肿大、肝脾肿大等伴随症状。④注意观察血压，是否有心肺负荷过重（液体积留体内）和高血压等症状。

（2）评估患者全身症状和神经系统症状 ①有无乏力、体重下降等全身症状。②有无食欲减退、呕吐、腹痛、腹泻、呕血、便血等消化系统症状。③有无颜面水肿、泡沫尿、肉眼血尿及尿量减少等肾脏症状。④有无咳嗽、胸痛，以及呼吸困难、气促、心前区疼痛或不适等症状。⑤有无头痛、意识障碍等神经系统症状。

（3）评估患者的心理状态 患者对疾病的认知、应对、家庭与社会关系，有无紧张、焦虑、抑郁，甚至恐惧等。

问题9：写出该患者可能出现的并发症及评估依据。

（1）慢性肾衰竭 慢性肾衰竭是SLE患者死亡的常见原因。早期多无症状，随着病程进展，患者可出现大量蛋白尿、血尿、各种管型尿、氮质血症、水肿和高血压等，病情未有效控制时，则可进入慢性肾衰竭。

（2）骨折 患者长期大量使用激素可能存在骨质疏松、骨折的风险。

（3）感染 感染主要由患者白细胞减少和长期使用糖皮质激素引起，是引起患者反复住院的原因之一。院内的耐药菌感染甚至可能危及患者生命，给予患者清洁卫生措施和教育。

（4）低钾血症、低钙血症、消化道溃疡 由长期使用糖皮质激素引起，观察患者有无四肢麻木、乏力、肌无力、嗜睡、表情淡漠、肌肉痉挛、心慌、腹胀、胃脘部疼痛等，可根据情况指导患者高钾、高钙食物饮食，必要时可使用补钾药、钙剂、质子泵抑制剂等。

问题10：中医部分。

中医四诊评估内容：患者发热，周身关节、肌肉疼痛，颜面、四肢皮疹，口腔溃疡，脱发，胸闷、胸痛，心悸、心烦，食欲差，夜眠差，舌质红，苔黄干，脉滑数。

中医诊断：阴阳毒（气营热盛）。

证候分析：患者血脉痹阻日久，脏腑功能虚弱，真阴不足，水亏火旺，外感风寒湿邪，郁而化热，血热相结，而发为阴阳毒。气营热盛，故见发热；热盛化火，火热炽盛，聚而成毒，热毒交织，使关节、经络、肌肤痹阻不通，不通则痛，故见关节疼痛；热毒入营血，营血内燔，外透于肌肤，故见斑疹；热扰心神，故见胸闷、胸痛、心悸、心烦，夜眠差。舌质红、苔黄干、脉滑数，均为气营热盛之象。

治疗原则：清热解毒，凉血化斑。

方药：犀角地黄汤。

中医辨证施护：①生活调摄：病室避免阳光直射，温度适宜，定期通风，急性期卧床休息，缓解期适当功能锻炼。②饮食调摄：以高蛋白、高维生素饮食为原则，饮食宜清淡易消化，富于营养，避免光敏性食物，忌辛辣、寒凉等刺激性食物，本证可食用冬瓜、苦瓜、生菜等清热之品。③中医适宜技术：针灸大椎、委中、阳陵泉等穴，用泻法，每次留针 15 分钟，每日 1 ～ 2 次；中药灌肠，选取大黄、栀子、蒲公英、地丁等具有清热解毒功效的中药 50 ～ 100mL，导入直肠，保留 1 ～ 6 小时后自行排出。

（聂大庆　刘向荣）

第三节　痛　风

一、常见症状和体征评估

痛风（gout）是一种遍布于世界的常见病，其患病率受多种因素的影响，如采用的诊断标准、经济发展程度、医学水平等。痛风主要流行于欧洲和美洲，在亚洲和非洲则很少见。据统计，欧美痛风的患病率占总人口的 0.13% ～ 0.37%，年患病率为 0.20% ～ 0.35%。近年来，痛风的患病率正在逐年增加，且呈年轻化发展趋势。随着经济的迅速发展，蛋白类、酒精类、高果糖食品等成倍增加，至今痛风已成为流行病。

1. 症状评估

（1）关节炎　起病急骤，有时呈爆发性，突然出现关节红、肿、疼痛，受累关节在几小时内皮肤发热、发红及肿胀，在 24 ～ 48 小时达到高峰，关节及其周围软组织明显红、肿、热、痛，痛如刀割样剧烈。70% 的患者首发于足踇趾跖趾关节，多为单侧发作，双侧交替出现。病程中踇趾跖趾关节受累者达 90%，其次为跗骨、踝、膝、指及腕等关节。肩、髋和脊柱关节受累少见。

（2）全身症状　部分患者发作时，伴有畏寒、发热、全身酸痛不适、软弱无力、头痛、食欲减退等全身症状，发热多为低热或中等热，也可出现高热。

（3）痛风石　随着病程延长，可出现具有特征性的痛风结节或痛风石，常见部位在耳郭、第一跖趾关节、指、腕、肘关节等处，也可见于任何关节周围。

2. 体征评估

（1）视诊　关节炎期患者出现关节肿胀，局部皮色潮红，红肿消退后关节处皮肤脱屑；关节周围可见不规则、非对称性、孤立的结节，发生破溃可见白色、白垩样或糊状的尿酸盐结晶组成物（痛风石）。

（2）触诊　关节炎时局部皮温增高，触压痛阳性，膝关节肿胀明显时可见浮髌试验阳性。有痛风石患者可触到结节、肿大质硬，形状不规则，发生于鹰嘴可触及囊性膨大，发生于跟腱可触及梭形肿胀。

二、常用检查项目

1. 常规检查　血常规、尿常规、便常规、生化、超声等。

2. 降钙素原　主要用于鉴别血常规升高白细胞的原因是否是细菌感染。

3. 类风湿因子、抗"O"、血沉及超敏 C 反应蛋白　血沉、超敏 C 反应蛋白为急性反应物，没有特异性，急性、慢性炎症时均可升高，可以反映炎症情况和治疗效果。类风湿因子、抗"O"主要用于鉴别诊断。

4. 血尿酸测定　未经治疗的痛风患者血中尿酸多数升高，继发者较原发者升高更为明显。部分患者在痛风性关节炎急性发作时血尿酸水平仍然正常。测定血尿酸时应注意以下几点：

（1）应在清晨空腹抽血送检，必要时在患者抽血前一天避免高嘌呤饮食并禁止饮酒。

（2）抽血前停用影响尿酸排泄的药物。

（3）抽血前应避免剧烈活动如奔跑、快速登梯等。

（4）由于血尿酸浓度有时呈波动性，故一次血尿酸测定正常不能否定增高的可能性，对可疑者应多查几次。

5. 尿尿酸测定　临床用于判断高尿酸血症的原因，对药物选择有一定指导作用。

6. 关节超声　关节可见积液、滑膜增厚，典型病例可见"双轨征"。软组织可见稍高或强回声团，结合病史，考虑为痛风石。

7. 关节 X 线　可以发现局部软组织肿胀，关节间隙狭窄、增生、骨侵蚀可见。

8. 双能 CT　双能 CT 可以发现关节腔外的尿酸盐沉积，测量尿酸盐结晶体积聚有很好的重复性，评估治疗前后变化。

三、患者评估

患者，男，35 岁，因"发作性关节肿痛 7 年余，再发 5 天"，于 2014 年 5 月 11 日入院。

现病史：该患者于 7 年前饮食不节复又扭伤后出现右足踝关节红肿热痛，行走困难，活动受限，关节疼痛剧烈难忍，不可触及。自己及家人均认为"软组织损伤"，故自涂红花油等治疗，治疗 5 天后症状缓解。之后关节突然肿痛每年平均发作 1 次，均自己以"软组织损伤"对症治疗。2008 年患者体检时发现血清尿酸 480μmol/L，诊断为"痛风性关节炎"，曾先后就诊于个体医院及多家三甲医院，患者均未能坚持系统治疗。2008 ～ 2013 年，期间患者每年发作性关节肿痛平均 1 ～ 3 次，患者双足第一跖趾关节、双踝关节、双膝关节、左肘关节、右肩关节、右胸锁关节先后受累，仍未系统治疗。2013～2014 年患者病情反复发作约 10 余次，且症状越来越重，病情缓解越来越慢，治疗上患者仍以个体诊所"放血"及口服布洛芬等为主。5 天前患者症状再发，又多次放血后未见好转，疼痛难忍，经急诊收入我疗区。

既往史：平素健康状况一般，高脂血症病史两年，否认高血压、糖尿病等病史，否认手术外伤史；否认输血史，否认食物、药物过敏史。个人史：吸烟史 10 年，平均每日 10 支；聚会饮酒，无嗜酒史。

体格检查：T39.5 ℃，P82 次 / 分，R20 次 / 分，BP118/70mmHg。神志清楚，发育正常，体型中等，营养良好，推入病房，正常面容，自主体位，查体合作，语声有力。双足第一跖趾关节、双踝关节、双膝关节、左肘关节肿胀，压痛（＋），局部皮温增高，右踝关节皮色潮红，双膝关节、右踝关节活动受限，左膝关节屈曲呈 120°，右肩关节压痛（＋），右踝关节、左肘关节、右耳处可触及数枚豆粒大小结节。其余检查未见异常。

辅助检查：血常规示：白细胞 $11.5×10^9$/L，中性粒细胞百分比 75.81%；尿常规示：隐血（±）；超敏 C 反应蛋白 13.40/dL；尿酸 491μmol/L；血沉 58mm/h；泌尿系彩超显示：双肾集合系统与髓质交界处点状强回声。

问题 1：写出该患者临床诊断及诊断依据。

临床诊断：痛风（关节炎期）。

诊断依据：该患发作性关节肿痛 7 年余，再发 5 天；现多关节肿痛，屈伸不利，发热；查体可见多关节肿胀，压痛（＋），局部皮温增高，皮色潮红，关节活动受限，左膝关节屈曲呈 120°，右肩关节压痛（＋），右踝关节、左肘关节、右耳处可触及数枚豆粒大小结节；血常规示白细胞 $11.5×10^9$/L，中性粒细胞百分比 75.81%；尿常规示隐血（±）；超敏 C 反应蛋白 13.40/dL；肾功能 尿酸 491μmol/L；血沉 58mm/h；泌尿系彩超示双肾集合系统与髓质交界处点状强回声。

问题 2：补充患者的问诊内容。

健康评估的问诊与医生的问诊结构有不同之处。其不同之处在于健康评估增加了日常生活状况和心理社会状况两部分，补充问诊内容时应给予重视。

（1）基本资料　除了病历中的信息外，还要补充尚未明确的患者姓名、职业、民族、籍贯、婚姻状况、文化程度、宗教信仰、家庭住址、电话号码、医疗费用支付方式、入院时间、入院诊断、入院类型、入院方式、资料来源的可靠性及收集资料的时间等内容。

（2）主诉　发作性关节肿痛 7 年余，再发 5 天。

（3）现病史　Gout 患者自然病程可分为 3 个阶段：无症状高尿酸血症、急性痛风性关节炎反复发作、慢性痛风性关节炎。首次发作多以发作性剧痛性关节炎出现，为了更有效地收集相关信息，要围绕患者主诉展开问诊，详细掌握患者起病情况、发病时间、主要症状及特点、伴随症状、诊治经过等，还要询问以下几点：①患者病史几年。②病程中受累关节部位、数量、发病顺序等。③是否有痛风石。④是否有肾结石病史等。⑤是否有尿中泡沫增多。⑥诊治过程都使用过哪些药物。⑦患者近期体重是否明显减轻等。

本例患者为男性，符合流行病学特点好发于男性特点。每次起病均为发作性剧痛性关节炎，从足起病，逐步蔓延至上肢，有痛风石，提示患者处于慢性痛风性关节炎阶段。另外发病除与饮食有关外，常见还有外伤、剧烈运动、受凉、药物等。

（4）日常生活状况　补充饮食情况、排泄形态、休息与睡眠形态、日常生活活动与自理能力、个人嗜好等内容。了解饮食喜好可以帮助我们明确患者的病因，了解排泄情况（排尿次数、尿量、性质、颜色）如尿的颜色深浅、泡沫多少、尿闭等可以帮助判断尿酸盐性肾病、肾结石的情况等。

（5）个人史　已婚，育有一女，平时喜好喝酒，不抽烟。

（7）家族史　否认家族中有此类疾病患者，否认遗传疾病史。

（8）心理社会状况　由于病程较长，影响患者的日常生活和工作，社会活动明显减少，长期患病导致家人支持程度低，患者产生不良情绪，认为本病是不可治愈的疾病，放弃治疗，从而导致严重的并发症。

问题 3：分析患者体格检查与辅助检查的临床意义。

患者双足第一跖趾关节、双踝关节、双膝关节、左肘关节肿胀，压痛（+），局部皮温增高，右踝关节皮色潮红，双膝关节、右踝关节活动受限，左膝关节屈曲呈 120°，右肩关节压痛（+），右踝关节、左肘关节、右耳处可触及数枚豆粒大小结节，符合痛风性关节炎体征特点。

血常规中白细胞升高是本病导致的，但应结合患者临床表现与感染性疾病相鉴别。尿常规中隐血（±），结合彩超提示符合肾结石表现，提示患者肾脏受累。超敏 C 反应蛋白、血沉升高提示本病处于急性发作期。血清尿酸升高是本病的标志之一。

问题 4：写出该患者的现存或潜在的护理诊断。

（1）疼痛　关节痛 与尿酸盐结晶沉积在关节引起炎症反应有关。

（2）躯体活动障碍　与关节受累、关节畸形有关。

（3）知识缺乏　缺乏高尿酸血症和痛风有关的饮食知识。

问题 5：写出该患者的饮食护理。

（1）控制进食总热量在 1200～1500kcal。

（2）宜低嘌呤、清淡、易消化饮食，忌辛辣和刺激性食物，严禁饮酒。

（3）避免高嘌呤饮食，如动物内脏（尤其是脑、肝、肾）、鱼虾类（尤其是海鱼、贝壳等）、豆类（黄豆、扁豆、豌豆）、浓肉汤、菠菜和蘑菇。

（4）控制酒精类饮品、甜饮料、蜂蜜、高果糖水果、糕点等的摄入。

（5）多食碱性食物，如各类蔬菜、柑橘类水果；嘌呤含量少食物如各种谷类、牛奶、鸡蛋等。

问题 6：写出该患者病情观察的重点内容。

（1）观察患者的疼痛部位、性质、持续时间。

（2）受累关节有无红肿和功能障碍。

（3）有无过度疲劳、寒冷、潮湿、饮酒、紧张、饱餐、脚扭伤等诱发因素。

（4）有无痛风石的体征，了解痛风石的部位及有无症状。

（5）观察患者发热的程度，并给采取相应的护理措施。

（6）评估患者精神状态，有无焦虑、抑郁、失望及其程度，并给予相应的护理措施。

问题 6：写出该患者的用药护理措施。

（1）指导患者正确用药，观察非甾体抗炎药疗效和不良反应。

（2）所有非甾体抗炎药在治疗过程中，都可能出现胃肠道出血、溃疡和穿孔的不良反应，患者服用该药发生胃肠道出血或溃疡时，应立即停药。用药过程中应避免与其他任何非甾体抗炎药，或者阿司匹林合并用药。

（3）用药后如出现恶心、呕吐症状，应及时停药。餐后口服可减轻胃肠负担，可指导患者餐后半小时后服用，且服药期间不要吃刺激性强的食物。观察有无胸痛、呼吸短促、乏力、言语含糊、上腹部疼痛、消化不良、黑便和呕血等症状和体征。有活动性消化道溃疡、出血，或者既往曾复发溃疡、出血的患者禁服。

（4）别嘌醇主要不良反应有胃肠道不适的一些症状、皮疹、肝功能的损害、骨髓抑制等，服药期间每天饮水不少于 2000mL，以利尿酸排泄。患者服药期间禁酒防止双硫仑样反应。还要注意患者的皮肤护理，预防感染。非布司他是一种黄嘌呤氧化酶抑制剂，主要是通过抑制体内尿酸的生成达到降尿酸的目的，和别嘌醇属于同一类。常见不良反应有肝功能异常、恶心、关节痛、皮疹。服药期间多每天饮水不少于 2000mL，增加尿酸的排泄。

（5）使用降尿酸药物期间，口服碳酸氢钠以碱化尿液，嘱患者多饮水。

问题 7：写出该患者可能出现的并发症及评估依据。

（1）尿酸性肾病　起病隐匿，临床表现为尿浓缩功能下降，出现夜尿增多，低比重尿、白细胞尿等。晚期可发生高血压、水肿、氮质血症和肌酐升高等肾功能不全表现。少数患者表现为急性肾损伤，出现少尿或无尿，尿中可见大量尿酸晶体。

（2）尿酸性肾石病　10%～25% 的痛风患者有尿酸性尿路结石，呈泥沙样，常无症状，较大者引起肾绞痛、血尿等。

问题 8：中医部分。

中医四诊评估内容：患者双足第一趾关节、双踝关节、双膝关节、左肘关节、右肩关节肿痛，屈伸不利，发热，饮食尚可，夜眠差，小便黄赤，大便秘结，舌质隐青，苔黄腻，脉滑。

中医诊断：痹证（湿热痹阻）。

证候分析：该患素体阳热偏盛，内有蕴热，又嗜食肥甘厚味之品，邪留经络，气血运行不畅，发为痹证。湿热痹阻，气血运行不畅，不通则痛，故关节疼痛，屈伸不利；湿热蕴结，下注关节，故关节肿胀，皮色潮红；湿性趋下，故多从下肢关节起病；舌质隐青、苔黄腻、脉滑，为湿热痹阻之象。

治疗原则：清热除湿，通络止痛。

方药：宣痹汤合白虎加桂枝汤加减。

　　中医辨证施护：①生活调摄：病室清洁干燥，避免潮湿，避免冒雨涉水、汗出当风、久居湿地等，注意防寒保暖，适当休息，急性期需关节制动。②饮食调摄：控制体重，以低嘌呤、低脂、清淡饮食为原则，鼓励选食碱性食品，鼓励多饮水，限制饮酒，合理烹调食品，肉食先煮，弃汤后再行烹调，避免食用辣椒、咖喱、胡椒、芥末等调料，以免兴奋自主神经，诱使该病急性发作，可食用芹菜、绿豆、苋菜、冬瓜、苦瓜等清热疏利之品，亦可茄子根 30g 加水煎服，木瓜 10g，薏苡仁 30g，白糖 1 匙，加水煎服。③中医适宜技术：仙人掌或鲜紫花地丁适量，捣成泥状，中药贴敷于患处，每日 1 次，或可用金黄散、四黄散外敷，具有清热、消肿、止痛之功；穴位按摩：可按摩大椎、曲池、合谷穴清热。

（聂大庆　刘向荣）

第九章　神经系统疾病（脑血管疾病）患者评估 ▷▷▷▷

第一节　概　述

脑血管疾病是脑血管病变导致脑部功能障碍的一类疾病的总称，是常见病、多发病，占普通医院神经系统疾病的 50% 以上，病死率和致残率都很高。与心脏病、恶性肿瘤并称人类三大致死疾病。因我国各地区地理环境、生活习惯、生活条件与医疗条件差别较大，脑卒中的发病率和病死率也不尽相同。从发病情况来看，北方高于南方、东部高于西部；从发病地区来看，北方农村发病高于城市，南方则相反；从卒中构成比来看，北方脑梗死多见，南方脑出血多见。我国每年新发病例约为 150 万，发病有年轻化趋势。幸存者中 60% ～ 70% 的人不同程度的丧失生活能力，重度致残者约占 40% 以上。

脑血管疾病分类：①根据发病情况：分为急性和慢性，其中急性者多见，有时又称为脑血管意外、卒中或中风，慢性者发病缓慢，病情逐渐进展。②根据病变性质：分为出血性（脑出血、蛛网膜下腔出血）和缺血性（短暂脑缺血发作、脑梗死等）。③根据累及血管：分为动脉性和静脉性，动脉病变多见，也有静脉病变者（脑静脉血栓形成）。

脑血管疾病的危险因素：①年龄（不可改变因素）：为独立的危险因素，发病率、死亡率随年龄增长而增高，尤其在 55 ～ 75 岁呈直线上升。②家族史（不可改变因素）：脑血管病遗传倾向十分明确，其遗传度受环境等各种因素影响很大。③高血压：是最重要的危险因素，无论收缩压或舒张压升高均可增加危险性。④低血压：突发的血压降低可能促发脑梗死（如心搏骤停、大量失血）。⑤心脏病：许多研究证实患有心脏病（风湿性、缺血性心脏病）可增加危险性。⑥糖尿病：可引起脑血管和周围血管病变，是脑卒中的明确危险因素。⑦高脂血症：是脑血管病的促发因素，与动脉硬化发生密切相关。⑧其他：吸烟、酗酒、肥胖、饮食因素、口服避孕药等，也都是脑血管病的危险因素。

脑血管疾病的常用检查有计算人体层扫描成像（CT）、磁共振成像（MRI）、脑血管造影、数字减影血管造影、经颅多普勒超声等。

脑血管疾病的主要表现有头痛、意识障碍、言语障碍、躯体感觉障碍、运动障碍、偏盲、眩晕、脑膜刺激征等。

脑血管疾病的病史部分要重点评估主要症状及伴随症状的特点，如患者头痛、意识障碍、躯体感觉障碍、运动障碍、言语障碍等主要症状的出现时间、持续时间及严重程度，评估有无头晕、恶心、呕吐等伴随症状。加强对主要症状和伴随症状的动态评估，以了解病情变化，为治疗和护理提供依据。评估患者患病以来的就医过程，包括初始诊断、检查项目及结果、用药情况（药名、剂量、用法、时间、效果、不良反应等）。围绕脑血管疾病情况和特点询问既往史、家族史、个人史，针对脑血管疾病患者的心理特点，重点询问与现病史有关的既往史、遗传史和心理社会状况，了解患者对疾病的认识和自我管理行为；体格检查部分注意生命体征、体位、步态、意识状态、感觉功能、运动功能和神经反射检查。

本章选取脑血管疾病中常见的脑血栓形成和脑出血编写案例，通过病史采集、入院评估以及相关知识的运用，使学生掌握脑血管疾病的临床特点、诊疗过程及整体护理（包括中医辨证施护）。

（周秀玲）

第二节　脑血栓形成

一、常见症状和体征评估

脑血栓形成（cerebral thrombosis，CT），即动脉粥样硬化性血栓性脑梗死，是在脑动脉粥样硬化等动脉壁病变的基础上，脑动脉主干或分支管腔狭窄、闭塞或形成血栓，造成该动脉供血区局部脑组织血流中断而发生缺血、缺氧性坏死，引起偏瘫、失语等相应的神经症状和体征。脑血栓形成是临床最常见的脑血管疾病，也是脑梗死最常见的临床类型，约占全部脑梗死的60%。脑血栓的形成主要与脑动脉粥样硬化、脑动脉炎、真性红细胞增多症、血小板增多症、弥散性血管内凝血、脑淀粉样血管病、颅内外夹层动脉瘤等有关，其中脑动脉粥样硬化为脑血栓形成最常见和基本的病因，常伴高血压，且两者互为因果。糖尿病和高脂血症可加速脑动脉粥样硬化的进程。尚有极少数病因不明者。

1. 症状评估　本病起病缓慢，症状多在发病后10小时或1～2天达高峰；多见于50岁以上有动脉粥样硬化、高血压、高血脂、糖尿病者；安静或休息状态发病，部分患者发病前有肢体麻木、无力等前驱症状或短暂性脑缺血发作（TIA），以偏瘫、失语、偏身感觉障碍和共济失调等局灶定位症状为主，也可因脑血栓形成部位不同出现以下症状。如一侧肢体（伴或不伴面部）无力或麻木；一侧面部麻木或口角歪斜；说话不清或理解语言困难；双眼向一侧凝视；一侧或双眼视力丧失或模糊；部分患者可有头痛、呕吐、意识障碍等全脑症状。

2. 体征评估　不同血管、不同部位发生血栓的患者，其体征亦有差别。脑血栓形成患者体征评估包括瞳孔大小及对光反射是否正常；视野有无缺损；眼球运动及眼睑闭合情况是否正常；面部表情有无变化；吞咽及咀嚼情况有无障碍；语言表达是否正确；有无运动及感觉障碍；神经反射是否正常；有无病理反射出现等内容。

二、常见检查项目

1. 血液检查 血常规、血流变、血糖、血脂、肾功能、凝血功能等，这些检查有助于发现脑梗死的危险因素并对病因进行鉴别，以及进行溶栓指征的紧急筛查。

2. 影像学检查 可直观显示脑梗死的部位、范围、血管分布、有无出血、陈旧和新鲜梗死灶等，帮助临床判断组织缺血后是否可逆、血管状况，以及血流动力学改变。帮助选择溶栓患者、评估继发出血的危险程度。

（1）脑 CT 脑 CT 平扫可准确鉴别绝大多数颅内出血，并帮助鉴别非血管性病变（如脑肿瘤），是疑似脑卒中患者首选的影像学检查方法。多数病例发病 24 小时后脑 CT 逐渐显示低密度梗死灶，发病后 2～15 日可见均匀片状或楔形的明显低密度灶。头颅 CT 是最方便、快捷和常用的影像学检查手段，缺点是对脑干、小脑部位病灶及较小梗死灶分辨率差。

（2）磁共振（MRI） 与 CT 相比，此检查可以发现脑干、小脑梗死及小病灶梗死。功能性 MRI，如弥散加权成像（DWI）可以早期（发病 2 小时以内）显示缺血组织的部位、范围，甚至可显示皮质下、脑干和小脑的梗死灶，诊断早期梗死的敏感性为 88%～100%，特异性达 95%～100%。

（3）数字减影血管造影（DSA）和磁共振血管造影（MRA） 可发现血管狭窄、闭塞和其他血管病变，如动脉炎、动脉瘤和动静脉畸形等。其中 DSA 是脑血管病变检查的金标准，但因对人体有创伤且检查费用高、技术条件要求高，临床不作为常规检查项目。

3. 经颅多普勒超声检查（TCD） 对评估颅内外血管狭窄、闭塞、血管痉挛或侧支循环建立的程度有帮助。用于溶栓治疗监测，对判断预后有参考意义。

三、患者评估

患者，女，78 岁，因"双下肢活动不利伴有言语謇涩 1 天"，于 2020 年 5 月 18 日入院。

现病史：1 天前患者无明显诱因出现双下肢活动不利，左侧较重，言謇语涩，步行时左下肢拖沓严重等症状，伴头晕、头痛、乏力，但无恶心及呕吐症状，病程中无意识障碍及二便失禁，无发热及抽搐。

既往史：平素健康状况尚好；既往高血压史 10 余年，血压最高时可达 190/120mmHg，目前口服雷米普利片 7.5mg/d 及苯磺酸氨氯地平片 5mg/d 控制血压，血压控制尚可；否认糖尿病病史；否认脑出血病史；否认肺结核等传染病史；无食物药物过敏史。

体格检查：T36.2℃，P90 次 / 分，R18 次 / 分，BP150/95mmHg。神志清楚，营养良好，自主体位，查体合作。全身皮肤黏膜未见异常；头颈部检查未见异常；胸廓对称，双肺叩诊、听诊未见异常；心脏、腹部检查未见异常。

神经系统检查：意识清楚，言语謇涩，双侧瞳孔等大同圆，对光反射灵敏，直径约3mm，双眼球活动自如，无眼震，双侧额纹、鼻唇沟等深，双上肢肌力5级，双下肢肌力4级，肌张力正常，双侧腱反射对称引出，双侧巴氏征阴性，共济系统检查阴性，脑膜刺激征阴性。

辅助检查：头部CT检查结果提示双侧放射冠、半卵圆中心多发局灶性、点片状低密度影，边缘欠清晰；头部MRI检查结果提示多发腔隙性脑梗死（含脑干）；双侧脑室旁脑白质缺血性改变；血脂检查结果提示甘油三酯（TG）增高，低密度脂蛋白（LDL-C）增高；D-二聚体测定增高；肝功能提示谷丙转氨酶（ALT）、谷草转氨酶（AST）均增高。

问题1：写出该患者临床诊断及诊断依据。

临床诊断：脑梗死（脑血栓形成）。

诊断依据：患者双下肢活动不利伴有言语謇涩1天，左侧肢体较重，步行时左下肢拖沓严重，头晕，头痛，乏力，四肢麻木，既往高血压史10余年，血压最高190/120mmHg，双下肢肌力4级。头部CT检查结果提示双侧放射冠、半卵圆中心多发局灶性、点片状低密度影，边缘欠清晰；头部MRI检查结果提示多发腔隙性脑梗死（含脑干）；双侧脑室旁脑白质缺血性改变。

问题2：补充该患者的问诊内容。

健康评估的问诊与医生的问诊结构有不同之处，其不同之处在于健康评估增加了日常生活状况和心理社会状况两部分，补充问诊内容时应予以重视。

（1）**基本资料** 除了病历中性别和年龄外，补充姓名、职业、民族、籍贯、婚姻状况、文化程度、宗教信仰、家庭住址及电话号码、医疗费用支付方式、资料来源的可靠性及收集资料的时间等内容。

（2）**主诉** 双下肢活动不利伴有言语謇涩1天。

（3）**日常生活状况** ①补充饮食与营养形态：了解患者有无长期高盐、高脂饮食和烟酒嗜好等。②评估患者营养状态：是否营养过剩导致肥胖或营养不良导致消瘦。③了解患者饮水是否呛咳。④排泄形态：了解大小便的次数、量、性状、颜色。⑤休息与睡眠形态：了解患者睡眠质量、睡眠时间、是否失眠等。⑥日常生活活动与自理能力：评估患者肢体障碍是否导致活动受限、生活是否自理。⑦个人嗜好：了解吸烟量及吸烟时间、饮酒量和饮酒时间等内容。

（4）**既往史** 询问患者既往是否有颈动脉狭窄、高脂血症、短暂性脑缺血发作（TIA）史及采取的措施和控制情况，是否遵医嘱正确服用降压、降糖、降脂、抗凝及抗血小板聚集药物，治疗效果及目前用药情况等；了解患者起病的缓急，运动障碍的性质、分布、程度及伴发症状，有无头晕、肢体麻木等前驱症状；是否存在肢体瘫痪、失语、感觉和吞咽障碍等局灶定位症状和体征，有无剧烈头痛、喷射性呕吐、意识障碍等全脑症状和体征及其严重程度；有无发热抽搐或疼痛，是否继发损伤。

（5）**个人史** 了解患者居住地、是否有疫区居住史、有无传染病接触史；了解患者婚姻状况（是否已婚、未婚、离异）、结婚年龄、配偶健康状况、子女健康状况等。

（6）家族史　了解有无脑血管疾病的家族史，患者双亲健康状况（是否健在、去世原因），兄弟姐妹是否有高血压、高血脂、动脉粥样硬化、糖尿病等病史及相同疾病病史。

（7）心理社会状况　是否因肢体运动障碍、言语不利而产生急躁焦虑情绪或悲观、抑郁心理，了解患者和家属对疾病发生的相关因素治疗和护理方法、预后、如何预防复发等知识的认知程度；患者家庭条件、经济状况，以及家属对患者的关心和支持度。

问题 3：写出脑血栓形成与脑栓塞的区别要点。

（1）发病原因不同　脑血栓形成是脑动脉主干或者分支血管管腔斑块形成逐渐引起，属于原位血栓形成；脑栓塞是各种栓子随着血流进入脑动脉，使血管腔急性阻塞所引起。

（2）发病进展程度不同　脑血栓形成起病后常在数小时或者 1～2 天后才达到高峰；脑栓塞起病急骤，临床症状常在数分钟至数秒即达到高峰。

（3）严重程度不同　脑血栓形成血管完全闭塞以前，其周围已经形成了许多侧支循环，拥有丰富的血供；脑栓塞属于急性闭塞，没有充分的侧支循环建立，临床症状比脑血栓形成明显严重。

问题 4：写出脑血栓形成肢体活动受限患者的具体评估内容。

（1）四肢功能　检查有无肢体运动和感觉障碍、有无步态不稳或不自主运动、括约肌功能有无障碍等。大脑前动脉血栓形成可引起对侧下肢瘫痪；大脑中动脉血栓形成的瘫痪和感觉障碍限于面部和上肢；后循环血栓形成可表现为小脑功能障碍；颈动脉系统血栓形成主要表现为病变对侧肢体瘫痪或感觉障碍。

（2）肌肉容积　检查肌肉的外形和体积，如肌肉有无萎缩或肥大（了解部位、范围和分布），确定肌肉萎缩或肥大是全身性、偏侧性、对称性还是局限性。肌肉萎缩多表现为肌张力低下，肌肉隆起、硬度增加多表示肌张力增加。

（3）肌张力　检查触摸肌肉的硬度和被动活动时有无阻力。如有无关节僵硬、活动受限和不自主运动，被动活动时的阻力是否均匀一致等。肌张力低下可见于下运动神经元疾病，如脑卒中早期急性脊髓损伤的休克期等。

（4）肌力　嘱患者随意活动各关节，观察活动速度、幅度和耐久度，并施以阻力与其对抗，或让患者维持某种姿势，检查者施力使其改变。肌力的评估采用 0～5 级 6 级肌力记录法：0 级表示肌肉无任何收缩（完全瘫痪）；1 级表示肌肉可轻微收缩，但不能产生动作（不能活动关节）；2 级表示肌肉收缩可引起关节活动，但不能抵抗地心引力，即不能抬起；3 级表示肢体能抵抗重力离开床面，但不能抵抗阻力；4 级表示肢体能做抗阻力动作，但未达到正常；5 级表示正常肌力。肌力异常不仅标志着肌肉本身的功能异常，还提示支配该肌肉的神经功能异常，在评估肌力的同时应检查腱反射是否亢进减退或消失，有无病理反射等。

（5）协调与平衡功能　协调是指人体完成平稳、准确、有控制的运动能力。平衡是指由于各种原因使身体重心偏离稳定位置时，四肢及躯干有意识或反射性活动以恢复身体直立稳定的能力。观察患者在站立、坐位和行走时是否能静态维持、动态维持和抵抗轻外力作用维持平衡；判断有无协调障碍、平衡障碍，发现影响因素，预测可能发生跌倒的危险性。同时注意患者有无不自主运动及其形式、部位、程度、规律和过程，以及与休息、活动、情绪、睡眠、气温等的关系。

（6）姿势和步态　步态是指人行走、站立的运动形式与姿态。观察患者卧、坐、立和行走的姿势，注意起步、抬足、落足、步幅、步基、方向、节律、停步和协调动作的情况。患者卧床时是否被动或强迫体位，如能否在床上向两侧翻身或坐起，是否需要协助或支持等。痉挛性偏瘫步态常见于脑血管意外或脑外伤的恢复期；慌张步态是帕金森病的典型症状之一；摇摆步态（肌病步态）常见于进行性肌营养不良症；慢性乙醇中毒、多发性硬化及多发性神经病可有感觉性共济失调步态等。

问题 5：分析辅助检查的临床意义及其对健康指导的意义。

头部 CT 检查结果提示双侧放射冠、半卵圆中心多发局灶性、点片状低密度影，边缘欠清晰，头部 MRI 检查结果提示左侧放射冠急性脑梗死，多发腔隙性脑梗死（含脑干），双侧脑室旁脑白质缺血性改变，上述检查结果均符合脑梗死的特点；D- 二聚体测定高于正常值，与患者脑血管血栓形成有关，嘱患者定期复查；总蛋白和钙均低于正常，嘱患者多食用优质蛋白和钙丰富的食物；甘油三酯高于正常值、低密度脂蛋白高于正常值，符合高脂血症特点。高脂血症是心脑血管形成斑块导致动脉粥样硬化的直接原因，低密度脂蛋白升高对血管的影响更大，应指导患者低盐、低脂的清淡饮食，避免肥甘厚味和油炸食物；患者丙氨酸氨基转移酶（ALT）、天门冬氨酸氨基转移酶（AST）均高于正常值，考虑为脂肪肝致转氨酶升高，指导患者低盐、低脂、低热量、少糖膳食，坚持运动，控制体重，必要时服用调脂药物。

问题 6：写出该患者的现存或潜在的护理诊断。

（1）有跌倒的危险　与双下肢活动不利、肢体活动力弱有关。

（2）焦虑 / 抑郁　与担心疾病预后有关。

（3）知识缺乏　缺乏疾病治疗、护理、康复和预防复发的相关知识。

（4）潜在并发症　失语、瘫痪、感觉障碍、再栓塞和脑出血等。

问题 7：写出该患者可能出现的并发症及评估依据。

（1）失语　①Broca 失语（运动性失语）：观察患者是否出现口语表达障碍，是否出现不能说话，或者只能讲一两个简单的字，且不流畅，常用错词，患者自己能理解词语，且对别人的语言、对书写的词语、句子也能理解，但读出来有困难，也不能流利地朗诵诗词、唱歌等。②Wernicke 失语（感觉性失语）：观察患者是否出现口语理解障碍，是否出现发音清晰、语言流畅，但内容不正确或用词错误。③传导性失语：观察患者是否出现语言复述错误，是否出现口语清晰、能自发讲出语意完整、语法结构正确的句子，但在复述自发谈话时出现词、句子错误，多为语音错误，如将"铅笔"说成"先北"。④命名性失语：观察患者是否出现能说出该物件的用途及如何使用，但不能正确说出该物件名称。⑤完全性失语：观察患者是否出现刻板性语言（只能发出无意义的"吗、吧、哒"等声音），理解、复述、命名、阅读和书写均严重障碍。

（2）瘫痪　①单瘫：观察患者是否单个肢体不能运动或运动无力。②偏瘫：观察患者是否出现一侧面部或肢体瘫痪，有无瘫痪侧肌张力增高、腱反射亢进或病理征阳性等。③交叉性瘫痪：是否出现病灶侧动眼神经麻痹、病灶侧面神经麻痹、病灶侧舌下神经麻痹等和对侧肢体瘫痪症状。④截瘫：是否出现双下肢不能运动或运动无力。⑤四肢瘫痪：是否出现四肢不能运动或肌力减退。

（3）感觉障碍　①抑制性感觉障碍：观察患者是否出现完全性感觉缺失或分离性感觉障碍。②刺激性感觉障碍：观察患者是否出现感觉过敏（如用针轻刺皮肤引起强烈痛感），感觉过度（患者不能正确指出刺激的部位、性质、强度，感觉刺激点向四周扩散并且持续一段时间才消失），感觉异常（麻木感、痒感、沉重感、针刺感、蚁行感、电击感、紧束感、冷热感、肿胀感），感觉倒错（热觉刺激引起冷觉感、非疼痛刺激出现疼痛感）及疼痛。

（4）再栓塞和脑出血　密切观察患者神志改变，是否出现嗜睡、昏迷等，是否出现原来患肢活动不利症状加重、言语謇涩症状加重，或出现其他肢体偏瘫症状等再栓塞表现。是否因溶栓药物后导致脑出血，出现剧烈头痛、神志和瞳孔改变、恶心、呕吐（呈喷射状呕吐）等脑出血表现。

问题8：写出脑血栓形成肢体、语言障碍患者早期康复原则。

（1）应制定短期和长期康复治疗计划，分阶段、因地制宜地选择治疗方法。

（2）发病24小时内不应进行早期、大量的运动，在病情稳定的情况下应尽早开始坐、站、走等活动。

（3）卧床者注意良肢位摆放，尽量减少皮肤摩擦和皮肤受压，保持良好的皮肤卫生，防止皮肤皲裂，使用特定的床垫、轮椅坐垫和座椅，直到恢复行走能力。

（4）应重视语言、运动和心理等多方面的康复训练，常规进行卒中后抑郁的筛查，并对无禁忌证的卒中后抑郁患者进行抗抑郁治疗，目的是尽量恢复患者日常生活自理能力。

问题9：中医部分。

中医四诊评估内容：患者右下肢活动力弱，无神识昏蒙，平素饮食不节，嗜食肥甘厚味，性情急躁易怒，舌质暗，苔黄腻，脉弦滑。

中医诊断：中风病（中经络，风痰阻络证）。

证候分析：中风病位在心脑，与肝肾密切相关。基本病机为阴阳失调，气血逆乱，上犯于脑。属本虚标实，上盛下虚之证，肝肾阴虚、气血衰少为致病之本，风火相煽、痰湿壅盛、气血逆乱、瘀血阻滞为发病之标；患者平素饮食不节，嗜食肥甘厚味，肥甘之品致腠理致密，郁热不宣，内生火毒，致使脾胃受伤，脾失运化、痰浊内生，郁久化热，痰热互结，壅滞经脉，故下肢活动力弱。此外过食肥甘醇酒导致脾失健运、风痰上扰，上蒙清窍；且患者平素性情急躁易怒，七情失调，属素体肝旺，气机郁滞，肝失条达，克伐脾土，致血行不畅，郁结脑脉，但患者无神识昏蒙，故辨为中经络。凡此种种，皆易引起血随气逆，上犯冲脑而发为中风。舌质暗、苔黄腻、脉弦滑，均为中经络、风痰阻络之典型的舌脉表现。

治疗原则：熄风化痰，活血通络。

方药：温胆汤加减。

中医辨证施护：①生活调摄：起居有常，饮食有节，低盐低脂，适当多食豆制品、蔬菜和水果，应忌烟、少酒，烟为辛热秽浊之物，易生热助湿，酒性热而质湿，每日饮酒量不应超过 100mL（白酒）。急性期安置合适的体位，瘫痪肢体处于功能位置。保持呼吸道通畅，喉间痰湿壅盛者，协助其翻身、拍背，促进痰液排出。②饮食调摄：可食用健脾利湿、化痰泻浊之品，如薏苡仁、苋菜、竹笋、冬瓜子、茭白、黄瓜、海带、紫菜、玉米、赤小豆、茯苓、荷叶、菊花、首乌等；亦可食用珍珠母粥熄风化痰，活血通络，重镇安神，可用珍珠母 100g，粳米 50g，白糖适量，先用水 1000mL 煮珍珠母约 1 小时，去渣取汁，再用汁煮米做粥。辅以白糖适量调味，或加少许盐调味。晚上热食。③中医适宜技术：穴位按摩法，取患侧上肢极泉、尺泽、肩髃等穴；下肢委中、阳陵泉等穴，每个穴位按摩 50～100 下，按揉时手指要有一定力度，以有酸痛感为佳，每日 2 次，早晚各 1 次。

（常丽娟　张昕烨）

第三节　脑出血

一、常见症状和体征评估

脑出血（cerebral haemorrhage，CH）指原发性非外伤性脑实质内出血，也称自发性脑出血，发病率为每年（60～80）/10 万，在我国占全部脑卒中的 20%～30%。虽然脑出血发病率低于脑梗死，但其致死率却高于脑梗死，急性期病死率为 30%～40%，是病死率最高的脑卒中类型。最常见的病因是高血压合并细小动脉硬化，其他病因有血管畸形、脑淀粉样血管病变、血液病等。绝大多数高血压性脑出血发生在基底核的壳核及内囊区，约占脑出血的 70%，脑叶、脑干及小脑齿状核出血各占约 10%。临床表现的轻重主要取决于出血量和出血部位。本病一般起病较急，症状于数分钟至数小时达高峰，常见于 50 岁以上患者，男性多见，冬季发病率较高，多有高血压史，一般情绪激动或体力活动时发病（少数也可在安静状态下发病），前驱症状一般不明显，有失语、肢体瘫痪等局灶定位症状和剧烈头痛、喷射性呕吐、意识障碍等全脑症状，发病时血压明显升高。

1. 症状评估　出血部位不同症状亦有不同。

（1）壳核出血　最常见，占脑出血的 50%～60%。系豆纹动脉尤其是外侧支破裂所致，可分为局限型（血肿仅局限于壳核内）和扩延型。常有病灶对侧偏瘫、偏身感觉缺失和同向性偏盲，还可出现双眼球不能向病灶对侧同向凝视，优势半球受累可有失语。

（2）脑叶出血　占脑出血的 5%～10%，常由脑动静脉畸形、脑血管淀粉样病变、血液病等所致，顶叶出血最常见。顶叶出血可有偏身感觉障碍、轻偏瘫、对侧下象限盲，非优势半球受累可有构象障碍；额叶出血可有偏瘫、尿便障碍、Broca 失语、摸索和强握反射等；颞叶出血可有 Wernicke 失语、精神症状、对侧上象限盲、癫痫；枕叶出血可有视野缺损。

（3）脑干出血　脑桥出血约占脑出血的 10%，多由基底动脉脑桥支破裂所致，出血灶多位于脑桥基底部与被盖部之间。大量出血（血肿＞5mL）时患者迅即出现昏迷、双侧针尖样瞳孔、呕吐咖啡样胃内容物、中枢性高热、中枢性呼吸障碍、眼球浮动、四肢瘫痪和去大脑强直发作等。小量出血可无意识障碍，表现为交叉性瘫痪和共济失调性偏瘫，两眼向病灶侧凝视麻痹或核间性眼肌麻痹。

（4）小脑出血　约占脑出血 10%，多由小脑上动脉分支破裂所致。起病突然，常有头痛、呕吐，眩晕和共济失调明显，可伴有枕部疼痛。出血量较少者，主要表现为患侧共济失调、眼震和小脑语言等（小脑受损症状），多无瘫痪；出血量较多者，尤其是小脑蚓部出血，病情迅速进展，发病时或病后 12 ~ 24 小时内出现昏迷及脑干受压征象，双侧瞳孔缩小至针尖样、呼吸不规则等。暴发型则常突然昏迷，数小时内迅速死亡。

（5）脑室出血　占脑出血的 3% ~ 5%，分为原发性和继发性脑室出血。原发性脑室出血多由脉络丛血管或室管膜下动脉破裂出血所致，继发性脑室出血是指脑实质出血破入脑室。常有头痛、呕吐，严重者出现意识障碍（如昏迷）、脑膜刺激征、针尖样瞳孔、眼球分离斜视或浮动、四肢弛缓性瘫痪及去脑强直发作、高热、呼吸不规则、脉搏和血压不稳定等症状。临床上易误诊为蛛网膜下腔出血。

2. 体征评估　不同部位出血体征也有所不同。

一般有双侧瞳孔不等大，对光反射迟钝或消失，出现特征性眼征，呼吸节律不规则，深浅感觉出现不同程度的障碍，四肢肌张力增高，深昏迷患者角膜反射完全消失，压眶反射消失，脑膜刺激征、巴氏征、克尼格征阳性。并发坠积性肺炎患者肺部叩诊呈浊音，可闻及肺部痰鸣音或啰音，呼吸音减低。

二、常用检查项目

1. 头颅 CT　头颅 CT 是确诊脑出血的首选检查方法，可清晰、准确显示出血部位、出血量大小、血肿形态、脑水肿情况及是否破入脑室等，有助于指导治疗、护理和判定预后。发病后即刻出现边界清楚的高密度影像。

2. 头颅核磁（MRI）　对检出脑干、小脑的出血灶和监测脑出血的演进过程优于CT，比 CT 更易发现脑血管畸形、肿瘤及血管瘤等病变。

3. 脑脊液　脑脊液压力增高，血液破入脑室者脑脊液呈血性。重症依据临床表现可确诊者不宜进行此项检查，以免诱发脑疝。

4. 血管造影（DSA）　可显示脑血管的位置、形态及分布等，易于发现脑动脉瘤、脑血管畸形及烟雾病等脑出血的病因。

5. 实验室检查　包括血常规、血生化、凝血功能等，有助于了解患者的全身状态。重症脑出血急性期白细胞、血糖和血尿素氮明显增高。

三、患者评估

患者，女，67岁，因"突发头痛、头晕伴恶心及呕吐3小时"，于2019年11月15日入院。

现病史：该患缘于3小时前突发头痛、头晕伴恶心及呕吐（呕吐物为胃内容物），在当地医院做头部CT提示脑出血。现患者为明确诊断来某医院就诊，急诊以"脑出血"收入疗区，入院当天行全麻下经导管颅内动脉＋瘤支架辅助栓塞术，术后患者清醒，无异常反应。

既往史：患者平素健康状况尚好；既往高血压史10年；否认冠心病、糖尿病、短暂性脑缺血发作（TIA）病史；否认脑梗死、脑出血病史；否认肝炎、结核等传染病史；否认食物、药物过敏史。

体格检查：T 36.5℃，P 70次/分，R 20次/分，BP 140/88mmHg，身高160cm，体重50kg。神志清楚，体型适中，营养良好，平车推入病房，正常面容，自主体位，查体合作，语言表达正常。皮肤黏膜未见异常；头颅检查未见异常；颈部有抵抗感；胸廓及肺部检查未见异常；心血管检查未见异常；腹部检查未见异常；脊柱、四肢与关节检查未见异常，Murphy征阴性。

专科检查：神志清、语言表达清楚，颈部抵抗，格拉斯哥昏迷指数评分（GCS）15分（E4V5M6），双侧瞳孔等大同圆，直径约3.0mm，直接及间接对光反射灵敏，双侧肢体肌力5级，肌张力及腱反射存在，病理反射未引出。

辅助检查：①血常规：中性粒细胞占81.60%（增高），淋巴细胞占13.70%（降低），嗜酸性粒细胞占0.10%（降低），血细胞比容34.60%（降低）。②D-二聚体（继发性纤溶标志）测定1039ng/mL（增高）。③头部CT：左侧颞顶部可见片状高密度影。④头部MRI：头颅大小形态正常，FLAIR像双侧顶叶局部脑沟呈条状稍高信号，双侧脑室、三脑室明显扩张，呈长T_1、长T_2信号，其内未见异常信号，胼胝体受压变薄，呈穹隆状，双侧放射冠区见多发点状长T_1长T_2信号，小脑、脑干形态及信号未见异常，脑灰白质信号如常，中线结构无移位。⑤核磁共振血管成像（MRA）：左侧颈内动脉颅内段见局限性小突起，脑动脉硬化左侧颈内动脉颅内段局限性小突起。⑥脑部血管造影（CTA）：大脑动脉环显示完整，左侧颈内动脉交通段可见局限突起，瘤颈约3.1mm，高约3.8mm；双侧颈内动脉颅内段可见散在钙化灶。

问题1：写出该患者临床诊断及诊断依据。

临床诊断：脑出血、颅内动脉瘤

诊断依据：3小时前突发头痛、头晕伴恶心、呕吐（呕吐物为胃内容物），颈部抵抗，GCS评分15分；头部CT左侧颞顶部可见片状高密度影；头部核磁（MRI）FLAIR像双侧顶叶局部脑沟呈条状稍高信号，双侧脑室、三脑室明显扩张，呈长T_1、长T_2信号，胼胝体受压变薄，呈穹隆状，双侧放射冠区见多发点状长T_1长T_2信号；核磁共振血管成像（MRA）左侧颈内动脉颅内段见局限性小突起；脑部血管造影（CTA）提示左侧颈内动脉交通段可见局限突起，瘤颈约3.1mm，高约3.8mm；双侧颈内动脉颅内段可见散在钙化灶。

问题 2：补充该患者的问诊内容。

（1）基本资料　除了病历中性别和年龄外，补充姓名、职业、民族、籍贯、婚姻状况、文化程度、宗教信仰、家庭住址及电话号码、医疗费用支付方式、资料来源的可靠性及收集资料的时间等内容。

（2）主诉　突发头痛、头晕伴恶心及呕吐 3 小时。

（3）日常生活状况　①饮食与营养形态：该患者日常饮食习惯，有无特殊喜好，是否有长期高盐、高脂饮食；评估患者营养状况；了解患者是否有吞咽困难和饮水呛咳。②排泄形态：了解排尿、排便的次数、量、性状、颜色、气味，是否有排便、排尿困难。③休息与睡眠形态：了解患者入睡情况、睡眠质量，睡眠时间，是否失眠等。④日常生活活动与自理能力：评估患者是否有肢体障碍，生活是否能自理，平时是否参加运动等。⑤个人嗜好：了解烟龄、每日吸烟量、饮酒量等内容。

（4）个人史　评估患者居住地，有无疫区居留史及传染病接触史；评估婚育史等。

（5）家族史　了解有无脑血管疾病史，了解双亲健康状况或是否去世，如去世其原因是否与脑血管疾病有关，兄弟姐妹是否有高血压、冠心病、糖尿病等病史及相同疾病病史。

（6）心理社会状况　评估是否因头痛、头晕、恶心、呕吐而产生急躁焦虑情绪或悲观、抑郁心理；评估患者和家属关于发病相关因素、治疗和护理、预后、预防、复发等疾病的认识程度；评估患者家庭关系是否和睦，家庭经济状况及家属对患者的关心和支持度等内容。

问题 3：写出头痛患者护理评估的重点内容。

（1）了解起病情况　了解患者是在活动还是在安静状态下发病；发病前有无情绪激动、活动过度、疲劳、用力排便等诱因和头晕、头痛、肢体麻木等前驱症状；发病时间及病情发展的速度。

（2）了解头痛的部位、性质和程度　询问是全头痛、局部头痛，还是部位变化不定的头痛；是搏动性头痛，还是胀痛、钻痛、钝痛、触痛、撕裂痛或紧箍痛；是轻微痛、剧烈痛，还是无法忍受的疼痛。如偏头痛常描述为双侧颞部的搏动性疼痛，紧张性头痛表现为双侧枕部或全头部的紧缩性或压迫性疼痛，颅内占位病变常表现为全头部的钝痛。部位变化不定的头痛往往提示良性病变，继发性头痛常提示器质性病变。

（3）了解头痛的规律　询问头痛发病的急缓，是持续性还是发作性，起始与持续时间，发作频率，激发加重或缓解的因素，与季节气候、体位、饮食、情绪睡眠、疲劳以及与脑脊液压力暂时性升高、咳嗽、喷嚏、屏气、用力、排便等关系。新近发生的与以往不同的头痛很可能为严重疾病的信号。如急性头痛可能提示蛛网膜下腔出血、脑出血、脑炎或高血压脑病等；亚急性头痛可能为颅内占位性病变、良性颅内压升高；而慢性头痛多为偏头痛、紧张性头痛、鼻窦炎等。低颅压性头痛常与体位有明显关系，如立位时出现或加重，卧位时减轻或消失。颅内高压引起的头痛经常在凌晨发生，丛集性头痛多在夜间睡眠后发作，周期性发作的头痛应注意与季节、气候、饮食、睡眠的关系，女性患者可能与月经周期有关。

（4）有无先兆及伴发症状　如头晕、恶心、呕吐、面色苍白或潮红、视物不清、畏光、复视、耳鸣、失语、瘫痪、倦怠思睡、发热、晕厥或昏迷等。典型偏头痛发作常有视觉先兆和伴有恶心呕吐畏光，颅内感染所致头痛常伴高热，高血压脑病及颅内占位病变常伴视盘水肿。

问题4：写出颅内动脉瘤导致脑出血的发病机制及病理生理变化。

（1）颅内动脉瘤导致脑出血发病机制　一方面由于动脉壁先天性肌层缺陷；另一方面由于后天获得性内弹力层变性，或者两方面联合作用所致。①随着年龄增长，动脉壁弹性逐渐减弱，薄弱的管壁在血流冲击等因素影响下向外突出形成囊状动脉瘤。②当脑动脉硬化时，动脉壁肌层由纤维组织代替，内弹力层变性，断裂，胆固醇沉积于内膜，管壁受损，在血流冲击下，逐渐扩张形成与血管纵轴平行的梭形动脉瘤。③脑动静脉畸形是发育异常形成的畸形血管团，血管壁薄弱易破裂。病变血管可自发破裂，或因情绪激动、重体力劳动等使血压突然升高而导致破裂。

（2）病理生理过程　①颅内容积增加导致颅内压增高，严重者发生脑疝。②血细胞崩解释放各种炎性物质引起化学性脑膜炎，可致剧烈头痛和脑膜刺激征。③血液在脑底或脑室发生凝固，阻塞脑脊液循环通路，使脑脊液回流受阻引起阻塞性脑积水和颅内压增高。④血细胞崩解释放的 5-羟色胺、内皮素、组胺等多种活性物质，引起脑动脉痉挛，严重者导致组织缺血和梗死。⑤血液及分解产物直接刺激致下丘脑功能紊乱，出现发热、血糖升高、心律失常等。

问题5：写出颅内动脉瘤栓塞术后的护理措施。

（1）术后嘱患者穿刺侧肢体制动平卧 8 小时，3 日内避免穿刺侧肢体剧烈活动。

（2）术后患者头部抬高 15°～30°，头部抬高 6～8 小时。

（3）密切观察患者神志、瞳孔变化，24 小时监测生命体征，通过神志、瞳孔及生命体征了解患者病情变化。

（4）保持患者呼吸道通畅，仰卧位头偏向一侧，昏迷患者应及时吸痰。

（5）观察患者颅内压情况，如患者反映头痛加重并伴有恶心、呕吐等提示颅内压增高时，应及时复查颅脑 CT，了解颅内压是否明显增高或有脑疝及再出血的可能，有无再次手术的指征。

（6）做好基础护理，如口腔护理、皮肤护理、定期翻身拍背，保持皮肤及床单位清洁干燥，防止压疮发生等。

问题6：写出该患者的现存或潜在的护理诊断。

（1）头痛　与脑水肿、颅内压增高、血液刺激脑膜有关。

（2）自理缺陷　与术后需要绝对卧床（医源性限制）有关。

（3）有受伤的危险　与脑出血导致脑功能损害、意识障碍有关。

（4）躯体移动障碍　与脑组织出血有关。

（5）知识缺乏　缺乏脑出血的防治知识。

（6）恐惧　与剧烈头痛、担心再出血和疾病预后有关。

（7）潜在并发症　脑疝、上消化道出血、下肢静脉血栓、再出血等。

问题7：写出该患者可能出现的并发症及评估依据。

（1）脑疝　观察患者的瞳孔、意识、体温、脉搏、呼吸、血压等，如患者出现剧烈头痛、喷射性呕吐、烦躁不安、血压升高、脉搏减慢、意识障碍进行性加重、双侧瞳孔不等大、呼吸不规则等脑疝的先兆表现。

（2）上消化道出血　观察患者有无恶心、上腹部疼痛、饱胀、呕血、黑便、尿量减少等症状和体征；胃管鼻饲的患者，每次鼻饲前先抽吸胃液，并观察其颜色，如为咖啡色或血性，提示发生出血；观察患者大便的量、颜色和性状，进行大便隐血试验以及时发现小量出血。观察患者有无面色苍白、口唇发绀、皮肤湿冷、烦躁不安、尿量减少、血压下降等失血性休克的表现。

（3）下肢静脉血栓　密切观察患肢疼痛的时间、部位、程度、动脉搏动、皮肤温度、色泽和感觉；每日测量、比较并记录患肢不同平面的周径，注意固定测量部位，以便进行对比。

（4）再出血　应密切观察患者在症状、体征好转后，有无再次剧烈头痛、恶心、呕吐、意识障碍加重、原有局灶症状和体征重新出现等表现，发现异常及时报告医生处理。

问题8：写出该患者出现脑疝时护士配合医生进行急救的措施。

（1）立即为患者吸氧并迅速建立静脉通道。

（2）遵医嘱快速静脉滴注甘露醇或静脉注射呋塞米，甘露醇应在15～30分钟内滴完，避免药物外渗。

（3）注意甘露醇导致肾衰竭作用，密切观察患者尿量和尿液颜色，定期复查肾功能、电解质等。

（4）备好气管切开包、脑室穿刺引流包、呼吸机、监护仪和抢救药品等。

问题9：写出该患者出现上消化道出血时护士配合医生进行急救的措施。

（1）迅速建立静脉通道，遵医嘱补充血容量、纠正酸中毒、应用血管活性药物和H_2受体拮抗剂或质子泵抑制剂。

（2）告知患者和家属上消化道出血原因，上消化道出血是急性脑血管病的常见并发症，系病变导致下丘脑功能紊乱，引起胃肠黏膜血流量减少，胃、十二指肠黏膜出血性糜烂，点状出血和急性溃疡所致。应安慰患者，消除紧张情绪，创造安静舒适的环境，保证患者休息。

（3）遵医嘱禁食，出血停止后给予清淡、易消化、无刺激性、营养丰富的温凉流质饮食，少量多餐，以防止胃黏膜损伤及加重出血。

（4）遵医嘱应用H_2受体拮抗剂如雷尼替丁、质子泵抑制剂如奥美拉唑减少胃酸分泌，冰盐水＋去甲肾上腺素胃管注入止血，枸橼酸铋钾口服保护胃黏膜等。注意观察药物的疗效和不良反应，如枸橼酸铋钾导致大便发黑，需与上消化道出血所致的黑便鉴别等。

问题 10：写出脑出血患者血压调控的注意事项。

（1）CH 患者血压升高是人体针对颅内压（ICP）为保证脑组织血供的一种血管自动调节反应，随着 ICP 的下降，血压也会下降，因此降低血压应首先以进行脱水降颅内压治疗为基础。但如果血压过高，又会增加再出血的风险，因此需要控制血压，调控血压时应考虑患者的年龄、有无高血压史、有无颅内高压、出血原因及发病时间等因素。

（2）当收缩压＞200mmHg 或平均动脉压＞150mmHg 时，要用持续静脉降压药物积极降低血压；当收缩压＞180mmHg 或平均动脉压＞130mmHg 时，如果同时有疑似颅内压增高的证据，要考虑监测颅内压，可用间断或持续静脉降压药物来降低血压，但要保证脑灌注压＞60～80mmHg；如果没有颅内压增高的证据，降压目标则为160/90mmHg 或平均动脉压 110mmHg。降血压不能过快，要加强监测，防止因血压下降过快引起脑低灌注。脑出血恢复期应积极控制高血压，尽量将血压控制在正常范围内。

问题 11：中医部分。

中医四诊评估内容：患者以脑出血术后意识不清，昏不知人，饮食起居不规律，情志失节，舌红，苔腻，脉弦滑。

中医诊断：中风病（中脏腑，痰湿蒙窍证）。

证候分析：中风病以起病昏愦无知为中脏，病位深，病情重，中脏必有神昏或昏愦，半身不遂，口舌歪斜，神志清醒后，多有舌强语謇或不语；神志时清时昧，为中腑，病情较重，中腑以半身不遂，口舌歪斜，舌强语謇或不语，偏身麻木，神志恍惚或迷蒙为主症。患者于行动后骤然昏扑，致肢体不利，结合影像学检查，可辨为出血性中风病，患者昏不知人，故辨为中脏腑。糖尿病病史 10 年，平素未应用降糖药物，阴津耗伤较重，既往高血压史 20 年，未规律应用降压药物，因肝阴虚、肾阴虚或肝肾俱虚而易致肝阳亢盛、气机逆乱，情志相激致病势突变，气血上冲犯脑，出现蒙蔽脑窍，发为肢体不利、项背身热、躁扰不宁。舌红、苔腻、脉弦滑，符合中风病之中脏腑、痰湿蒙窍的辨证。

治疗原则：清热息风，开窍醒神。

方药：天麻钩藤饮灌服牛黄清心丸。

中医辨证施护：①饮食调摄：合理热量，主食粗细搭配，既能满足人体每天的热能需求，又能为人体提供更完善的营养成分。摄取充足的维生素、微量元素及食物纤维，禁食油腻厚味、辛辣食物或发物。可食用化湿、通利之品，如葫芦、蕨菜、黄花菜、莴苣、枸杞、地瓜、龙须菜、猪肾、鲫鱼、鲶鱼、首乌等；亦可食用天麻豆腐汤燥湿化痰，健脾和胃，可用天麻 10g，豆腐适量，天麻入锅加水煎汤，去渣取汁，放豆腐，煮熟调味服食，可常服。②语言训练：待患者神志清醒后，鼓励讲话，先教患者发"啊""喔"等元音，而后逐渐成词，最后成句。要掌握渐进的原则，要当面肯定患者，鼓励其积极向上的热情，树立战胜疾病的信心。③唇角流涎的训练：每日坚持做鼓腮、叩齿等动作，并自我或由他人按摩患侧。④中医适宜技术：艾灸法，脱证者予艾条灸百会、关元、神阙、气海等穴位，每穴灸 20～30 分钟，以回阳固脱。

（常丽娟　张昕烨）

第十章　孕产妇的评估 ▷▷▷▷

第一节　概　述

妊娠是胚胎和胎儿在母体内发育成长的过程。成熟卵子受精是妊娠的开始，胎儿及其附属物从母体排出是妊娠的终止。从末次月经第 1 天算起，妊娠期约 40 周。妊娠后在生理、心理和社会调适各方面都发生很大变化。孕期各种内在因素与外界因素时常影响着胎儿和母体，如果日常生活中各种原因导致不利因素占优势，孕期则出现一些并发症，如异位妊娠、妊娠高血压疾病等。分娩虽然是正常生理过程，但在该过程中某些因素发生异常，产妇可能在分娩期可能出现一些严重威胁母婴生命安全的并发症，如产后出血（我国产妇死亡首位原因）、子宫破裂、羊水栓塞等。

影响孕妇和胎儿的因素有年龄、职业、饮食习惯、既往史、家族史和配偶健康状况等，要保证孕妇和胎儿的健康直至安全分娩，应定期进行产前检查，对胎儿宫内情况进行监护，收集完整的健康史，指导孕妇合理的营养，及时发现异常情况。

导致妊娠期并发症的原因有输卵管因素、受精卵因素、孕妇因素、胎儿因素、慢性疾病因素、子宫因素和家族史。妊娠期并发症的临床表现有停经、腹痛、阴道流血、腹部包块、晕厥与休克、血压升高、尿蛋白阳性、抽搐或伴昏迷等。

导致分娩期并发症的主要原因是子宫因素、胎盘因素、难产、手术创伤、凝血功能障碍等，表现有阴道流血、子宫压痛、胎心率改变、血尿、腹部剧痛、心肺功能衰竭、休克、全身皮肤黏膜出血、肾缺血等。

孕产妇的护理评估主要是通过定期产前检查来实现，收集完整的病史资料、体格检查，为孕产妇提供连续的整体护理。对孕产妇定期产前检查可以明确孕妇和胎儿的健康状况、指导妊娠期营养和用药、及时发现和处理异常情况、对胎儿宫内情况进行监护、保证孕妇和胎儿的健康直至安全分娩。

孕产妇的常用检查有常规检查、超声检查和 GDM 筛查。常规检查包括血常规、尿常规、血型（ABO 和 Rh）、肝功能、肾功能、空腹血糖、乙肝表面抗原、梅毒螺旋体、HIV 筛查等；妊娠 18 ～ 24 周时进行胎儿系统超声检查，筛查胎儿有无严重畸形，观察胎儿生长发育情况、羊水量、胎位、胎盘位置、胎盘成熟度等；GDM 筛查即妊娠 24 ～ 28 周时，对尚未被诊断为糖尿病的孕妇，进行 75g OGTT。

妊娠期并发症妇女评估应详细询问月经史、停经史、早孕反应，注意阴道流血情况、腹痛情况、休克症状，评估有无高血压（妊娠 20 周前）、蛋白尿、水肿、自觉症状及抽搐、昏迷等情况，注意有无头痛、视力改变、上腹不适等症状。

分娩期并发症妇女的评估应注意与产后出血、子宫破裂和羊水栓塞病因、诱因相关的健康史。如是否患有出血性疾病、妊娠高血压疾病，是否剖宫产、头盆不称、胎位异常，胎膜是否破裂、有无宫缩过强、有无前置胎盘等。评估出血量、低血压症状及严重程度，评估情绪变化、宫缩情况、腹痛情况、有无血尿、排尿困难，有无心肺功能衰竭及休克表现，是否有阴道大量出血、全身皮肤黏膜出血等。

加强对并发症妇女的动态评估，以了解病情变化，为治疗和护理提供依据。评估患病以来的就医过程，包括初始诊断、检查项目及结果、用药情况（药名、剂量、用法、时间、效果、不良反应等）。针对并发症妇女的心理特点，重点询问婚育史和心理社会状况，围绕病情询问既往史、个人史，了解孕产妇对疾病的认识和自我管理行为；体格检查部分注意生命体征、阴道流血情况、腹部压痛、休克体征、血尿、抽搐等检查。

本章选取妇产科中常见的异位妊娠、妊娠高血压疾病和产后出血编写案例，通过病史采集、入院评估及相关知识的运用，使学生掌握妊娠期并发症及分娩期并发症妇女的临床特点、诊疗过程及整体护理（包括中医辨证施护）。

（潘英杰 ）

第二节　异位妊娠患者评估

一、常见症状和体征评估

正常妊娠时，受精卵着床于子宫体腔内膜。受精卵在子宫体腔外着床发育时，称为异位妊娠，习称宫外孕。异位妊娠和宫外孕的含义稍有区别。异位妊娠包括输卵管妊娠、卵巢妊娠、腹腔妊娠、宫颈妊娠及阔韧带妊娠等；宫外孕仅指子宫以外的妊娠，宫颈妊娠不包括在内。在异位妊娠中，输卵管妊娠最为常见，占异位妊娠的95%左右。输卵管妊娠是妇科常见急腹症之一，当输卵管妊娠流产或破裂时，可引起腹腔内严重出血，如不及时诊断、处理，可危及生命。输卵管妊娠因其发生部位不同可分为间质部、峡部、壶腹部和伞部妊娠。以壶腹部妊娠多见，约占78%，其次为峡部、伞部，间质部妊娠少见。

1. 症状评估

（1）停经　多有6～8周停经史，但输卵管间质部妊娠停经时间较长。还有20%～30%患者无停经史，把异位妊娠的不规则阴道流血误认为月经，或由于月经过期仅数日而不认为是停经。

（2）腹痛　是输卵管妊娠患者的主要症状。输卵管妊娠或发生流产或破裂之前，由于胚胎在输卵管内逐渐增大，常表现为一侧下腹部隐痛或酸胀感。当发生输卵管妊娠流产或破裂时，突感一侧下腹部撕裂样疼痛，常伴有恶心、呕吐。若血液局限于病变区，主要表现为下腹部疼痛，当血液积聚于直肠子宫陷凹时，可出现肛门坠胀感。随着血液由下腹部流向全腹，疼痛可向全腹扩散，血液刺激膈肌，可引起肩胛部放射性疼痛及胸部疼痛。

（3）阴道流血 胚胎死亡后，常有不规则阴道流血，色暗红或深褐，量少呈点滴状，一般不超过月经量，少数患者阴道流血量较多，类似月经。阴道流血可伴有蜕膜管型或蜕膜碎片排出，是子宫蜕膜剥离所致。阴道流血常常在病灶去除后才能停止。

（4）晕厥与休克 由于腹腔内出血及剧烈腹痛，轻者出现晕厥，严重者出现失血性休克。出血量越多越快，症状出现越迅速越严重，但与阴道流血量不成正比。

（5）腹部包块 输卵管妊娠流产或破裂时所形成的血肿时间较久者，由于血液凝固并与周围组织或器官发生粘连形成包块，包块较大或位置较高者，腹部可扪及。

2. 体征评估

（1）一般情况 输卵管妊娠未发生流产或破裂前，症状及体征不明显。当患者腹腔内出血较多时呈贫血貌，严重者可出现面色苍白，四肢湿冷，脉快、弱、细，血压下降等休克症状。体温一般正常，出现休克时体温略低，腹腔内血液吸收时体温略升高，但不超过38℃。

（2）腹部检查 下腹有明显压痛反跳痛，尤以患侧为重，轻度腹肌紧张。出血较多时，叩诊有移动性浊音。有些患者下腹可触及包块，若反复出血并积聚，包块可不断增大变硬。

（3）盆腔检查 阴道内常有来自宫腔的少许血液。输卵管妊娠未发生流产或破裂者，除子宫略大较软外，仔细检查可触及胀大的输卵管及轻度压痛。输卵管妊娠流产或破裂者，阴道后穹窿饱满，有触痛。将宫颈轻轻上抬或左右摆动时引起剧烈疼痛，称为宫颈举痛或摇摆痛，此为输卵管妊娠的主要体征之一，是因加重对腹膜的刺激所致。内出血多时，检查子宫有漂浮感。子宫一侧或其后方可触及肿块，其大小、性状、质地常有变化，边界多不清楚，触痛明显。

二、常见检查项目

1. hCG 测定 尿或血 hCG 测定对早期诊断异位妊娠至关重要。异位妊娠时，患者体内 hCG 水平较宫内妊娠低。连续测定血 hCG，若倍增时间大于 7 日，异位妊娠可能性极大；倍增时间小于 1.4 日，异位妊娠可能性极小。

2. 孕酮测定 血清孕酮的测定对判断正常妊娠胚胎的发育情况有帮助。输卵管妊娠时，血清孕酮水平偏低，多为 10 ～ 25ng/mL。如果血清孕酮值 > 25ng/mL，异位妊娠几率小于 1.5%；如果其值 < 5ng/mL，应考虑宫内妊娠流产或异位妊娠。

3. B 型超声诊断 B 型超声检查对异位妊娠诊断必不可少，还有助于明确异位妊娠部位和大小。阴道超声检查较腹部超声检查准确性高。异位妊娠的声像特点：宫腔内未探及妊娠囊，若宫旁探及异常低回声区，且见胚芽及胎心搏动，可确诊异位妊娠。由于子宫内有时可见到假妊娠囊（蜕膜管型与血液形成），应注意鉴别，以免误诊为宫内妊娠。

4. 腹腔镜检查 适用于输卵管妊娠尚未流产或破裂的早期患者和诊断有困难的患者，腹腔内大量出血或伴有休克者，禁做腹腔镜检查。早期异位妊娠患者，腹腔镜可见一侧输卵管肿大，表面紫蓝色，腹腔内无出血或有少量出血。

5. 阴道后穹隆穿刺　是一种简单可靠的诊断方法，适用于疑有腹腔内出血的患者。腹腔内出血最易积聚于直肠子宫陷凹，即使出血量不多，也能经阴道后穹隆穿刺抽出血液。用长针头自阴道后穹窿刺入子宫直肠陷凹，抽出暗红色不凝血为阳性；如抽出血液较红，放置 10 分钟内凝固，表明误入血管。无内出血、内出血较少、血肿位置较高或子宫直肠陷凹有粘连时，可能抽不出血液，因而穿刺阴性不能排除输卵管妊娠存在。

6. 诊断性刮宫　目前此方法很少应用，主要适用于阴道流血量较多的患者，目的在于排除同时合并宫内妊娠流产。将宫腔排出物或刮出物送病理检查，切片中见到绒毛，可诊断为宫内妊娠，仅见蜕膜未见绒毛者有助于诊断异位妊娠。

三、患者评估

患者，女，28 岁，因"停经 68 天，阴道不规则流血 26 天"，于 2019 年 10 月 8 日入院。

现病史：该患既往月经规律，月经周期 30 ～ 35 天，经期 7 天，量中，暗红色，无痛经（-）。末次月经 2019 年 8 月 1 日。该患者自述 26 天前无明显诱因出现阴道不规则少量流血，病程中量多 1 周，未治疗，今日来我院就诊。查血 hCG288.09mIU/mL，孕酮 3.70nmol/L。妇科彩超显示子宫内膜回声欠均匀，厚 7mm，子宫直肠陷凹可见液性暗区，范围 54mm×27mm。为求明确诊断及系统治疗，经门诊以"异位妊娠"收入院。

既往史：平素身体健康状况良好，否认冠心病；否认高血压；否认糖尿病；否认脑梗死；否认脑出血；否认肺结核；否认肝炎；否认外伤手术史；否认输血史；否认食物及药物过敏史。

婚育史：已婚，结婚年龄 27 岁，配偶健康状况良好，已育 1 子，健康状况良好。孕 1 产 1，顺产 1 次。

体格检查：T36.5℃，P86 次 / 分，R18 次 / 分，BP110/72mmHg。神志清楚，发育正常，体型中等，营养良好，步入病房，表情自然，自主体位，查体合作，精神尚可。皮肤弹性良好，皮肤黏膜未见异常，全身皮肤无皮疹，皮肤未见出血点。

妇科检查：外阴已婚型；阴道通畅；宫颈光滑；后穹窿可见少量褐色分泌物。

辅助检查：血 hCG 288.09mIU/mL，孕酮 3.70nmol/L。妇科彩超显示子宫前位，大小为 52mm×46mm×42mm，子宫肌壁回声欠均匀，子宫内膜回声欠均匀，厚 7mm，宫颈长度 29mm，左侧卵巢大小 33mm×20mm，其内可见卵泡数个，子宫直肠陷凹可见液性暗区，范围 54mm×27mm。超声提示：盆腔积液，请结合临床。

问题 1：该患者临床诊断及诊断依据。

初步诊断：异位妊娠。

诊断依据：停经 68 天，阴道不规则流血 26 天；阴道后穹窿可见少量褐色分泌物；血 hCG288.09mIU/mL，孕酮 3.70nmol/L。妇科彩超子宫前位，大小为 52mm×46mm×42mm，子宫肌壁回声欠均匀，子宫内膜回声欠均匀，厚 7mm，宫颈长度 29mm，左侧卵巢大小 33mm×20mm，其内可见卵泡数个，子宫直肠陷凹可见液性暗区，范围

54mm×27mm。

问题 2：说出异位妊娠的鉴别诊断。

输卵管妊娠应与流产、急性输卵管炎、急性阑尾炎、黄体破裂、卵巢囊肿蒂扭转鉴别。

（1）**输卵管妊娠** 有停经史；突然撕裂样剧痛，自下腹一侧开始向全腹扩散；阴道流血量少，暗红色，可有蜕膜管型排出；休克程度与外出血不成正比；体温正常，有时低热；盆腔检查宫颈举痛，直肠子宫陷凹有肿块；白细胞计数正常或稍高；血红蛋白下降；阴道后穹隆穿刺可抽出不凝血；hCG 检测多为阳性；B 超检查一侧附件低回声区，其内有妊娠囊。

（2）**流产** 有停经史；下腹中央阵发性坠痛；阴道流血量逐渐增多，鲜红色，有小血块或绒毛排出；休克程度与外出血呈正比；体温正常；盆腔检查无宫颈举痛，宫口稍开，子宫增大变软；白细胞计数正常；血红蛋白正常或稍低；阴道后穹隆穿刺阴性；hCG 检测多为阳性；B 超检查宫内可见妊娠囊。

（3）**急性输卵管炎** 无停经史；两下腹持续性疼痛；无阴道流血；无休克；体温升高；盆腔检查举宫颈时两侧下腹疼痛；白细胞计数升高；血红蛋白正常；阴道后穹隆穿刺可抽出渗出液或脓液；hCG 检测阴性；B 超检查两侧附件低回声区。

（4）**急性阑尾炎** 无停经史；持续性腹痛，从上腹开始经脐周转至右下腹；无阴道流血；无休克；体温升高；盆腔检查无肿块触及，直肠指检右侧高位压痛；白细胞计数升高；血红蛋白正常；阴道后穹隆穿刺阴性，hCG 检测阴性；B 超检查子宫附件区无异常回声。

（5）**黄体破裂** 无停经史；下腹一侧突发性疼痛；无阴道流血或有如月经量；无或有轻度休克；体温正常；盆腔检查无肿块触及，一侧附件压痛；白细胞计数正常或稍高；血红蛋白下降；阴道后穹隆穿刺可抽出血液，hCG 检查阴性；B 超检查一侧附件低回声区。

（6）**卵巢囊肿蒂扭转** 无停经史；下腹一侧突发性疼痛；无阴道流血；无休克；体温稍高；盆腔检查宫颈举痛，卵巢肿块边缘清晰，蒂部触痛明显；白细胞计数稍高；血红蛋白正常；阴道后穹隆穿刺阴性，hCG 检测阴性；B 超检查一侧附件低回声区，边缘清晰，有条索状蒂。

问题 3：说出异位妊娠的治疗方法。

异位妊娠的治疗包括药物治疗和手术治疗。

（1）**药物治疗** 采用化学药物治疗，主要适用于早期输卵管妊娠要求保存生育能力的年轻患者。适应证：无药物治疗禁忌证；输卵管妊娠未发生破裂；妊娠囊直径 ≤ 4cm；血 hCG < 2000IU/L；无明显内出血。

（2）**手术治疗** 可分为保守手术和根治手术。保守手术为保留健侧输卵管，根治手术为切除患侧输卵管。保守手术适用于有生育要求的年轻妇女，特别是患侧输卵管已切除或有明显病变者；根治手术适用于无生育要求的输卵管妊娠、内出血并发休克的急症患者。

问题 4：写出该患者的诊疗计划。

入院后，给予妇科Ⅲ级护理，普食。做肝功能、肾功常规、糖代谢、血 hCG、孕酮、床头心电等检查。根据患者病情和检查结果交代病情。因患者为异位妊娠，不能排除宫内孕流产可能，应密切观察病情。如为宫外孕，则有可能病灶破裂造成腹腔内出血危及生命的情况出现，与患者沟通，暂住院观察，动态监测血 hCG 及妇科彩超，根据检查结果对症处置，嘱患者注意休息，避免增加腹压。

问题 5：写出该患者的治疗原则及处理方法。

治疗原则：杀胚治疗。

处置：给予米非司酮胶囊 50mg，每日 2 次口服以杀胚治疗；定期复查血 hCG、孕酮及妇科彩超，密切观察病情；嘱患者注意休息，避免增加腹压。

问题 6：写出该患者的现存或潜在的护理诊断。

（1）有休克的危险　与出血有关。

（2）恐惧　与担心治疗失败有关。

问题 7：说出该患者的护理措施。

（1）严密观察病情　护士应密切观察患者的一般情况、生命体征，并重视患者的主诉，尤应注意阴道流血量与腹腔内出血不成比例，当阴道流血量不多时，不要误认为腹腔内出血量亦很少。护士应告诉患者病情发展的一般指征，如出血增多、腹痛加重、肛门坠胀感明显等，以便当患者病情发展时，医患均能及时发现，给予相应处理。

（2）加强用药护理　在用药期间，应用 B 超和血 hCG 严密监护，并注意患者病情变化及药物副作用。

（3）指导休息与饮食　患者应卧床休息，避免腹压增大，从而减少异位妊娠破裂的机会。在患者卧床期间，护士应提供相应的生活护理。此外，护士还应指导患者摄取足够的营养物质，尤其是富含铁蛋白的食物，如动物肝脏、鱼肉、豆类、绿叶蔬菜及黑木耳等，以促进血红蛋白的增加，加强患者的抵抗力。

（4）监测治疗效果　护士应正确留取血标本，以监测治疗效果。

（5）做好手术准备　若病情无改善，甚至发生急性腹痛或输卵管破裂症状，则应立即进行手术治疗。护士在监测患者生命体征的同时，配合医生积极纠正患者休克症状，做好术前准备。

（6）健康教育　教育患者保持良好的卫生习惯，勤洗浴，勤换衣，性伴侣稳定。发生盆腔炎后须立即彻底治疗，以免延误病情。另外，由于输卵管妊娠者中约有 10% 的再发生率和 50% ～ 60% 的不孕率。因此，护士应告诫患者，下次妊娠时要及时就医，并且不宜轻易终止妊娠。

问题 8：中医部分。

中医四诊评估内容：患者停经后阴道不规则少量流血，有血块，舌质淡红，苔薄白，脉弦细。

中医诊断：异位妊娠（气虚血瘀）。

证候分析：异位妊娠的主要病机为冲任不畅，受精卵异位着床，其发生与"虚"和

"瘀"相关。"虚"主要是脾肾气虚，运行无力，受精卵未能运达胞宫；"瘀"指受精卵受到瘀阻，不能运达胞宫。患者素禀肾气不足，加之平素思虑过度，思则伤脾，脾弱则气虚，脾肾气虚，血液运行无力，血行瘀滞，冲任阻滞，胞脉不畅，卵运行无力，以致受精卵不能运达胞宫，发为此病。初始受精卵阻碍胞脉气血运行，而致病处疼痛；受精卵日渐发育，胀破胞脉，血溢腹中，腹痛加重，重则气随血脱；血溢腹中，日久则血瘀成癥，形成包块。该患者阴道不规则流血26天，受精卵已胀破脉络，血溢少腹，血不循经而成瘀，瘀血阻滞不通，新血不得归经，血溢脉外则阴道流血；气随血泄，气血骤虚，脉道不充。舌质淡红、苔薄白、脉弦细，均为气虚血瘀之征。

治疗原则：活血祛瘀，杀胚消癥。

方药：宫外孕Ⅰ号方（赤芍、丹参、桃仁）加蜈蚣、紫草、党参、黄芪

中医辨证施护：①生活调摄：注意经期及产后卫生，避免产后及流产后感染；积极治疗输卵管炎、盆腔炎、盆腔肿瘤等疾病。②中医适宜技术：外敷法，消癥散，千年健60g，川续断120g，追地风60g，花椒60g，五加皮120g，白芷120g，桑寄生120g，艾叶500g，透骨草250g，羌活60g、独活60g，赤芍120g，归尾120g，血竭60g，乳香60g，没药60g，上药共为末，每250g为1份，纱布包，蒸15～20分钟，趁热外敷，每日1～2次，10日为1疗程；中药保留灌肠，经验方，紫草30g，蜈蚣2g，怀牛膝10g，丹参15g，赤芍12g，桃仁10g，当归10g，天花粉30g，三棱10g，胆南星30g，水煎，浓缩成150mL，每日灌肠1次，具有活血化瘀、消癥杀胚、散结止痛之功效。

（潘英杰　张昕烨）

第三节　妊娠期高血压疾病

一、常见症状和体征评估

妊娠期高血压疾病（HDP）是妊娠和血压升高并存的一组疾病，发生率为5%～12%。该组疾病包括妊娠期高血压、子痫前期、子痫、慢性高血压伴发子痫前期和妊娠合并慢性高血压，严重影响母婴健康，是孕产妇和围产儿病死率升高的主要原因。HDP至今病因和发病机制尚未完全阐明，主要有子宫螺旋小动脉重铸不足、炎症免疫过度激活、血管内皮细胞受损，以及遗传因素和营养缺乏几种主要学说。

1. 症状评估　HDP在妊娠期间病情缓急不同，可呈现进展性变化，也可迅速恶化，主要症状为高血压、蛋白尿或伴有水肿。

（1）妊娠期高血压　妊娠20周后首次出现高血压，于产后12周内恢复正常。

（2）子痫前期　妊娠20周后孕妇出现高血压伴蛋白尿或其他终末器官损害。血压持续升高不可控制。持续性头痛、视觉障碍或其他中枢神经系统异常表现。持续性上腹部疼痛及肝包膜下血肿或肝破裂表现。低蛋白血症伴腹水、胸腔积液或心包积液。心功能衰竭、肺水肿等，胎儿生长受限或羊水过少、胎死宫内、胎盘早剥等。

（3）子痫　子痫前期基础上发生不能用其他原因解释的强直性抽搐。前驱症状短

暂，表现为抽搐、面部充血、口吐白沫、深昏迷；随之深部肌肉僵硬，很快发展成典型的全身高张阵挛惊厥、有节律的肌肉收缩和紧张，持续 1 ～ 1.5 分钟，期间患者无呼吸动作；此后抽搐停止，呼吸恢复，但患者仍昏迷，最后意识恢复，但易激惹、烦躁；可以发生在产前、产时或产后，也可以发生在无临床子痫前期表现时。

（4）慢性高血压并发子痫前期　慢性高血压妇女妊娠前无蛋白尿，妊娠 20 周后出现蛋白尿；或妊娠前有蛋白尿，妊娠后蛋白尿明显增加，或血压进一步升高。

（5）妊娠合并慢性高血压　孕妇存在各种原因的继发性或原发性高血压，妊娠期无明显加重或表现为急性严重高血压，或妊娠 20 周后首次发现高血压并持续到产后 12 周以后。

2. 体征评估

（1）妊娠期高血压　妊娠 20 周后首次出现高血压，收缩压 ≥ 140mmHg 和（或）舒张压 ≥ 90 mmHg，尿蛋白（ – ）。

（2）子痫前期　妊娠 20 周后孕妇出现收缩压 ≥ 140mmHg 和（或）舒张压 ≥ 90mmHg，血压和（或）尿蛋白水平持续升高；或出现血小板减少，或出现其他肝肾功能损害、肺水肿、新发生的中枢神经系统异常或视觉障碍等严重表现。

（3）子痫　异常的神经系统体征，反复出现的视觉障碍、抽搐，颅内压升高，脑水肿等。

（4）慢性高血压并发子痫前期　妊娠 20 周后出现尿蛋白定量 ≥ 0.3g/24h 或随机尿蛋白 ≥（ + ），或妊娠后尿蛋白量明显增加，或出现血压进一步升高，或出现血小板减少，或出现其他肝肾功能损害、肺水肿、神经系统异常或视觉障碍等严重表现

（5）妊娠合并慢性高血压　孕妇既往存在高血压或在妊娠 20 周前发现收缩压 ≥ 140mmHg 和（或）舒张压 ≥ 90mmHg 并持续到产后 12 周以后。

二、常见检查项目

1. 尿常规　根据蛋白定量确定病情严重程度，根据镜检出现管型判断肾功能受损情况。高危孕妇每次产检均应检测尿蛋白，对可疑子痫前期孕妇应测 24 小时尿蛋白定量，尿蛋白 ≥ 0.3g/24h 或随机尿蛋白 ≥（ + ），随机尿蛋白定性不准确，只有定量方法不可用时才考虑使用。

2. 血液检查　包括测定血红蛋白、血细胞比容、血浆黏度、全血黏度以了解血液浓缩程度；重症患者应测定血小板计数、凝血时间，子痫前期时血小板计数呈持续性下降并低于 100×10^9/L，必要时测定凝血酶原时间、纤维蛋白原和鱼精蛋白副凝试验（3P试验）等，以了解有无凝血功能异常；测定血电解质及二氧化碳结合力，以及了解有无电解质紊乱及酸中毒，子痫抽搐后，可致血中碳酸盐浓度降低。

3. 肝、肾功能测定　如进行丙氨酸氨基转移酶、血尿素氮、肌酐及尿酸等测定，子痫前期时可出现血清转氨酶水平为正常值 2 倍以上，血肌酐水平＞ 1.1mg/dL 或为正常值 2 倍以上。

4. 眼底检查　眼底视网膜小动脉变化是反映妊娠高血压疾病严重程度的一项重要参

考指标。眼底检查可见眼底小动脉痉挛，动静脉管径比例可由正常 2 : 3 变为 1 : 2，甚至 1 : 4，或出现视网膜水肿、渗出、出血，甚至视网膜脱离，一时性失明。

5. 其他检查 如心电图、超声心动图、胎盘功能、胎儿成熟度检查等。

三、患者评估

患者，女，28 岁。已婚，G_1P_0，因停经 34^{+4} 周，发现血压升高 1 个月，加重 1 天，于 2020 年 2 月 20 日 11 : 09 收入院。

现病史：孕 34^{+4} 周，发现血压升高 1 个月，于昨晚自觉睑结膜水肿，测血压高达 170/110mmHg，为明确诊断及系统治疗经门诊以"妊娠期高血压病"收入院。患者平素月经不规律，月经周期 30 ～ 90 天，经期 5 ～ 7 天。末次月经时间为 2019 年 6 月 20 日，经量、颜色、性质及持续时间同以往月经。预产期为 2020 年 3 月 27 日。孕期过程顺利，超声检查提示与实际孕周基本相符。1 月 18 日产检发现血压升高，最高达到 170/110mmHg，曾入我院疗区，降压对症治疗 3 天（具体不详），病情好转出院。而后定期门诊产检，继续给予口服盐酸拉贝洛尔 100mg 每日 2 次，定期监测血压波动在 150/90mmHg 左右。自本次妊娠以来，无发热，无阴道流血、流液。孕期体重增长 25kg。适龄结婚，G_1P_0。

既往史：否认肝炎、结核病等传染病病史；否认外伤、手术及输血史；否认食物及药物过敏史。

体格检查：T36.8℃，P96 次 / 分，R19 次 / 分，BP155/110mmHg，神清语明，心肺听诊无异常，呈孕足月腹型，肝、脾肋下未触及，肝区无叩痛，墨菲征阴性，麦氏点无压痛；产科情况宫高 31cm，腹围 87cm，胎先露为头，浮动，未触及宫缩，胎心 150 次 / 分，内诊未查。

辅助检查：血常规示白细胞计数 $9.1×10^9$/L，中性粒细胞百分数 77.4%，红细胞计数 $3.80×10^{12}$/L，血红蛋白 126g/L，血小板计数 $220×10^9$/L，红细胞比容 36.70%；产科超声单胎头位，晚期妊娠，预测胎儿孕周为 34^{+4} 周，胎儿脐带绕颈一周，胎儿双顶径 8.56cm，头围 31.38cm，股骨长 6.16 cm，胎头位置下方，胎心搏动良好 130 次 / 分，胎儿颈部可见彩色血流环绕，脐动脉血流 S/D 值 2.98，胎盘位于子宫后壁，厚度 3.86cm，胎盘 I 级，羊水最大深度 3.86cm，羊水指数 12.9cm，透声良好。

问题 1：写出该患者临床诊断及诊断依据。

临床诊断：妊娠期高血压疾病（重度子痫前期）；G_1P_0 妊娠 34^{+4} 周；头位。

诊断依据：生育年龄女性，28 岁；孕 34^{+4} 周，发现血压升高 1 个月，加重 1 天，于昨晚自觉睑结膜水肿，测血压高达 170/110mmHg。宫高 31cm，腹围 87cm，胎先露为头，浮动，产科超声单胎头位，晚期妊娠，预测胎儿孕周为 34^{+4} 周，胎儿脐带绕颈一周。

问题 2：写出妊娠期高血压疾病的监测内容。

妊娠期高血压疾病的病情复杂、变化快，分娩和产后的生理变化及各种不良刺激等均可导致病情加重。对产前、产时和产后的病情进行密切监测和评估十分重要，目的在于了解病情轻重和进展情况，及时合理干预，早防早治，避免不良妊娠结局的发生。

（1）基本监测 注意孕妇头痛、眼花、胸闷、上腹部不适或疼痛及其他消化系统症状、下肢和（或）外阴明显水肿，检查血压的动态变化、体重、尿量变化和血尿常规，注意胎动、胎心和胎儿生长趋势等。

（2）特殊检查 ①孕妇特殊检查：包括眼底、重要器官功能、凝血功能，血脂、血尿酸水平、尿蛋白定量和电解质水平等的检查，有条件的医疗机构应检查自身免疫性疾病的相关指标，如果为早发子痫前期或重度子痫前期或存在 HELLP 综合征表现，要及时排查自身免疫性疾病的相关指标，也可做 TTP、溶血性尿毒症综合征等鉴别指标的检查，注意与妊娠期急性脂肪肝鉴别。②胎儿特殊检查：包括胎儿电子监护、超声监测胎儿生长发育、羊水量，如胎儿生长受限或存在胎儿生长受限趋势，严密动态监测；有条件检测脐动脉和胎儿大脑中动脉血流阻力等。

根据病情及个体不同情况，决定检查方法。如已诊断为子痫前期者，需要每周 1 次甚至每周 2 次的产前检查。

问题 3：简要说出妊娠期高血压疾病患者护理评估内容。

（1）健康史 详细询问患者于孕前及妊娠 20 周前有无高血压、蛋白尿、水肿及抽搐等征象；了解既往史、家族史、此次妊娠经过、出现异常现象的时间及治疗经过等。要特别注意有无头痛和视力改变、上腹不适等症状。

（2）身心状况 典型患者表现为妊娠 20 周后出现高血压、水肿、蛋白尿。病变程度和临床类型不同，则有不同的临床表现。护士除评估患者一般健康状况外，需重点评估患者的血压、尿蛋白、水肿情况及自觉症状，评估有无抽搐及昏迷等表现。

问题 4：写出该患者现存或潜在的护理诊断。

（1）体液过多 与下腔静脉受增大子宫压迫使血液回流受阻或营养不良性低蛋白血症有关。

（2）有受伤的危险 与可能发生子痫抽搐有关。

（3）潜在并发症 胎盘早期剥离。

问题 5：写出该患者的护理措施。

（1）一般护理 ①保证休息：嘱患者保证充分的睡眠，每日休息不少于 10 小时，必要时可遵医嘱睡前口服地西泮 2.5 ～ 5mg，在休息和睡眠时，以左侧卧位为宜，因左侧卧位可减轻子宫对腹主动脉、下腔静脉的压迫，使回心血量增加，改善子宫胎盘的血供，左侧卧位 24 小时可使舒张压降低 10mmHg。②调整饮食：应保证充足的蛋白质（110g/d 以上）和热量的摄入，补充维生素、铁和钙剂。食盐不必严格限制，因为长期低盐饮食易引起低钠血症，易发生产后血液循环衰竭，而且低盐饮食也会影响食欲，减少蛋白质的摄入，对母儿不利，但患者若出现全身水肿时应限制食盐入量。③密切监测母儿状态：应询问孕妇是否出现头痛、视力改变、上腹不适等症状，每日测体重及血压，每日或隔日复查尿蛋白，定期监测血压、胎儿发育状况和胎盘功能。④间断吸氧：可增加血氧含量，改善全身主要脏器和胎盘氧供。⑤预防抽搐：减少刺激，以免诱发抽搐，患者应安置于单人暗室，保持绝对安静，以避免声、光刺激，一切治疗活动和护理操作尽量轻柔且相对集中，避免干扰患者。

（2）用药护理 硫酸镁为目前治疗子痫前期和子痫的首选解痉药物，护士应明确硫酸镁的用药方法、毒性反应及注意事项；①硫酸镁可采用肌内注射或静脉用药。肌内注射通常于用药2小时后血药浓度达高峰，且体内浓度下降缓慢，作用时间长，但局部刺激性强，注射时应使用长针头行深部肌内注射，也可加利多卡因于硫酸镁溶液中，以缓解疼痛刺激，注射后用无菌棉球或创可贴覆盖针孔，防止注射部位感染，必要时可行局部按揉或热敷，促进肌肉组织对药物的吸收；静脉给药可用静脉推注或滴注，用药后约1小时，血中浓度达高峰，但体内维持时间短，可避免肌内注射所致的局部疼痛。临床上多采用两种用药方式互补长短，以维持体内硫酸镁有效治疗浓度。②应用硫酸镁治疗期间用药前及用药期间应严密监测孕妇血压，且膝腱反射必须存在，呼吸不少于16次/分，尿量每24小时不少于600mL，或每小时不少于25mL，滴注速度以1g/h为宜，最快不超过2g/h，每日用量15～20g。③随时准备好10%葡萄糖酸钙注射液，以便出现毒性作用时及时予以解毒，10%葡萄糖酸钙10 mL在静脉推注时宜在3分钟以上推完，必要时可每小时重复1次，直至呼吸、排尿和神经抑制恢复正常，但24小时内不超过8次。

问题6：写出该患者产后及哺乳期高血压的管理。

（1）产后血压管理 尽早排查和筛选风险因素，做好预防和预警，以便早诊断和早干预。妊娠期高血压疾病的产妇产后需规律监测血压，并至少监测42天。子痫前期产妇需警惕产后子痫，应严密监测血压至少3天，并延续产前的降压治疗。所有产妇产后3个月建议回访测量血压、复查尿常规及其他孕期曾出现异常的实验室指标，如仍有持续的蛋白尿或高血压，应建议重新评估血压水平，判断有无高血压靶器官损害及继发性高血压，及时进行治疗。

（2）哺乳期血压管理 妊娠期高血压疾病的妇女哺乳期可继续使用降血压药物。推荐的药物除甲基多巴外，可继续应用妊娠期服用的降压药。如果在孕期服用甲基多巴治疗慢性高血压的产妇，应在分娩后2天内停用并换用其他降压药物，尽量避免使用利尿剂或血管紧张素受体阻滞剂。如果一种药物控制效果不理想，可采取硝苯地平（或氨氯地平）联合拉贝洛尔（或普萘洛尔）的方案，若控制效果仍不理想或对其中一种药物不耐受可联合依那普利或卡托普利。

问题7：写出对该患者健康教育内容。

（1）产前重点加强对患者的饮食指导并嘱其注意休息，以左侧卧位为主，加强胎儿监护，自数胎动，掌握自觉症状，加强产前检查，接受产前保护措施；使患者掌握识别不适症状及用药后的不良反应。还应掌握产后的自我护理方法，接受母乳喂养的指导。同时注意对其家属的健康教育，使其得到心理和生理上的支持。

（2）产后尽早排查和筛选风险因素，做好预防和预警，做好早诊断和早干预，这是对妊娠期高血压疾病层层设防的重要临床措施。对患者需规律监测血压，并至少监测42天。因该患者属重度子痫前期产妇，故还需警惕产后子痫，应严密监测血压至少3天，并延续产前的降压治疗。产妇产后3个月建议回访测量血压、复查尿常规及其他孕期曾出现异常的实验室指标，如仍有持续的蛋白尿或高血压，建议重新评估血压水平、有无高血压靶器官损害及继发性高血压。

问题 8：中医部分。

中医四诊评估内容：产妇妊娠晚期，血压升高 1 个月，加重 1 天。舌质红，苔白，脉弦滑。

中医诊断：子痫（肝风内动证）。

证候分析：妊娠病的发病与外感六淫、饮食伤脾、情志内伤、房事不节、劳逸过度、跌仆闪挫及体质因素相关，具体可分为阴虚阳亢、胎阻气机、肾虚不固、脾虚血少。子痫的主要机理是肝阳上亢，肝风内动，或痰火上扰，蒙蔽清窍。患者为妊娠晚期，结合血压检查，故辨为子痫。患者素体肝血亏虚，冲任失养，故平素月经不调，周期偏长，因孕重虚，孕后阴血下聚冲任、胞宫以养胎，肝血愈虚，肝阴不足，阴不制阳，肝阳偏亢，冲脉气盛，则气机逆乱，肝风内动，阴血聚于下，则阳气浮于上，发为子痫。孕后精血养胎，肾精益亏，血不荣筋，精不养神，心火偏亢，风火相扇，故神志昏冒，头痛眩晕；扰犯神明，以致昏仆不知人；阴虚内热，则手足心热、颧赤；舌质红、苔白、脉弦滑，为阴虚阳亢、肝风内动之征。

治疗原则：平肝潜阳，清肝息风。

方药：羚角钩藤汤加黄连、夏枯草。

中医辨证施护：①生活调摄：孕妇精神放松、心情愉快，有助于抑制妊娠期高血压疾病的发展。因此应帮助妊娠期高血压孕妇合理安排工作和生活，既不紧张劳累，也不单调郁闷。妊娠期高血压孕妇可在家休息，保证充分的睡眠（8～10h/d）。取侧卧位，避免平卧位。子痫前期孕妇需住院治疗，取侧卧位，不建议绝对卧床。注意休息并保证充足睡眠，保证蛋白质和热量。发作期患者须设置单人病室，保持呼吸道通畅，保持病室安静，避免声、光刺激等。护理动作要轻、快、准，防止外伤，抽搐时放置开口器或压舌板，以免咬伤唇舌。②饮食调摄：需摄入足够的蛋白质（100g/d 以上）、蔬菜，补充维生素、铁和钙剂。因孕妇胃肠容积减少，食物应少而精，少食多餐。适当限制脂肪。食盐不必严格限制。

（李晓曦　张昕烨）

第四节　产后出血

一、产后出血常见症状和失血量评估

产后出血（PPH）是指胎儿娩出后 24 小时内，出血量 ≥ 500mL（阴道分娩）或 ≥ 1000mL（剖宫产）者，是分娩严重并发症，是我国孕产妇死亡的首要原因。严重产后出血是指胎儿娩出后 24 小时内出血量 ≥ 1000mL；难治性产后出血是指经过宫缩剂、持续性子宫按摩或按压等保守措施无法止血，需要外科手术、介入治疗甚至切除子宫的严重产后出血。国内外文献报道产后出血的发病率为 5%～10%，但由于临床上估计的产后出血量往往比实际出血量低，因此产后出血的实际发病率更高。子宫收缩乏力、胎盘因素、软产道裂伤及凝血功能障碍是产后出血的主要原因。这些原因可共存、相互影响或互为因果。

1. 症状评估 主要表现为胎儿娩出后阴道流血、严重者出现失血性休克、严重贫血等相应症状。

（1）阴道流血 胎儿娩出后立即发生阴道流血，色鲜红，应考虑软产道裂伤；胎儿娩出后数分钟出现阴道流血，色暗红，应考虑胎盘因素；胎盘娩出后阴道流血较多，应考虑子宫收缩乏力或胎盘、胎膜残留；胎儿或胎盘娩出后阴道持续流血，且血液不凝，应考虑凝血功能障碍；失血导致的临床表现明显，伴阴道疼痛而阴道流血不多，应考虑隐匿性软产道损伤，如阴道血肿。剖宫产时主要表现为胎儿胎盘娩出后胎盘剥离面的广泛出血，亦有子宫切口出血严重者。

（2）低血压症状 患者头晕，面色苍白，出现烦躁，皮肤湿冷，脉搏细数等。

2. 失血量评估 准确地预估出血量，对临床上选择何种方法预防和治疗产后出血具有重要的指导意义。临床上常用的方法有称重法、容积法、面积法、休克指数法及血红蛋白测定法等。

（1）称重法 失血量（mL）=［胎儿娩出后接血敷料湿重（g）－接血前敷料干重（g）］/1.05（血液比重 g/mL）。

（2）容积法 用产后接血容器收集血液后放入量杯测量失血量。

（3）面积法 可按纱布血湿面积估计失血量。

（4）休克指数法（SI） 休克指数 = 脉率 / 收缩压（mmHg），当 SI=0.5，血容量正常；SI=1.0，失血量为 10%～30%（500～1500mL）；SI=1.5，失血量为 30%～50%（1500～2500mL）；SI=2.0，失血量为 50%～70%（2500～3500mL）。

（5）血红蛋白测定 血红蛋白每下降 10g/L，失血量为 400～500mL。但是在产后出血的早期，由于血液浓缩，血红蛋白常无法准确反映实际的出血量。

二、常见检查项目

1. 血常规

（1）红细胞 急性失血后 2～3 天血容量恢复。

（2）白细胞 急性失血后 2～5 小时内白细胞迅速增加，可达（10～20）×10⁹/L，最高可达 35×10⁹/L，主要是中性粒细胞的增高，并可见核左移现象。出血严重者可出现中性晚幼粒，甚至中性中幼粒细胞。白细胞数多数在 3～5 天后恢复正常，白细胞持续增多，常表示出血未止或有其他并发症的存在。

（3）血小板 出血时或出血后的短时间内，血小板数、凝血时间和血浆纤维蛋白原可暂时性低下，出血停止后 15 分钟左右即恢复正常。其后血小板数迅速上升，1～2 小时内血小板数即可达 500×10⁹/L，甚至 1000×10⁹/L。如果发生严重休克则可出现弥散性血管内凝血。血小板增多一般也在出血停止后 3～5 天内逐渐恢复正常。

2. 其他 如急性失血性内出血，血液进入体腔、囊肿内和组织间隙，常因红细胞破坏，出现游离胆红素升高，血清乳酸脱氢酶升高，珠蛋白降低，加上网织红细胞增多，似溶血性贫血。

三、患者评估

产妇 29 岁，"停经 37^{+2} 周，阴道大量流液 3 小时"，于 2019 年 3 月 17 日 08：55 收入院。

现病史：3 小时前产妇开始出现阴道大量流液，见红，但不伴腹痛。因患者骨、软产道无异常，无阴道分娩禁忌证，故经阴道试产。于 2019 年 03 月 17 日 10:00（08:55 入院）出现规律宫缩，10:30 给予椎管内分娩镇痛，行胎心监测未见变异减速及晚期减速，于 14:00 时宫口开全，15:28 经会阴侧切助娩一足月成熟男婴，体重 3100g，无窒息及畸形，出生阿氏评分 1 分钟评 9 分、5 分钟后评 10 分，20 分钟后胎盘未娩出，阴道流血量多，行手取胎盘术，胎盘胎膜完整娩出，宫颈 12 点处见长约 3cm 裂伤口，有活动性出血，给予可吸收线连续缝合，会阴侧切口给予可吸收线间断缝合，产时出血约 300mL。产后 20 分钟出现阴道流血量多，有血块，出血量约 300mL，且有继续出血倾向。患者平素月经规律，末次月经时间为 2018 年 6 月 29 日，经量、颜色、性质及持续时间同以往月经。停经 40 天自测 hCG 阳性，早孕反应持续 3 个月自愈。同时行超声检查证实宫内妊娠。孕 4 月余自觉有胎动，活跃至今。孕期规律产检，行糖尿病筛查未见异常。超声检查与孕周相符。孕晚期无头晕、头痛、眼花等症状。适龄结婚，G_3P_0。

既往史：平素身体健康，否认肝炎、结核病等传染病史及其亲密接触史；否认输血及献血史；否认食物及药物过敏史。

个人史：孕早期无发热、上呼吸道感染史，无特殊用药及放射线接触史。无阴道流血史。

未到过疟疾、血吸虫病等疫区，否认特殊毒物接触史，否认烟酒等不良嗜好。

家族史：否认家族遗传病史。

体格检查：T36.3℃，P92 次 / 分，R19 次 / 分，BP127/81mmHg，神清语明，心肺听诊无异常，呈孕足月腹型，肝、脾肋下未触及，肝区无叩痛，墨菲征阴性，麦氏点无压痛。

产科情况：宫高 33cm，腹围 104cm，胎位 LOA，腹部偶可触及不规律宫缩，强度中，胎心 150 次 / 分，外阴已婚未产型，阴道通常，伸展性良，可见羊水池，上推胎头，见澄清液体含胎脂流出，量中等，宫颈管消退 80%，宫口开大 2cm。胎先露 S=0。骨盆对角径 12.5cm，骨盆侧壁无内聚，坐骨棘间径 10cm，骶棘韧带容 3 指，尾骨无上翘，坐骨结节间径 8.5cm，耻骨弓角度为 90º；产后 20 分钟查体：P106 次 / 分，BP125/80mmHg，贫血貌，心肺未闻及异常，现子宫软，轮廓不清，收缩差，产时及产后 20 分钟出血量共约 600mL。按压宫底见暗红色血液及凝血块溢出，且有继续出血倾向。

辅助检查：产科超声提示单胎头位，晚期妊娠，胎盘Ⅱ～Ⅲ级，预测胎儿孕周为 37^{+2} 周，胎儿双顶径 9.06cm，头围 32.44cm，股骨长 7.41cm，胎头位置为下方，颅骨光环完整，脑中线居中，胎心搏动良好 139 次 / 分，胎儿颈部可见彩色血流环绕，脐动脉血流 S/D 值 2.29，胎盘位于子宫前壁，厚度 2.91cm，回声不均匀，羊水最大深度 4.96cm，羊水指数 11.0cm，透声不良；阴道羊水 pH 酸碱度检测 ≥ 6.5；血常规检查示白细胞计数 $10.60×10^9$/L，单核细胞绝对值 $0.65×10^9$/L，血细胞比容 34.90%，血小板分布宽度 18.00%；凝血功能检查结果纤维蛋白原 462.0mg/dL，血浆 D-2 聚体测定 4.99μg/mL；葡萄糖 4.43mmol/L；ABO 血型 O 型；胎心外监测显示 CST 有反应型，胎心基线率 140 次 / 分，摆动幅度 10 ～ 30 次 / 分，基线上升持续 10 ～ 14 秒，基线上升 > 15 次 / 分，胎动次数 > 3 次，评 9 分。

问题 1：该患者入院及产后的临床诊断及处理原则。

（1）入院临床诊断：胎膜早破；G_3P_0 妊娠 37^{+2} 周 LOA。

处理原则：估计胎儿体重 3200g，骨、软产道无异常，结合羊水量、胎心监护，可经阴道试产，必要时可予以椎管内分娩镇痛。试产过程中注意观察体温、心率、宫缩、羊水流出量、性状及气味，胎心胎动变化。如有异常，必要时行剖宫产终止妊娠。

（2）产后临床诊断：产后出血；胎膜早破；胎盘粘连；宫颈裂伤；轻度贫血；G_3P_1 妊娠 37^{+2} 周 LOA 产褥期。

处理原则：立即启动产后出血抢救预案。迅速止血，促进子宫收缩，防止感染。纠正贫血，监测患者生命体征，注意观察子宫收缩及阴道流血情况。鼓励勤哺乳促进乳汁分泌及子宫复旧。中医以益气养血、化瘀止痛为治则。

问题 2：分析体格检查与辅助检查的临床意义。

患者产后 20 分钟，阴道流血量多，有血块，子宫软，轮廓不清，收缩差，按压宫底见暗红色血液及凝血块溢出，产时及产后出血量约 600mL。P106 次 / 分，BP125/80mmHg，贫血貌，患者自诉心悸、口渴、眩晕，心肺未闻及异常，符合 PPH 的特点。

问题 3：写出该患者的现存或潜在的护理诊断。

（1）恐惧 与大量失血担心自身安危有关。

（2）有感染的危险 与胎膜早破、手术操作及失血后抵抗力降低有关。

（3）潜在并发症 失血性休克。

问题 4：说出产后出血的处理流程。

（1）产后 2 小时出血量 > 400mL 为产后出血处置预警线，应迅速启动一级急救处理，即刻通知助产士（主管或高级助产士）、产科上级医师。准备急救物品，配合医师抢救。若产妇清醒，向产妇告知病情予以安抚，指导其配合。

（2）迅速建立 2 条畅通的静脉通道容量复苏，持续心电监护，监测生命体征和尿量，交叉配血。通知血库和检验科做好配血和输血准备。容量复苏原则为补液应先晶体后胶体，先盐后糖，纠正酸中毒，必要时输血。15 ～ 20 分钟内输注晶体液 1000mL，再输注胶体液 500mL。

（3）进行呼吸管理，保持气道通畅，必要时面罩给氧，流量 7 ～ 12L/min，维持血氧 SpO_2 ≥ 95%。进行基础的实验室检查（血常规、凝血功能、DIC 组合、肝肾功能检查等）并行动态监测。

（4）宫缩剂的应用：遵医嘱给予卡前列素氨丁三醇（欣母沛）250ug 宫颈或肌内注射，再给予平衡液 500mL 加入缩宫素 10 ～ 20U 静脉滴注维持 6 小时，视情况使用前列腺素制剂，如卡孕栓 1mg 塞肛内使用或米索前列醇 400 ～ 600mg 口服。

（5）积极寻找出血原因，迅速止血

1）按摩子宫：首先排空膀胱，然后一手握拳置阴道前穹隆，向前、向上压住子宫前壁，另一只手在腹部按压子宫后壁，并做按摩，可刺激子宫收缩并能压迫子宫内血窦。按摩时间以子宫恢复正常收缩并能保持良好收缩状态为止，并配合应用宫缩剂；水囊或纱条宫腔填塞，用于产后出血经按摩和宫缩剂治疗效果不佳者。水囊可以用 Cook 止血球囊或避孕套做成，放入宫腔，注入生理盐水 500mL；可用碘纺纱从一侧宫角填起，顺序均匀填满宫腔至阴道上段，宫腔填塞后应密切观察出血量、子宫底高度、生命体征变化等，动态监测血红蛋白、凝血功能的状况，以避免宫腔积血，水囊或纱条放置 24 ～ 48 小时后取出，要注意预防感染。若子宫仍然出血，止血效果不佳，有介入手术条件的即做好经导管动脉栓塞术或急诊子宫切除手术的各项准备。

2）胎盘残留：胎儿娩出后阴道流血较多或 15 分钟后胎盘无剥离征象，通知医师，与产妇解释病情后行徒手剥离胎盘术。若剥离胎盘后检查部分胎盘残留，子宫活动性出血，必要时协助医师超声介导下清宫。

3）软产道裂伤：应在良好的照明下，查明损伤部位，注意有无多处损伤，缝合时尽量恢复原解剖关系，并应超过裂伤顶端 0.5cm 缝合。血肿应切开清除积血，缝扎止血或碘仿纱条填塞血肿压迫止血，24 ～ 48 小时后取出。小血肿可密切观察，采用冷敷、压迫等保守治疗。宫颈裂伤、会阴深度裂伤或产道血肿，应请示上级医师缝合。

4）凝血功能障碍：观察出血是否稀薄、有无黏性、有无凝固，如有凝血功能障碍，立即报告医师，并遵医嘱迅速补充相应的凝血因子。

5）子宫内翻：立即通知麻醉师，医师在麻醉下将经阴道子宫手法复位或准备开腹手术复位。

6）治疗效果的监测与评估：密切观察生命体征、神志、皮肤颜色及阴道流血等情况，如有休克征象立即报告医师。补充血容量应遵循达到 2 个"100"，即收缩压＞100mmHg，心率＜ 100 次 / 分；达到 2 个"30"，即尿量＞ 30mL/h，HCT ＞ 30%。

7）生活护理：病情稳定后再次解释病情并予心理护理，清醒者予温开水口服，密切观察出血情况，宫底沙袋加压，每 15 分钟按压一次宫底并测量生命体征，抢救后生命体征平稳大于 2 小时，子宫收缩良好可转产后区观察。

问题 5：中医部分。

中医四诊评估内容：患者产后大量出血，恶露色暗红，余血残留，眩晕明显，舌暗淡边有瘀点，苔薄白，脉弦细数。

中医诊断：产后血崩（气虚血瘀证）。

证候分析：产后病的发病与亡血伤津、瘀血内阻、外感六淫或劳倦等因素相关，具体可分为阴虚阳亢、胎阻气机、肾虚不固、脾虚血少。导致产后血崩的病机有虚实两端，虚者，多由阴血暴亡、心神失养而发；实者，多因瘀血上攻、扰乱心神所致。患者素体气血亏虚，复因产时失血过多，以致营阴下夺，固摄无权，故见阴道流血量多，发为血崩；产后胞脉空虚，寒邪乘虚而入，血为寒凝，瘀滞不行，血行不畅，故见有血块，恶露色暗红；产后余血残留，旧血不去，新血不生，故血不归经，恶露淋沥；津液耗伤，瘀血阻滞，气不运血，血瘀气逆，扰乱神明，清窍闭塞，则发为口渴、头晕眼花；舌暗淡边有瘀点、苔薄白、脉弦细数，均为气虚血瘀之象。

治疗原则：益气养血，化瘀止痛。

方药：益宫颗粒（主要成分：黄芪、当归、川续断、党参、败酱草、益母草、丹参、香附）。

中医辨证施护：①生活调摄：加强产前检查，做好孕期保健；产后注意预防外邪入侵，衣着应厚薄适中，防止外邪入侵；居室宜寒温适宜，空气流通，阳光充足；宜劳逸结合，避免过早操劳；保持心情舒畅，避免情志刺激。若产后血晕昏迷，应立即将产妇置于头低脚高的仰卧位，同时予以保温。②饮食调摄：饮食宜富营养，清淡宜消化；宜食用有养血止血之功的食品，如花生、红枣、桂圆、核桃仁、扁豆、茄子等；忌食辛辣动火之品，以免加重出血。可服大枣阿胶粥，取大枣 10 枚，阿胶 15g，糯米 100g，大枣去核，与糯米同煮，待熟时加入捣碎的阿胶，搅拌烊化即成。每日 2 次，10 日为 1 个疗程，可养血止血，补中益气。③中医适宜技术：如发生血晕者，韭菜切碎末入瓶中，注热醋熏其鼻孔，促其苏醒；薤白适量，捣汁滴鼻中，以回阳救逆。

（李晓曦　张昕烨）

主要参考书目

1. 王瑞莉，文红艳 . 健康评估 [M].3 版 . 北京：中国中医药出版社，2016.

2. 尤黎明，吴瑛 . 内科护理学 [M]. 6 版 . 北京：人民卫生出版社，2017.

3. 葛均波，徐永健，王辰 . 内科学 [M]. 9 版 . 北京：人民卫生出版社，2018.

4. 罗碧如，李宁 . 健康评估 [M]. 4 版 . 北京：人民卫生出版社，2017.

5. 王瑞莉，文红艳 . 健康评估 [M]. 3 版 . 北京：中国中医药出版社，2016.

6. 穆欣，马小琴 . 护理学导论 [M]. 3 版 . 北京：中国中医药出版社，2016.

7. 杨巧菊 . 护理学导论 [M]. 2 版 . 北京：人民卫生出版社，2016.

8. 郑洪新 . 中医基础理论 [M]. 10 版 . 北京：中国中医药出版社，2017.

9. 仝小林，刘文科，朴春丽，等 . 糖络病学 [M]. 北京：中国中医药出版社，2019.

10. 张伯礼 . 中医内科学 [M]. 10 版 . 北京：中国中医药出版社，2017.

11. 吴欣娟 . 外科护理学 [M]. 6 版 . 北京：人民卫生出版社，2017.

12. 栗占国（主译）. 凯利风湿病学 [M]. 10 版 . 北京：北京大学医学出版社，2020.

13. 谢幸 . 妇产科学 [M]. 9 版 . 北京：人民卫生出版社，2018.

14. 徐桂华，张先庚 . 中医临床护理学 [M]. 北京：人民卫生出版社，2016.

15. 薛博瑜，吴伟 . 中医内科临床研究 [M]. 2 版 . 北京：人民卫生出版社，2017.

16. 于睿，姚新 . 中医养生与食疗学 [M]. 2 版 . 北京：人民卫生出版社，2016.

17. 吴勉华，周学平 . 中医内科学 [M]. 北京：中国中医药出版社，2017.

18. 陈孝平，汪建平 . 外科学 [M]. 8 版 . 北京：人民卫生出版社，2014.

19. 李乐之，路潜 . 外科护理学 [M]. 6 版 . 北京：人民卫生出版社，2019.